超世代コミュニケーション絵本

わたしが こどもだったころ

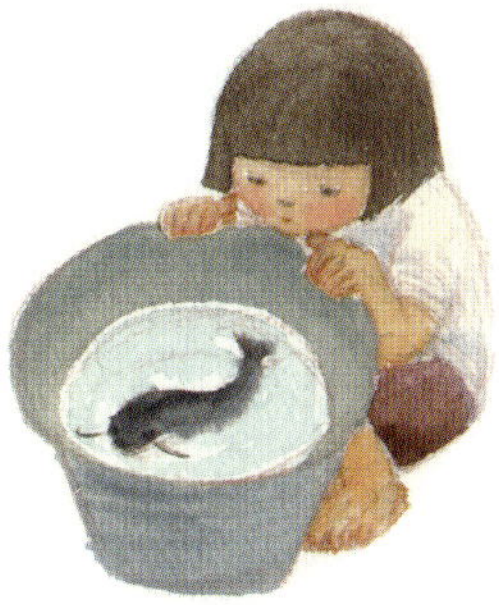

昭和30年前後の村の暮らし

絵・文　神戸《かんべ》るみこ

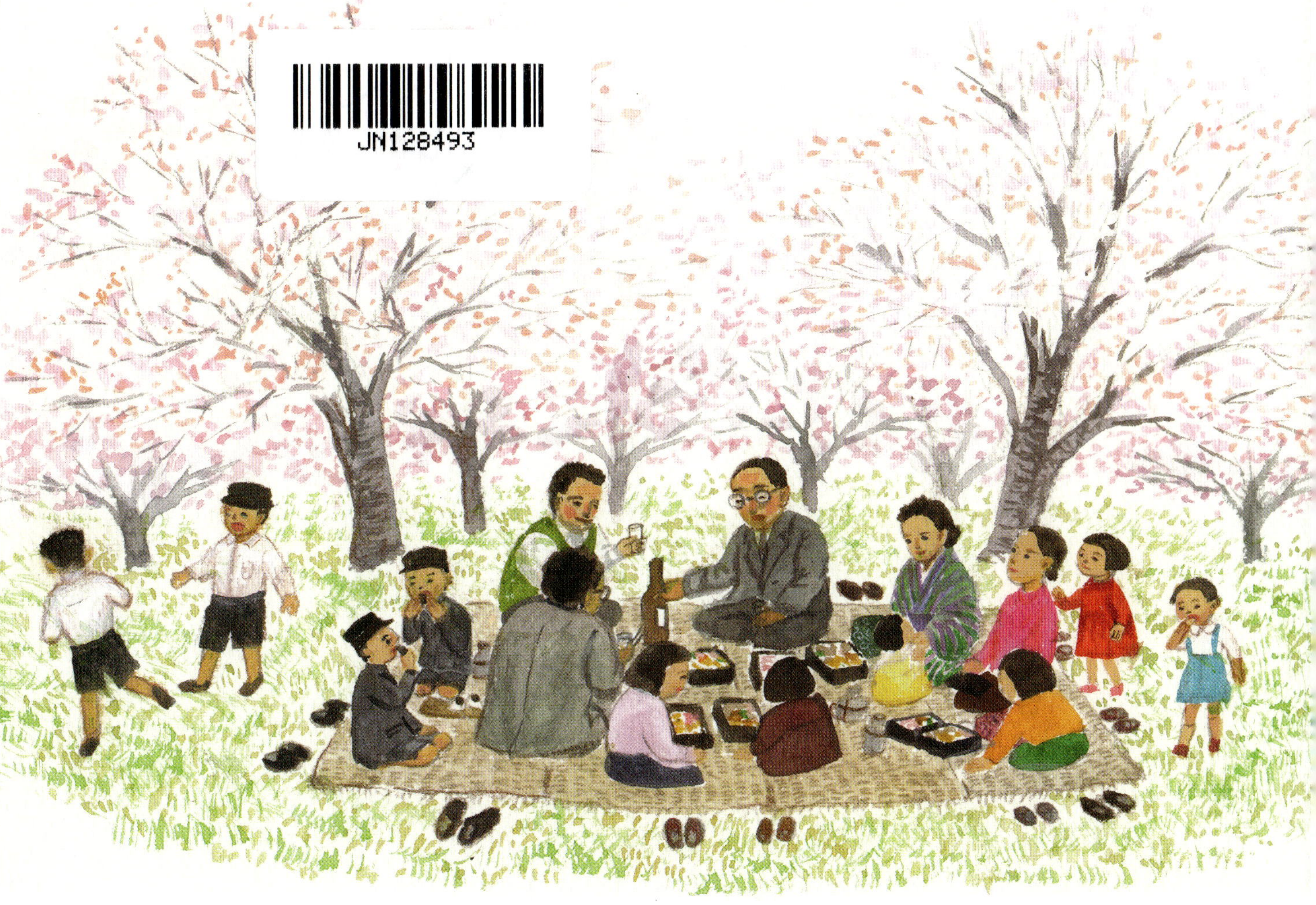

ヒポ・サイエンス出版

第四章
遊び……53

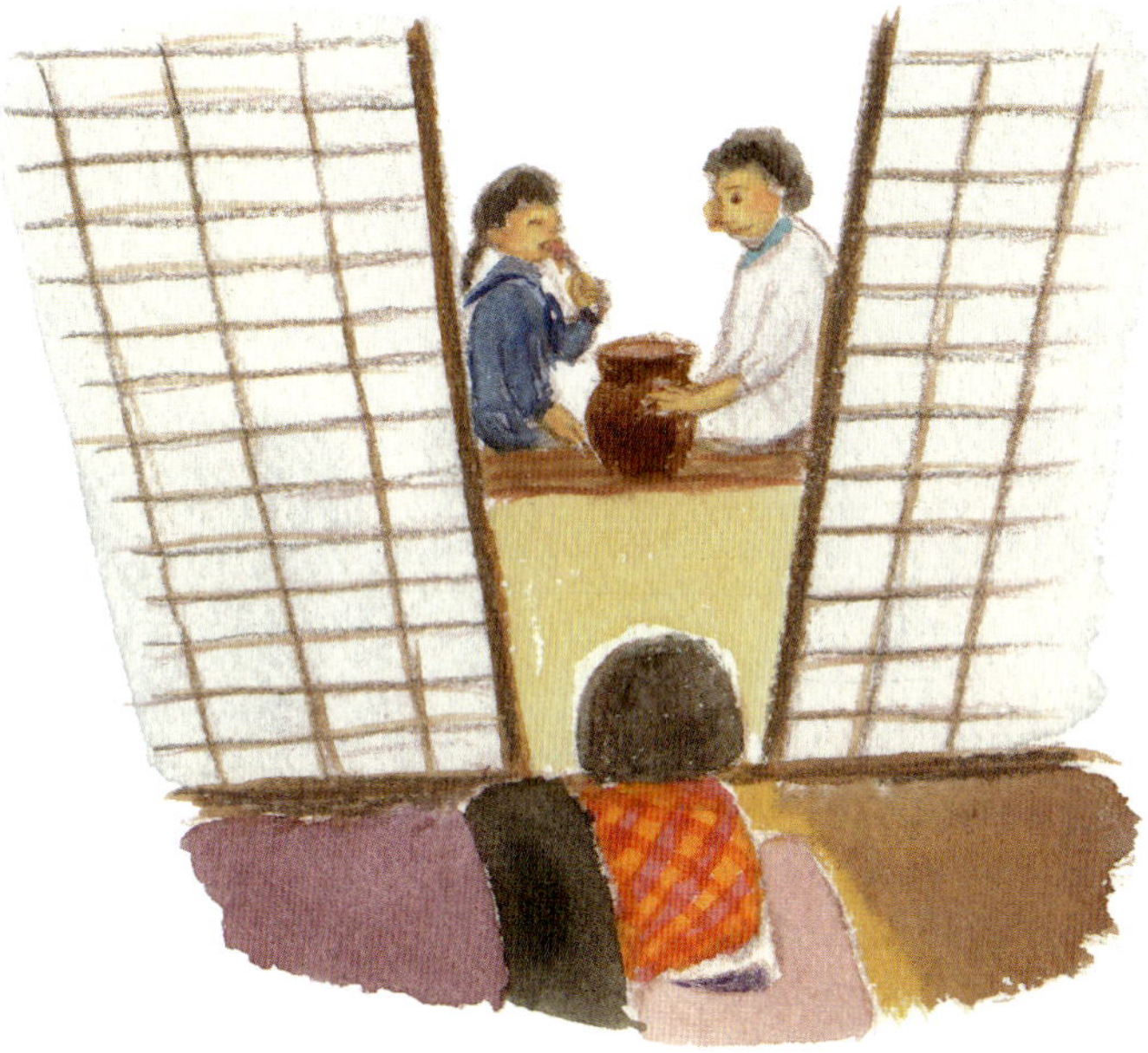

第五章
家族のできごと……63

はじめに

九州の南、宮崎県の南の果て、串間《くしま》市に生まれ育った団塊《だんかい》の世代の私の記録です。
戦争が終わって生まれた私たちは、銃弾の飛ばない平和な青空の下で育ちました。
生まれた場所は違えども、育った環境は似たりよったりではなかったでしょうか。何もなかったあの頃の懐《なつ》かしい思い出を、近くにいる家族、友人、孫たちとこの本を間にはさんで語り合ってもらえたらうれしいです。

さあ、では、はじまりはじまり。

神戸《かんべ》るみこ

第一章

村の暮らし

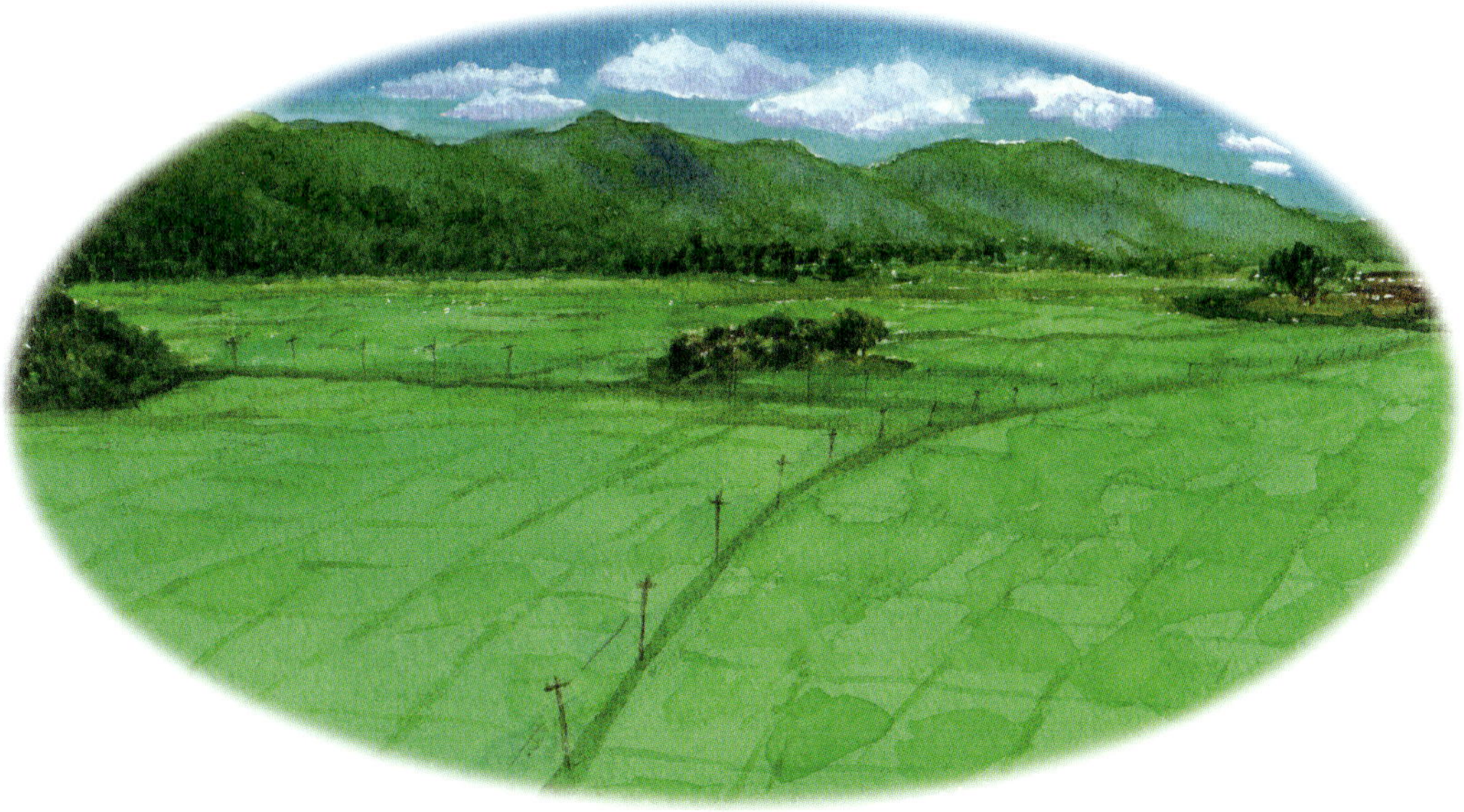

田んぼの中央にこんもり見えるのが、私の生まれた集落。
全部で７軒あり、家の山側は防風竹林になっていた。
絵の右端に見える建物が小学校で、すぐ近くだけど、
子どもの足であぜ道を 15 分くらいかけて歩いた。
山裾《やますそ》には、それぞれの家の茶畑が広がっていた。

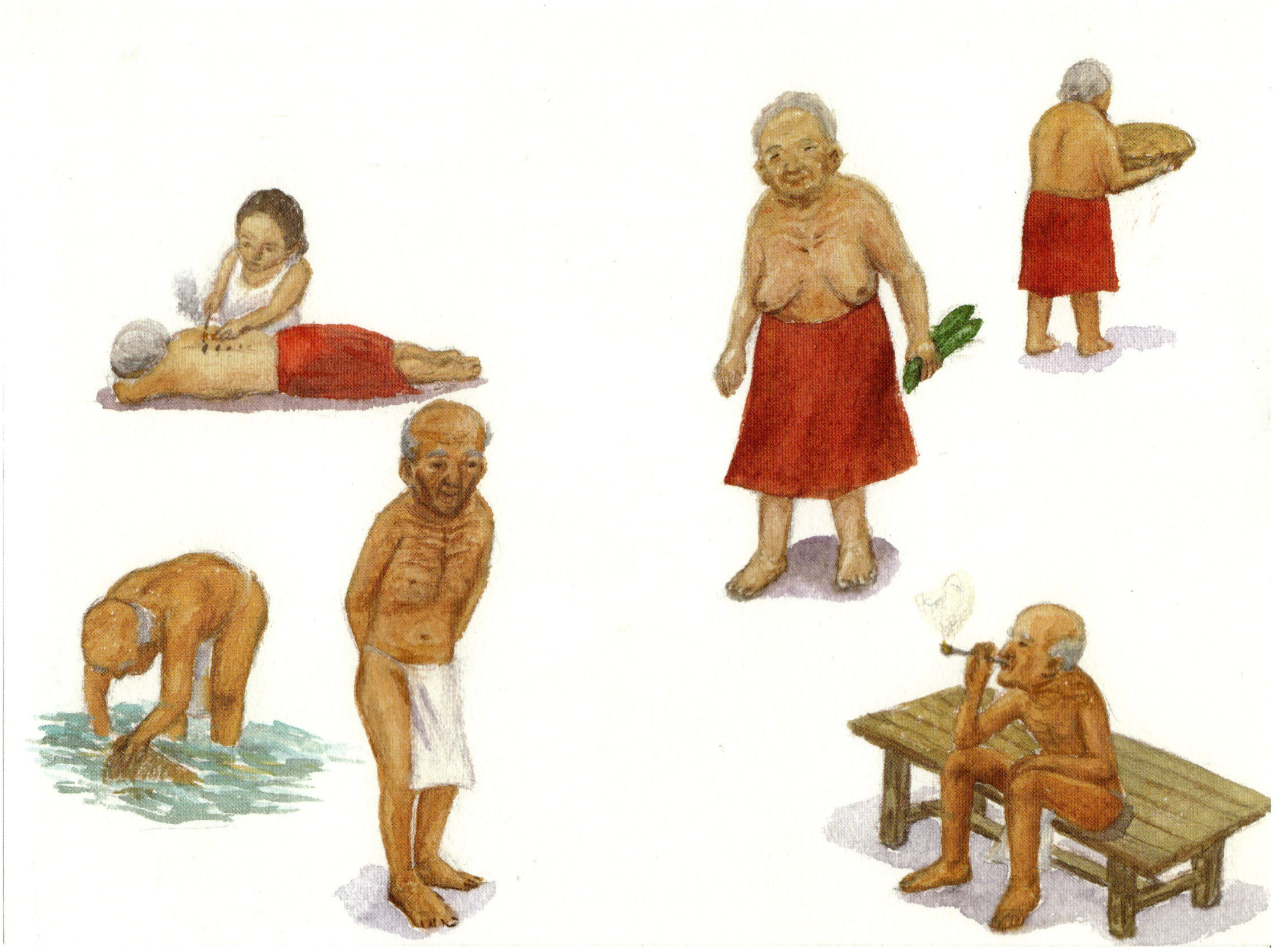

1　裸族《らぞく》の村

私の生まれた宮崎県の串間《くしま》市は、昔は地の果ての村だった。

夏はうだるような暑さだったので、村のお年寄りたちは裸同然で歩いていた。

今では信じられないような光景だと思うが、子どもだった私には当たり前のことだった。そして私もいずれ大人になったら、夏はそういう格好で過ごすものだと思っていた。

私も小学校に上がる前まで、パンツ一丁でいた記憶がある。足はもちろん裸足だった。

しかし若い人たちは、簡単な衣服を身に着けていたが、いつぐらいからそうするのか分からなかった。

その当時は、当たり前の風景であったが、今となっては貴重な体験である。

それも、日本が豊かになるにつれ、失われていった風景だ。

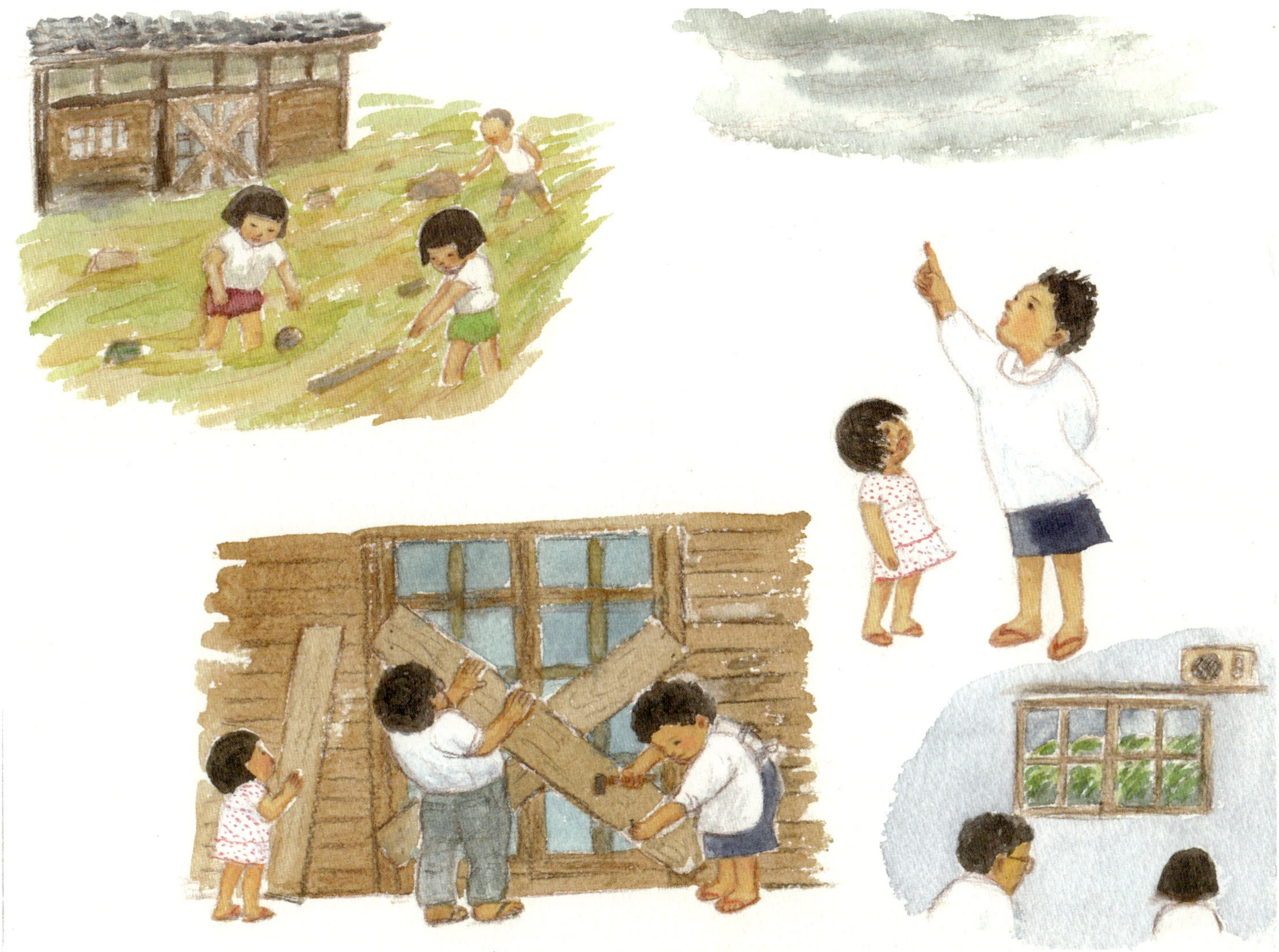

2 台風が来た

よく台風が来た。今もそうかもしれないが、宮崎は台風銀座と呼ばれていた。

空を見上げて、母は雲の流れから行く先を言い当てていた。

父は本当に不器用な人だったので、雨戸に釘《くぎ》一つまともに打てず、いつも母が金づちを握っていた。その伝統が、私にも伝わっている。

いつぞやは、釘を打ち込みすぎて、台風が去った後で雨戸を開けようとしても、釘が抜けなくて往生した事もあった。

堤防が切れて水浸《びた》しになったこともあるが、子どもの私たちは、素敵な出来事が起きたかのように、はしゃいで遊び回っていた。

今から考えると、便所から下水まで何もかも一緒くたなので、大変不衛生なことだったが、不思議に病気にもならず過ごしていた。

溝《みぞ》にはまって死ぬこともなく、よく生きてこられたものだ。

父とラジオを聴きながら、窓から前の家の竹の垣根《かきね》がわっさわっさ揺《ゆ》れるのをジーと眺めていた景色が今でも目に浮かぶ。

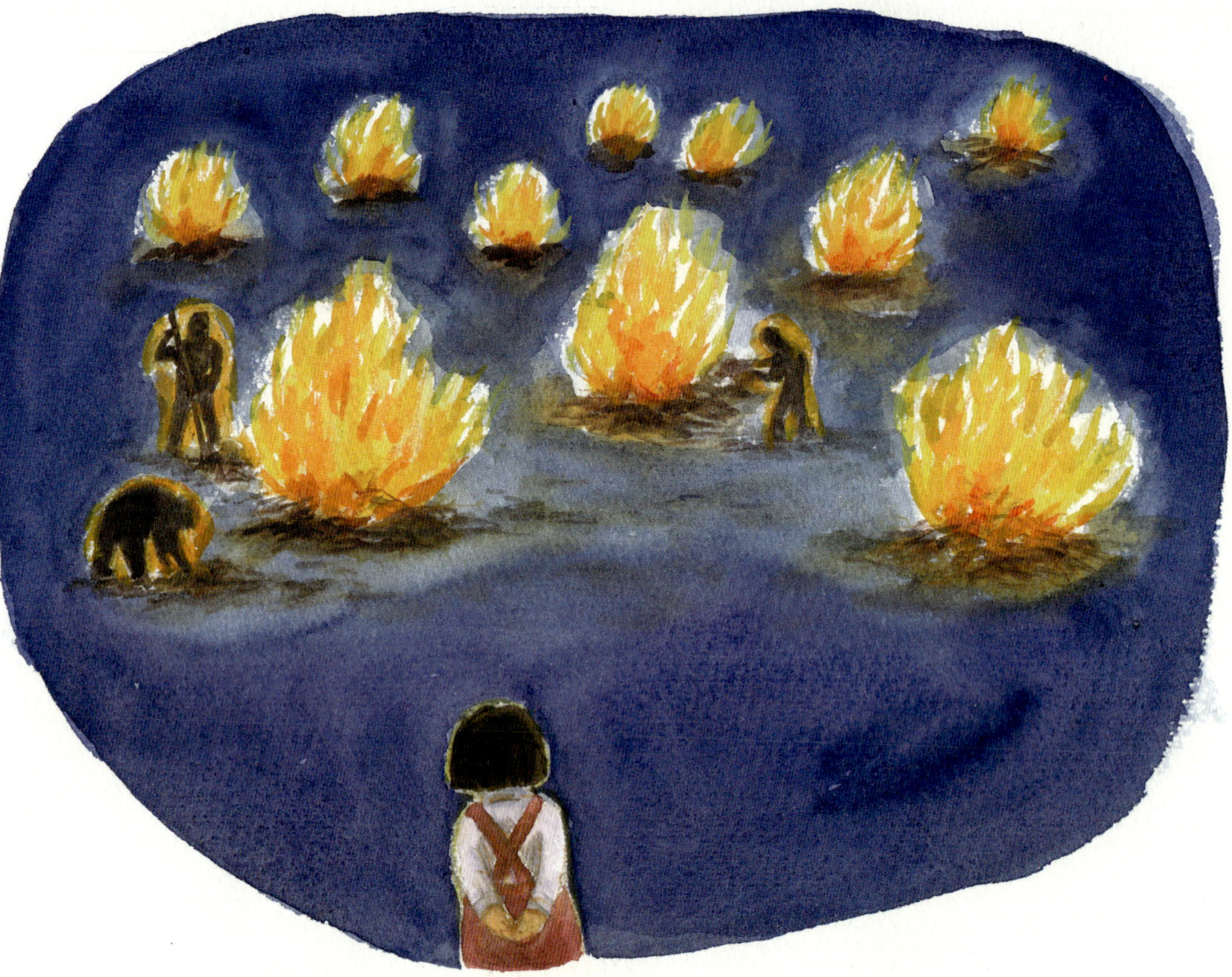

3 野《の》焼《や》き

田植えの前に、あたりに植えてあった菜の花を収穫し、菜種《なたね》油にした。

そして、あたり一面の田んぼに積み上げられた枯れ草を野焼きした。虫よけの意味もあったのかもしれない。

その頃は外燈《がいとう》もなく、夜ともなると周りは真の闇だったので、田んぼのあちこちに野焼きの炎が上がっている様《さま》はとても幻想《げんそう》的であった。それが私には、なぜかこの世のことと思えないものとして心の中に残っている。

野焼き　春先に、田の枯れ草やわらを集めて燃やして灰にすることで、無機質のよい肥料にした。害虫よけの意味もあった。現在は、山林火災の原因になるため原則禁止されている。

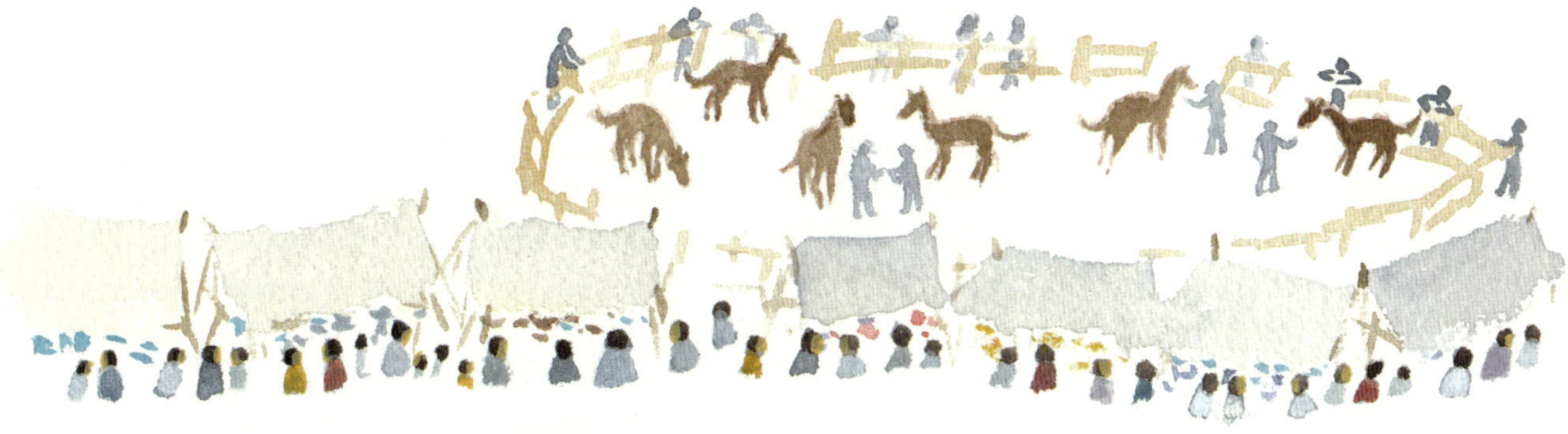

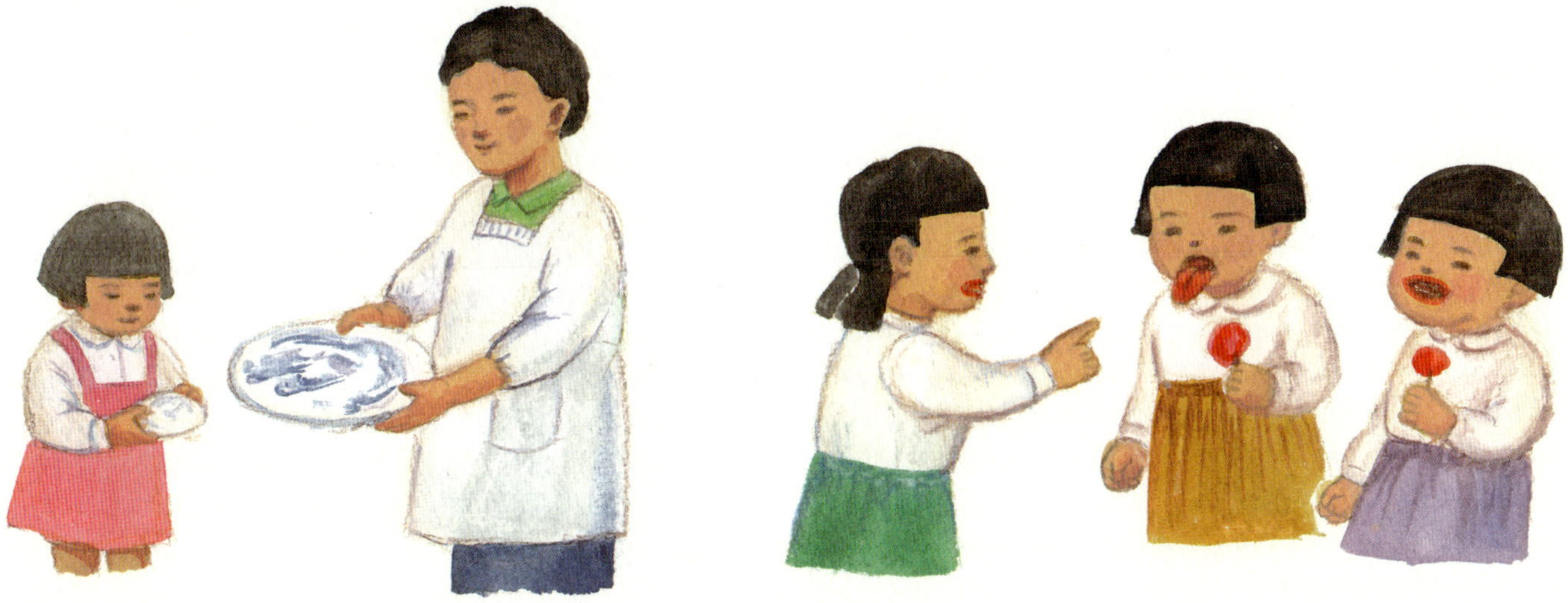

4 競《せ》り市

当時は農機具がまだなく、代わりに農耕馬《のうこうば》や牛が各《かく》家《いえ》に飼われていた。私の家では、はじめは何も飼っていなかったが、近所の農家では、馬や牛、山羊《やぎ》やニワトリなどいつも賑《にぎ》やかな声がしていた。

育てた馬や牛などを売り買いするための市が、年に一度、福島川の河原で開かれていた。

何もない田舎暮らしでは、めったに目にしたこともないような珍しい品々が店開きし、賑《にぎ》やかなこと、このうえなしだった。

子どもたちは、学校に行っても気もそぞろで、終わると早速駆《か》けつけたものだ。お目当てはもちろん駄菓《だが》子《し》である。普段はおやつもない生活なので、有頂天《うちょうてん》だった。

人工着色料で真っ赤になった舌を見せ合ったものだ。母は、身体に良くないと眉《まゆ》をひそめて、めったに買ってくれなかった。

母は、お皿を買うのを楽しみにしていたので、最近まで我が家の食器棚《だな》に残っていた。花鳥風月《かちょうふうげつ》の絵柄《えがら》が日本の伝統を偲《しの》ばせてくれた。

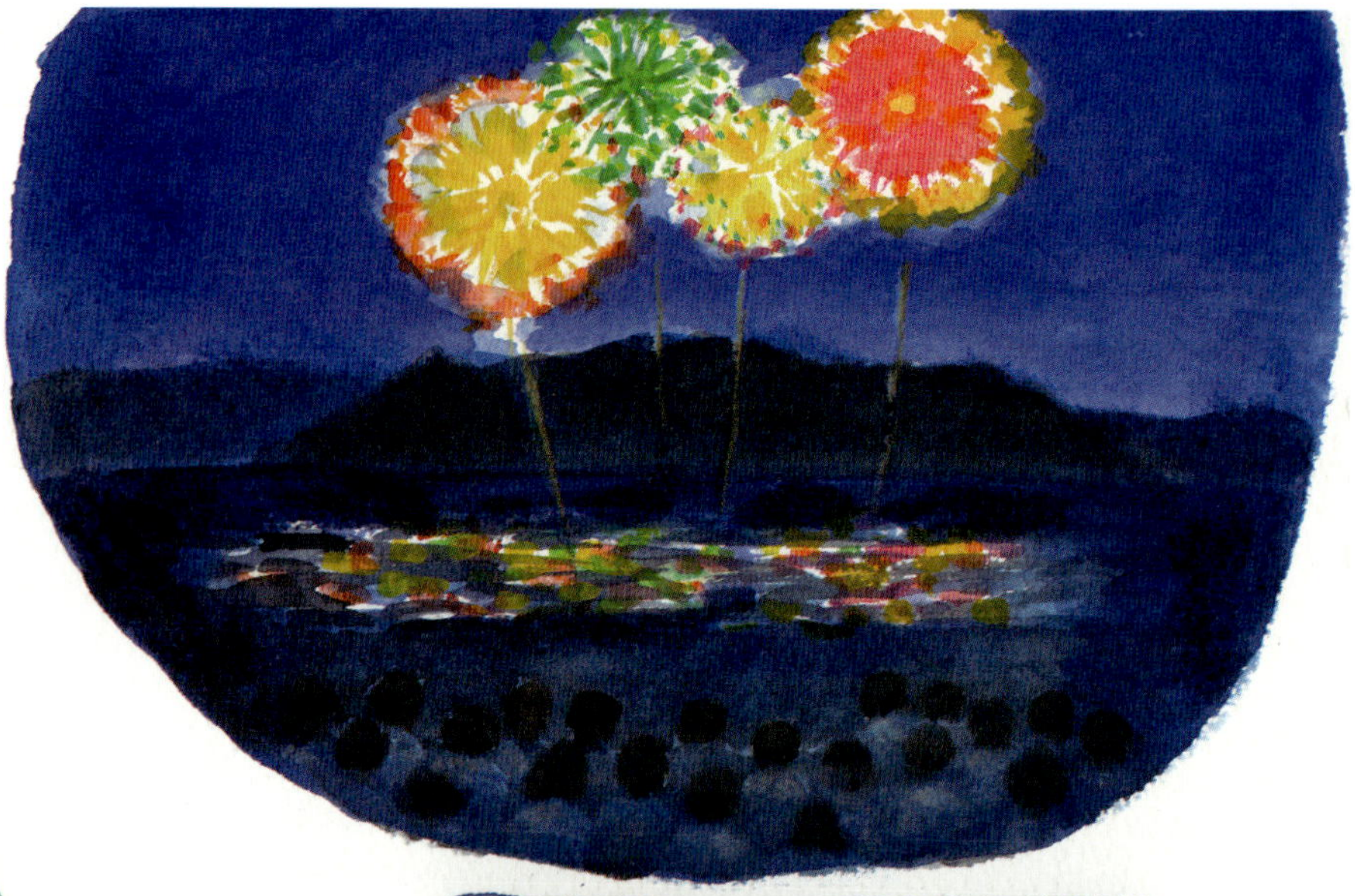

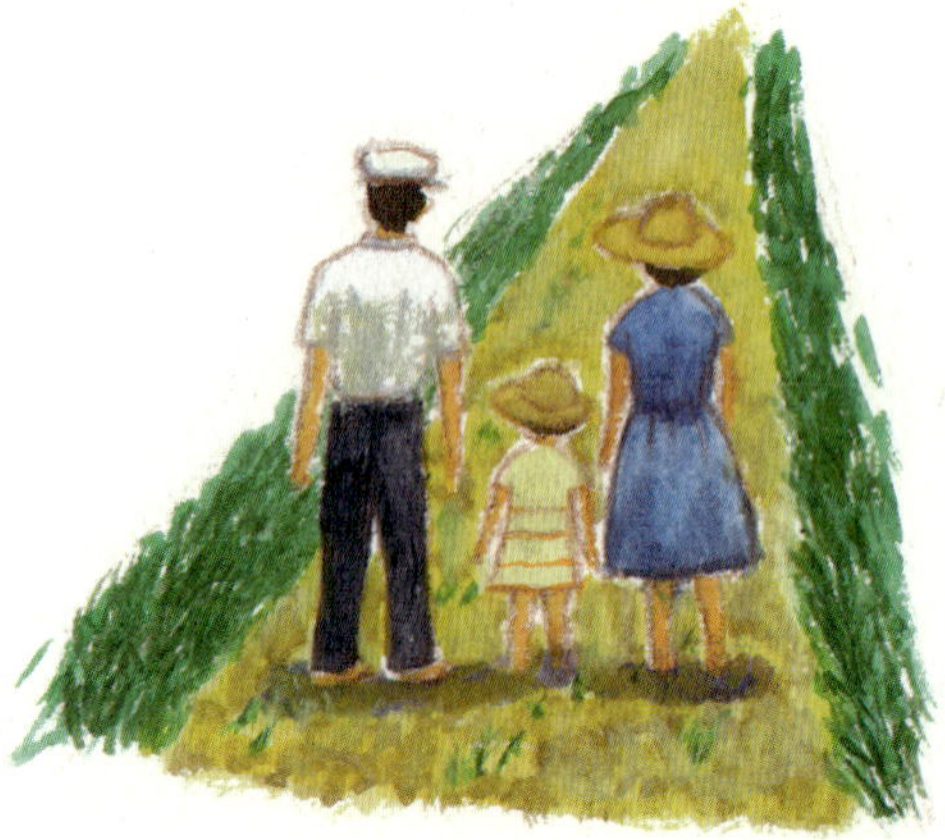

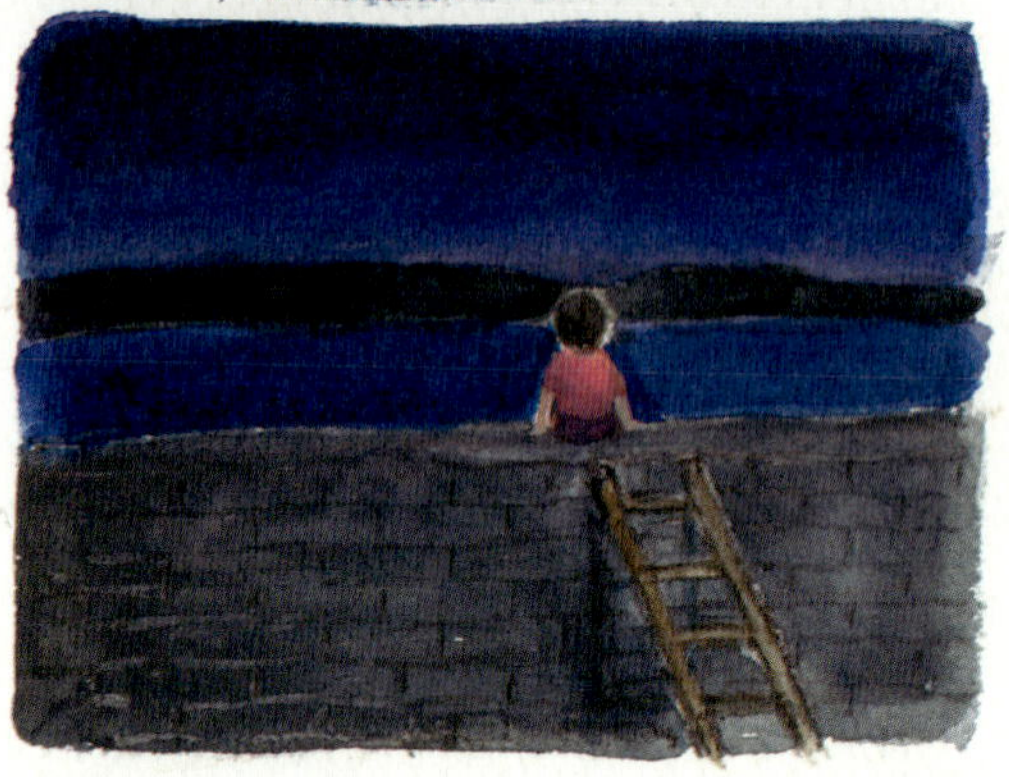

5 花火大会

串間《くしま》が、町から市になったお祝いの花火大会が行われた。父の実家の今町の港だった。

兄と一番上の姉に連れられて、トボトボと堤防の道を歩いている光景が記憶にある。

港の花火大会は、それまで見たこともない景色だったので夢のようだった。大勢の人波に囲まれて疲れてしまったのを覚えている。

今から考えると地味な花火大会だったのだろうなあ。

その後、ときどき行われるようになった花火大会は、ポンといってしばらくしないと次のが打ちあがらないので、いったん家に入ってあれこれ用を足しながら見られるくらい、のんびりしたものであった。

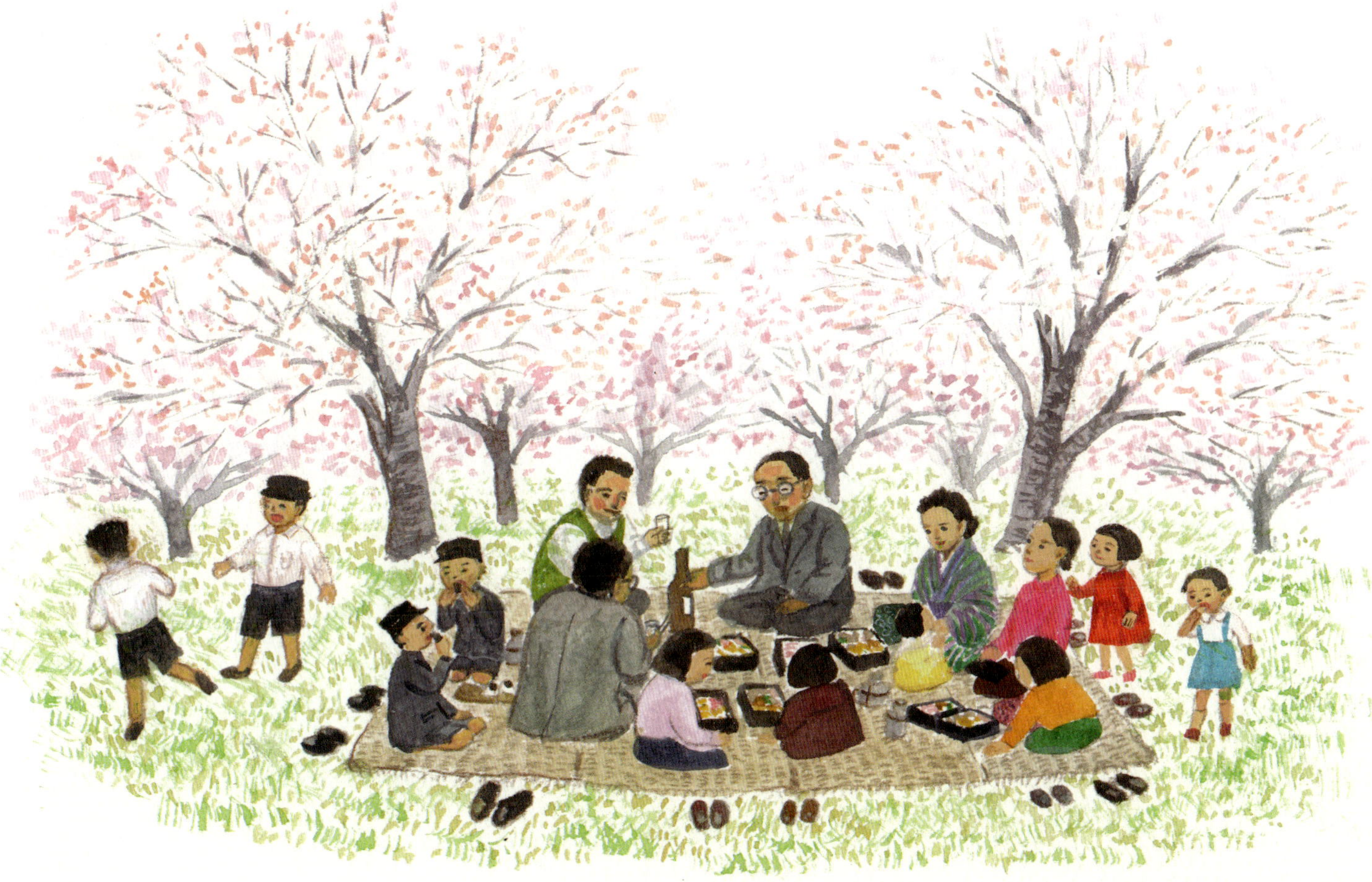

6 お花見

春休みには、家族で大束《おおつか》の桜の花を見に行った。たしか、知人の家族も一緒だったと思う。

南の国にはあまり花見の習慣はなかったと思うが。

子どもにとって、いつもと違う一日は記憶に残っている。弁当を広げて食べた記憶はある。多分、海苔《のり》巻だったと思う。

今のような飲めや歌えの宴会ではなかったと思う。カラオケがあるではなし、せいぜい手拍子で民謡を歌うくらいであったろう。

こんな風に、四季折々の楽しみも、みな自分たちの手でつくっていた。

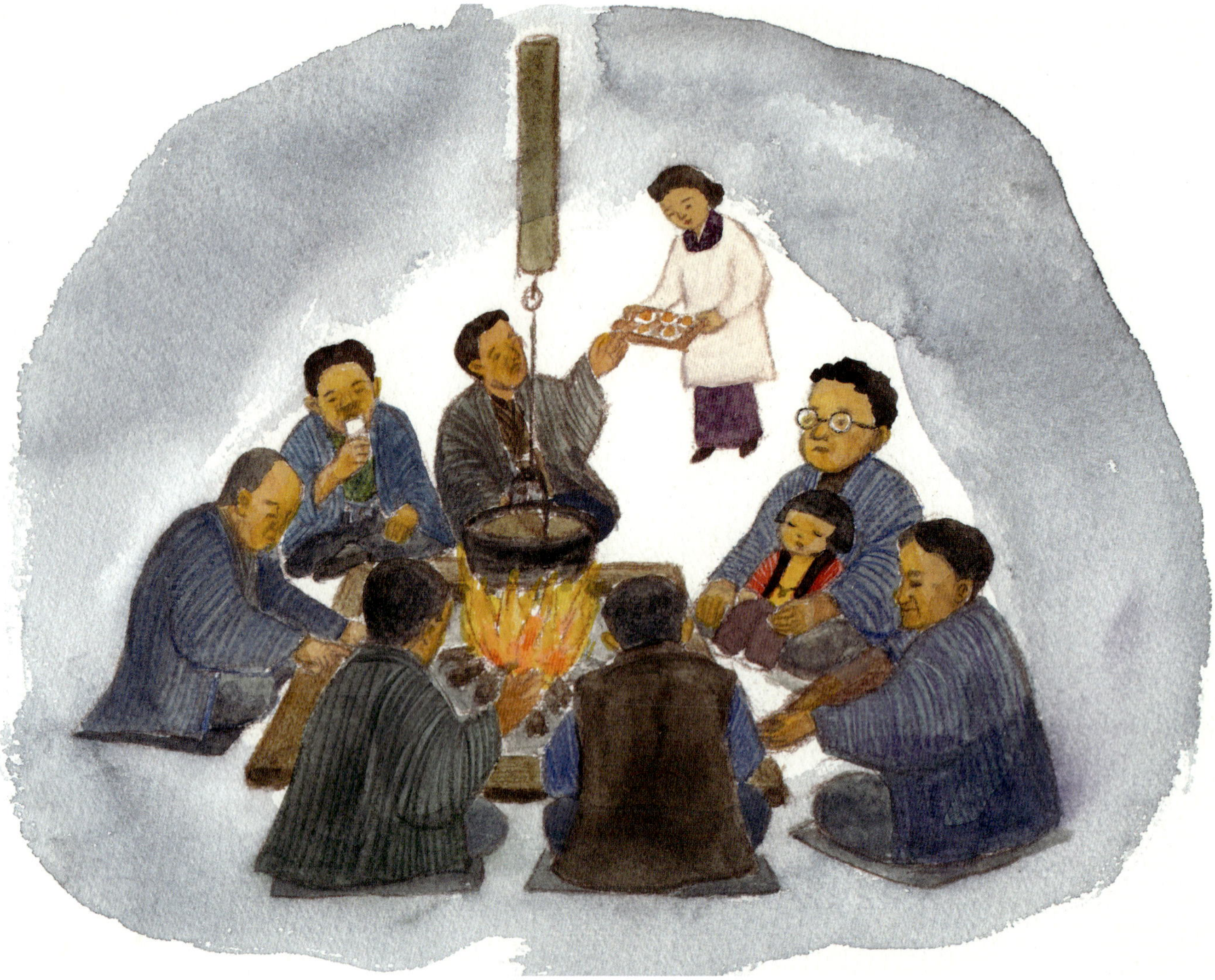

7 寄合《よりあい》

ときどき小さな集落の中での寄合があった。多分持ち回りで各家庭を回って、村の親睦《しんぼく》を兼ねて日頃《ひごろ》の決まり事を決めていたのだろう。

田舎の夜は真っ暗なので、囲炉裏《いろり》の明かりだけが記憶にある。その周りに大人が座って、それも男の人ばかり、なにやら焼酎も回ってるらしかった。

私は父の膝《ひざ》の上に乗って、そこにいた。話の内容はまるで分からないが、父と他の男の人たちが、微妙に感じが違うのだけは記憶に残っている。何ももめ事があったわけではないけれど。

我が家は農地改革で不在地主にならないように住んでいたのだ。父は異邦人の感覚で過ごしていたのだろうなあ。

農地改革　第二次世界大戦後、米国占領軍司令部（ＧＨＱ）の主導で行われた改革。自作農家を増やすために、大地主から土地を強制的に安く買い上げて、土地を持たない農民や小規模農家に安価で売り渡した。「不在地主」とは、自分は都会などに住み、土地だけを貸していた地主。農地改革で、その土地に暮らしていなければ、二束三文で土地を手放さなければならなかった。

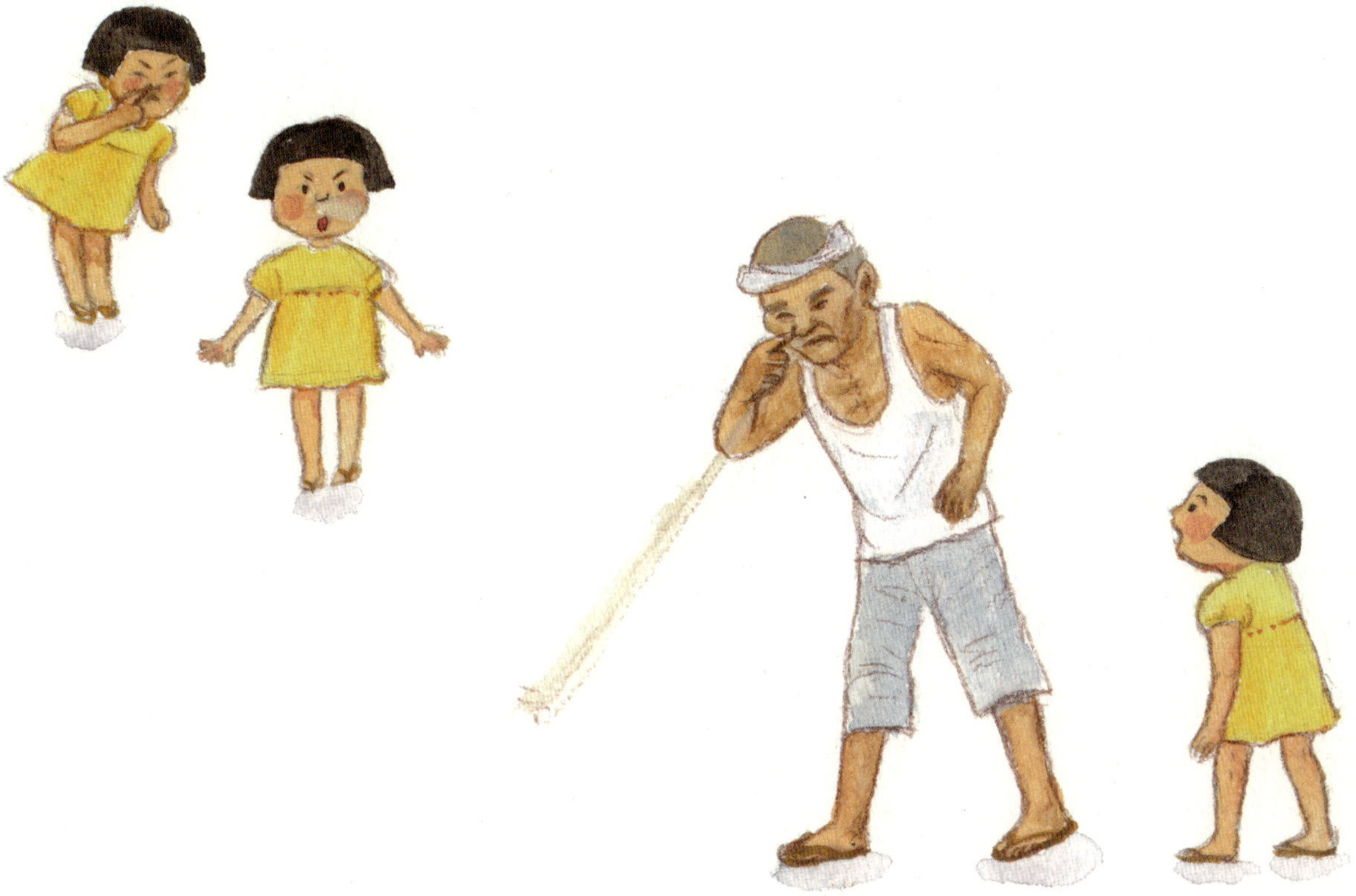

8 手鼻《てばな》

その頃はちり紙というものが高級品だったので、田舎には回ってこなかった。用を足すのは新聞紙か雑誌だった。

老人たちは、ティッシュなんて使わず（そんなものもなかったが）、絶妙《ぜつみょう》に鼻を手でかんでいた。片手を鼻先にそえ､フンとかむと道端にビュッと飛んでいく。

子どもの私は、それが真似《まね》したくて何度も試みてみるが、顔にビシャッと付くだけだった。

今でもできない（やるな!）。すごかったなあ。あの技。

今は何でもあって、便利すぎてごみ問題になってしまい、技《わざ》も磨《みが》けなくなってしまった。いいのやら悪いのやら。

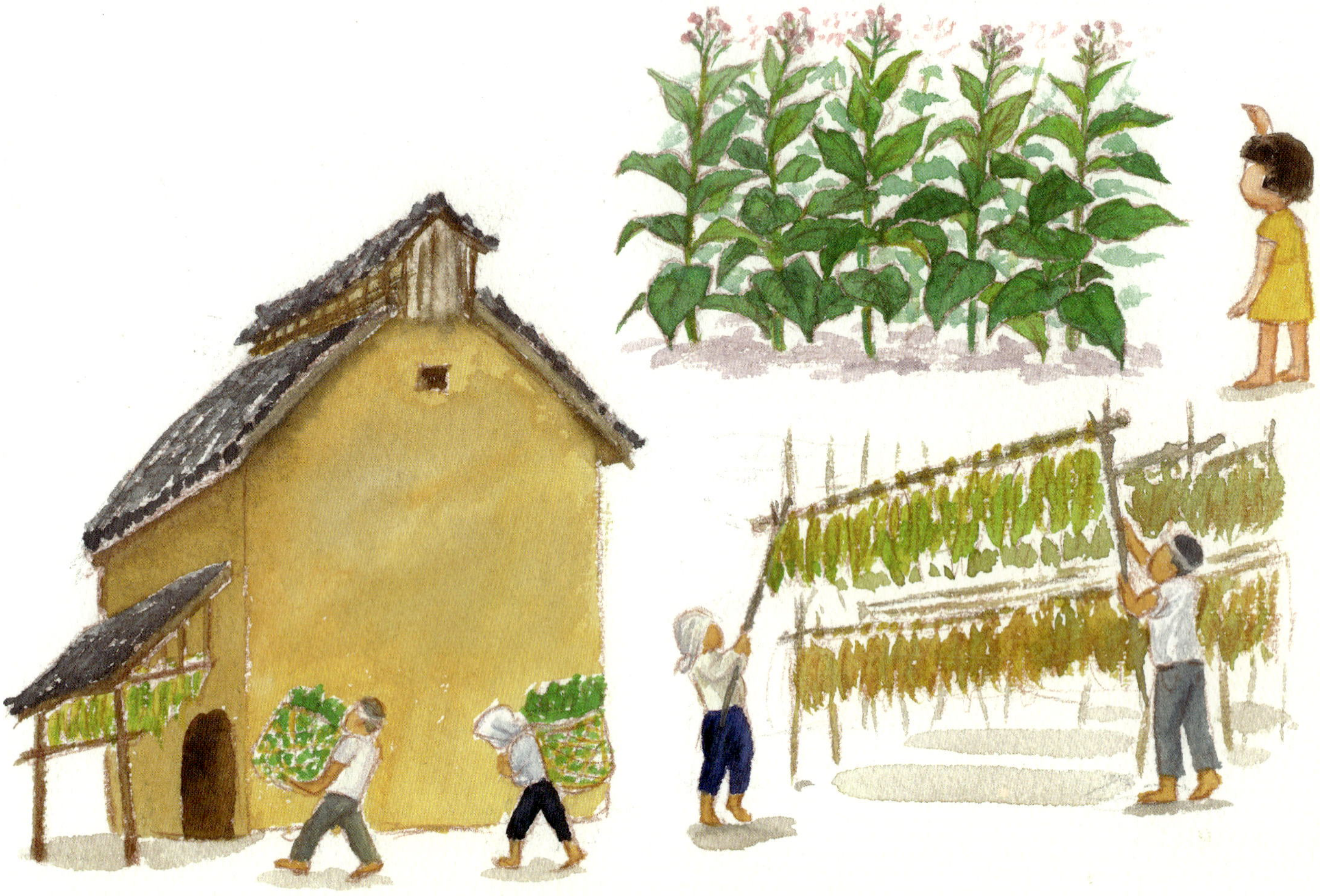

9 煙草《タバコ》栽培

村では、米以外に裏作で煙草を栽培していた。背の高い大きな草で、ピンクの花が可憐《かれん》だった。

煙草を乾燥《かんそう》するための土蔵《どぞう》があり、火を燃やして中を乾燥小屋のようにしていた。紐《ひも》につるしたたくさんの煙草の葉っぱがズラーッと並んでいた。

子どもは立ち入り禁止なので、作業の合間にそっと見ただけなのだが、とても大切なものであることだけはわかった。葉っぱの大きさと品質で売値《うりね》が変わるとのことで、大人の真剣な様子が子どもながらによく分かった。

今では、煙草は健康悪の根源のように言われ、忌《い》み嫌われているが、まだ栽培しているだろうか。

裏作　米の刈り入れが終わった田を使って、次の作付けまでの寒い間、ほかの作物を栽培すること。煙草の葉は6、7月に収穫して、乾燥に入るので、この場合、煙草は裏作というより、米農家の副業。

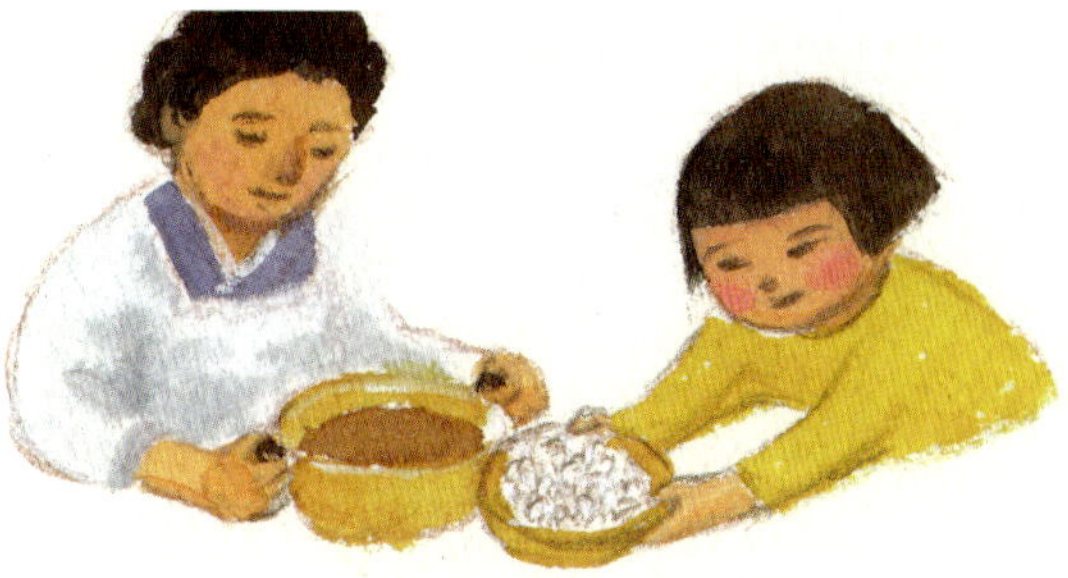

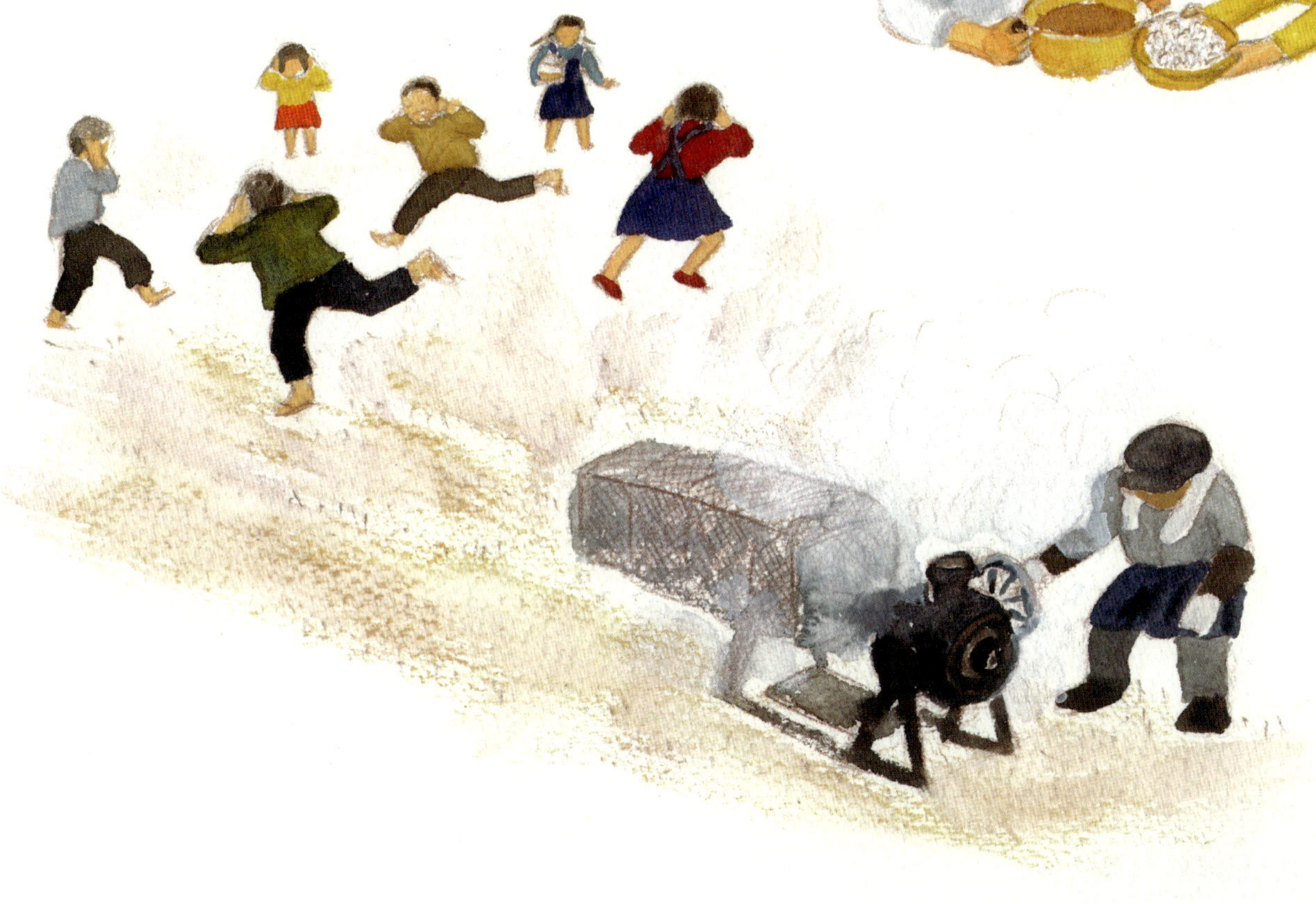

10 ポン菓子が来た

冬になって田んぼが空き地になると、どこからともなく行商人《ぎょうしょうにん》がやって来て、ポン菓子づくりが行われた。

誰からともなく噂《うわさ》が伝わって、どこの家からもトウモロコシや米や麦などを容器に入れて集まってきた。

なんだか筒《つつ》のようなものに入れて火をつけると、ボーンと大きな音を立ててでき上がるのだ。子どもは、耳を抑《おさ》えて「そらッ」と散る。それが面白くて、何度も何度も走り回ったものだ。

家に持って帰ると、そのまま食べたり、飴《あめ》に絡《から》めておこしにし、お茶うけになったりした。

おやつが生のサツマイモの時代だったので、どんなに珍しくおいしかったことか。

ポン菓子　シリアルのような菓子で、現在も売られている。ポンポン菓子、ばくだん、こめはぜなど地方によっていろいろな呼び名がある。機械の中で加熱して圧力をかけ、一気にふくらませる。

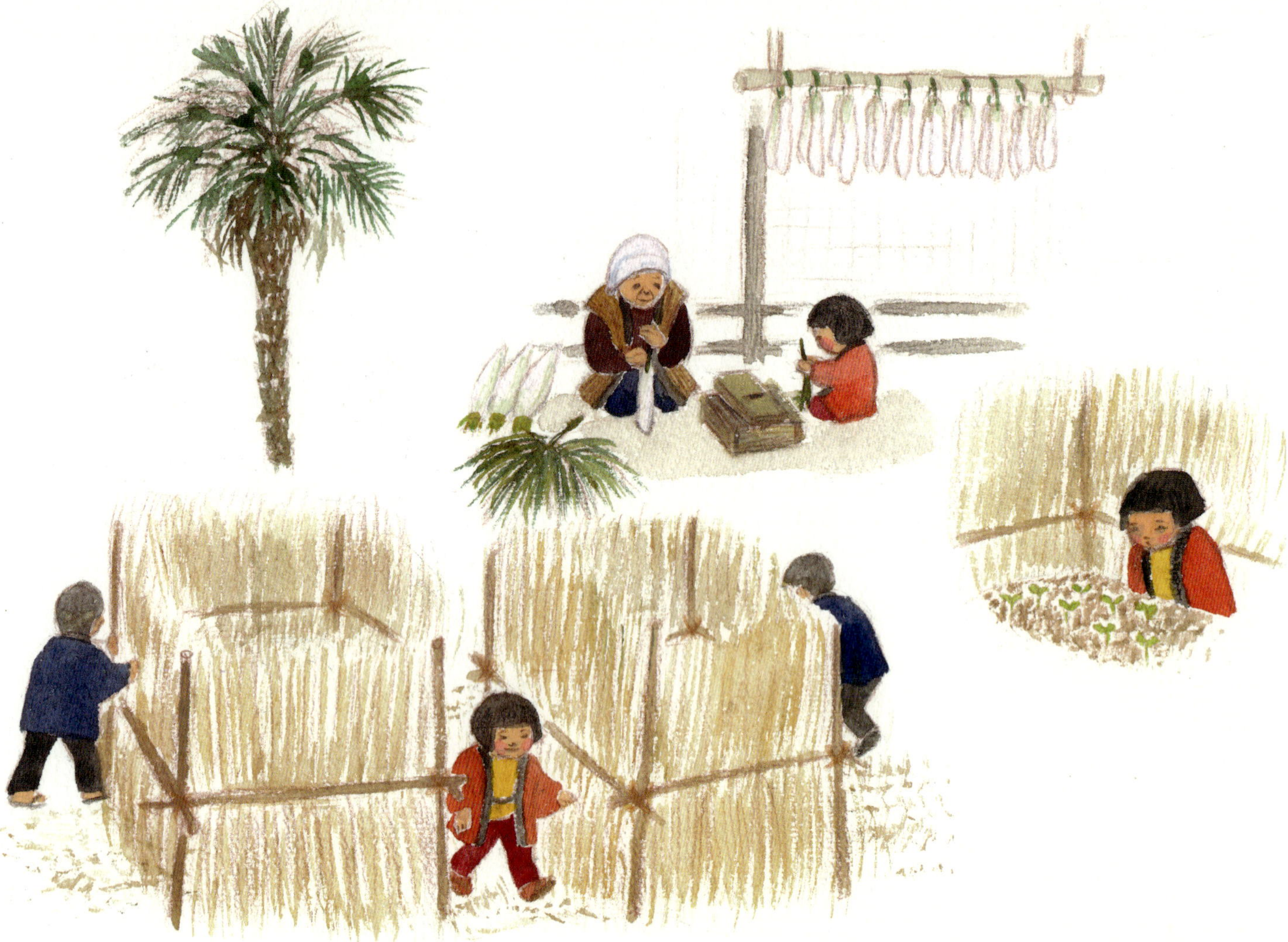

11 大根干し

冬の風物詩。大根を薄く切って、棕櫚《しゅろ》の紐《ひも》でしばり、軒先《のきさき》にズラッと干してあったのを覚えている。宮崎名産、切り干し大根を各家庭でつくっていたのだろう。

隣のおばあさんはとても優しい人で、子どもの私が珍しそうに見ているのを嫌《いや》がりもせず、おしゃべりしながらテキパキとつくっていった。確か刃が出ている押し切り器で、サクサクと大根を切っていくのが楽しくてずっと見ていた。

棕櫚の木はどこの家でも庭の片隅にあり、葉っぱを落として繊維《せんい》を割《さ》いて紐《ひも》として使っていた。今のようにビニール紐はなかったので、終わったら風呂の焚《た》きつけになり何も残らなかった。

冬になると田んぼに藁《わら》で囲いができ、風が当たらないように苗床《なえどこ》をつくって種まきが行われた。中は、ふかふかの土の匂いでむーっとしていた。そこから可愛い双葉《ふたば》が芽を出してくるのを飽《あ》きずに見ていた。

あれは煙草の種まきだったのかな。そこで近所の子と鬼ごっこするのが楽しかった。

苗床《なえどこ》　病気になりやすい苗などを、日あたりがよく、水はけのよい土地でムダなく育てるための場所。ある程度育てて畑に移す。

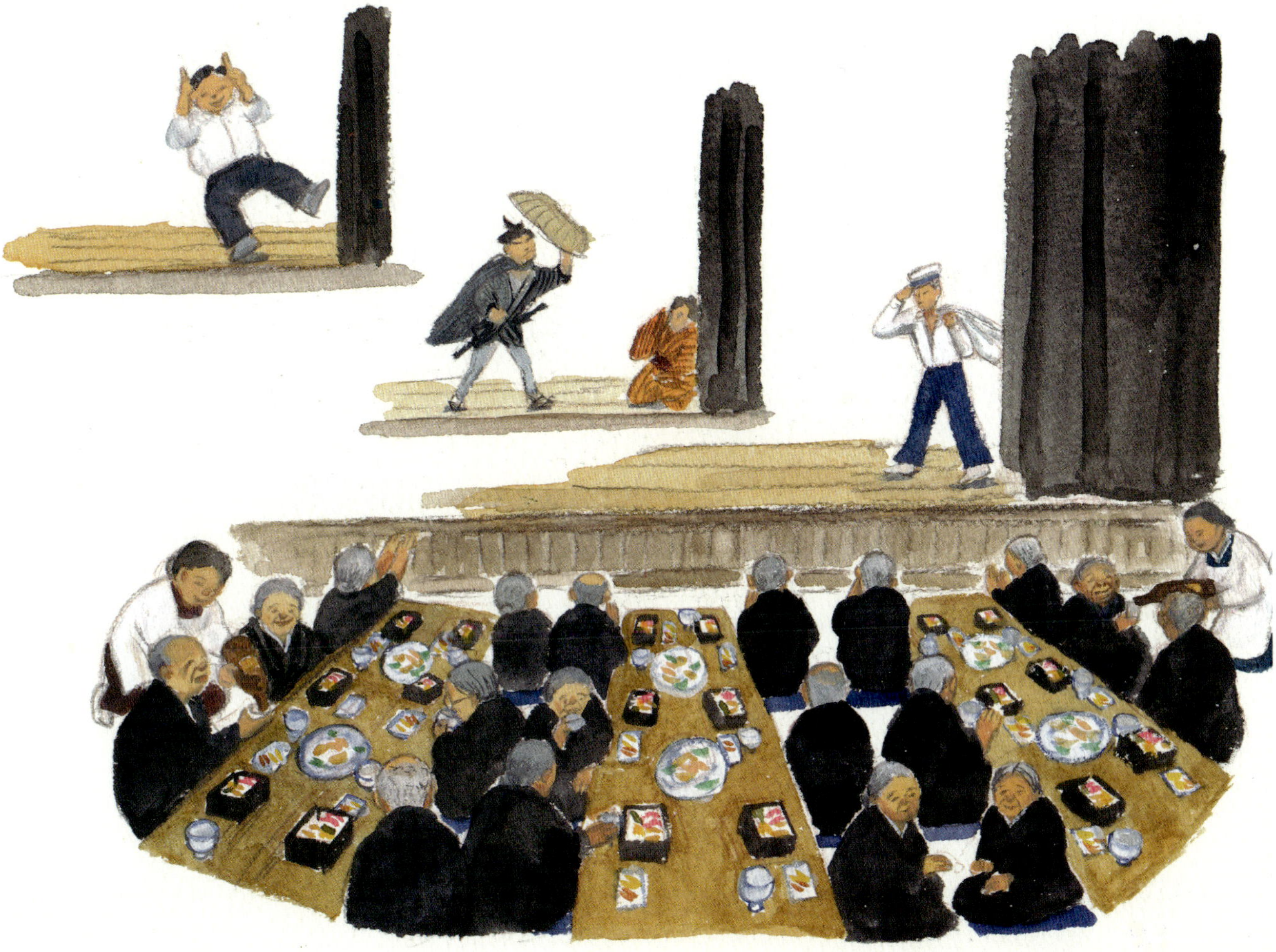

12 敬老会《けいろうかい》

昔は、年寄りはとても大切にされていた。年寄りというだけで尊敬されていた。今から思うと、五十歳くらいから年寄りだったのかな。

テレビもないその時代は、何もかも自分たちで手づくりだったので、一年間の楽しみは、収穫の終わった秋に多かった。

なかでも、敬老会は娯楽の最たるもので、前々から村の若者は趣向《しゅこう》を凝《こ》らして練習していたものだ。

プログラムは歌と踊りと芝居で、小学生から青年団まで全出演だった。その頃は、マドロス物が流行っていて、いつも着古した作業着姿の青年が、白い背広などを肩から掛けて出てきたりした。舞台の右から左へと移動するだけなのに、大うけでやんやの拍手喝采《かっさい》だった。

中には、白塗《ぬ》りして着物を着た人も出てきたりして、みんなに感心されたりしていた。

一番の思い出は、小学校の恰幅《かっぷく》のいい男の先生が、「ソソラソラソラウサギのダンス」を踊り出して、突然舞台から消えたことだ。

後から聞いたら、スキップを跳《は》ねすぎて舞台から落ちたそうだ。みんな唖然《あぜん》としてあとは大笑いになった。

テレビができてから、自分たちで演芸をするという楽しみがなくなり、見てるだけになってしまった。いいのか悪いのか。

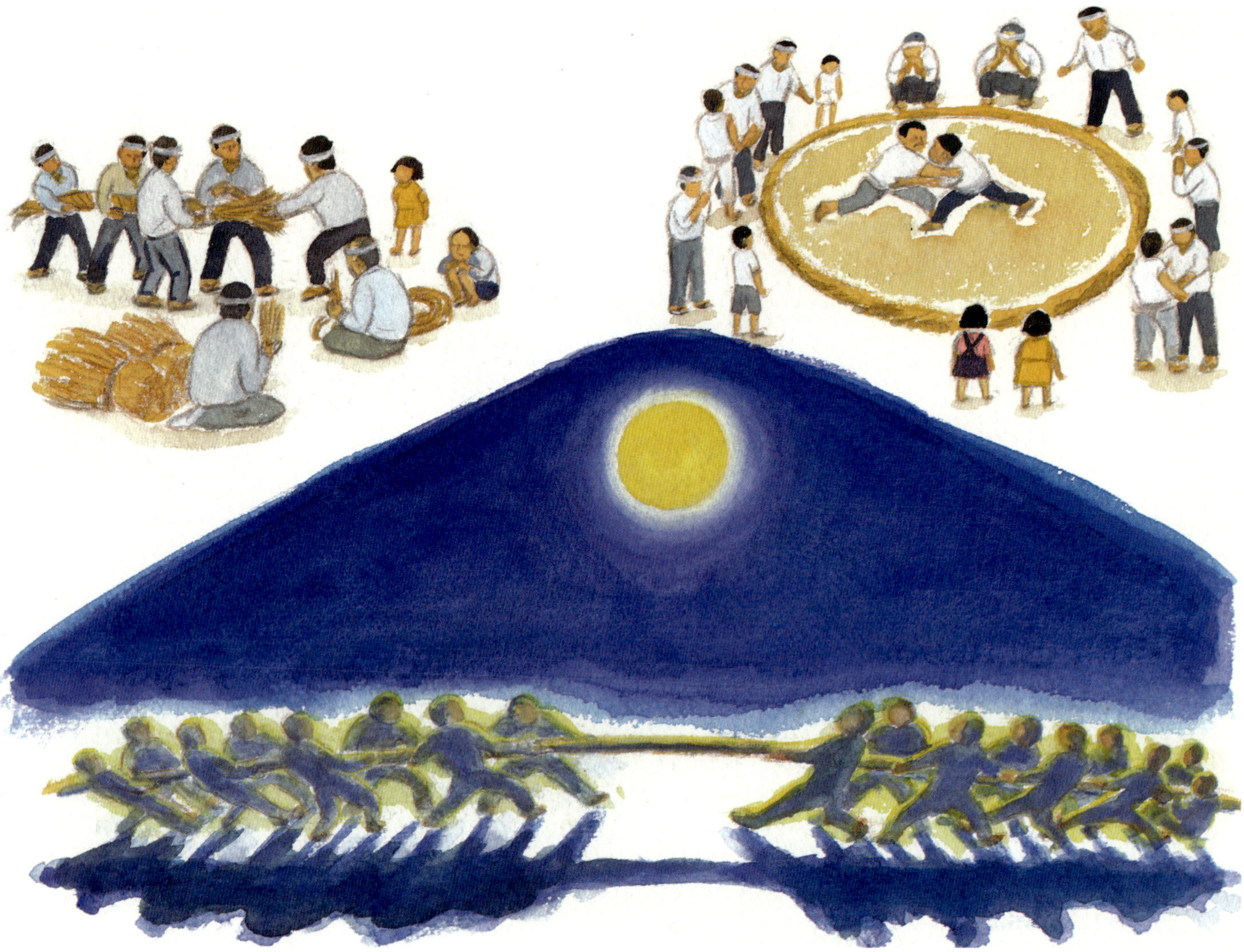

13
月夜《つきよ》の綱引き

米の収穫が終わると、その藁《わら》を編《あ》んで大きな綱《つな》をつくるのが習わしだった。

村の男たちの力自慢が、土俵での相撲と村《むら》総出の綱引きだった。公民館に男たちが集まって、藁と格闘しながら、大きな綱に仕上げていくのは、見ているだけで面白いものだった。

十五夜の月の光の中で見る相撲や綱引きは、非日常的な不思議な雰囲気だった。

今から思うと外灯もなかったので、ほとんど明かりというものはなかったのだろう。それで、月夜だったのかもしれない。

姉に訊いたら、相撲はやってなかったという。記憶はお互いに曖昧《あいまい》なまま。小さかった私は、珍しもの見たさにちょろちょろと大人の間を駆け回っていたのだろう。

でき上がった綱を円形にして、男たちが相撲をしていたように思うのだが。

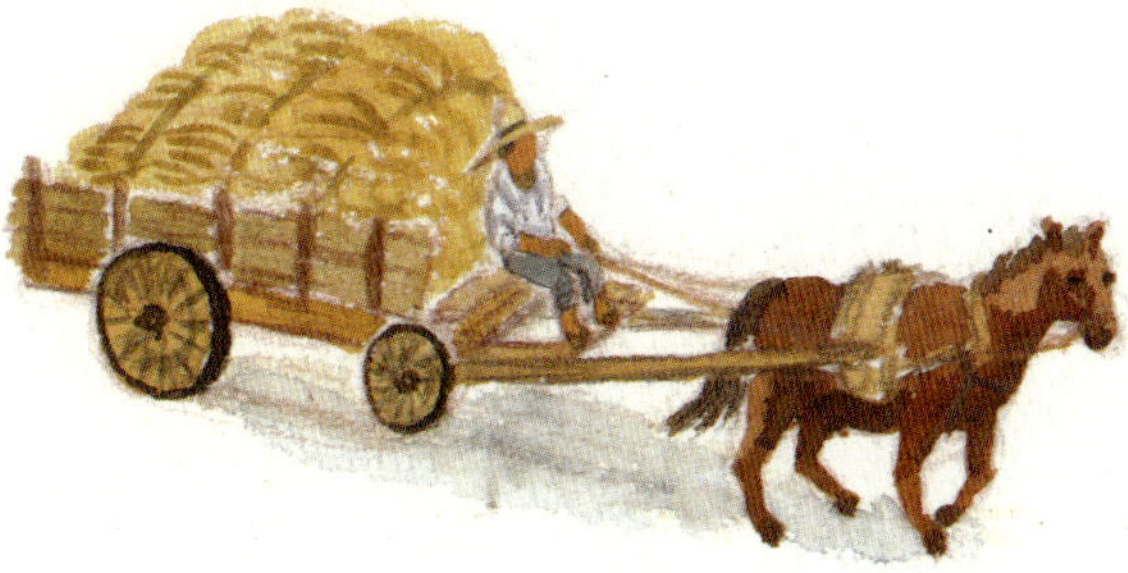

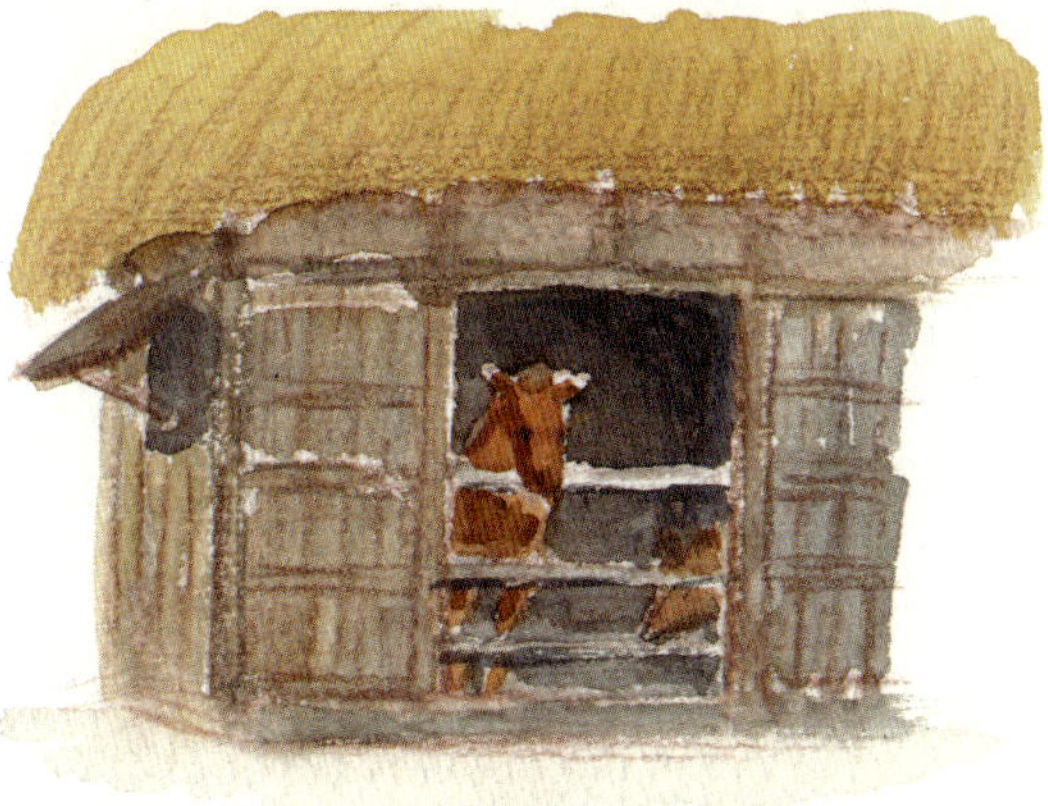

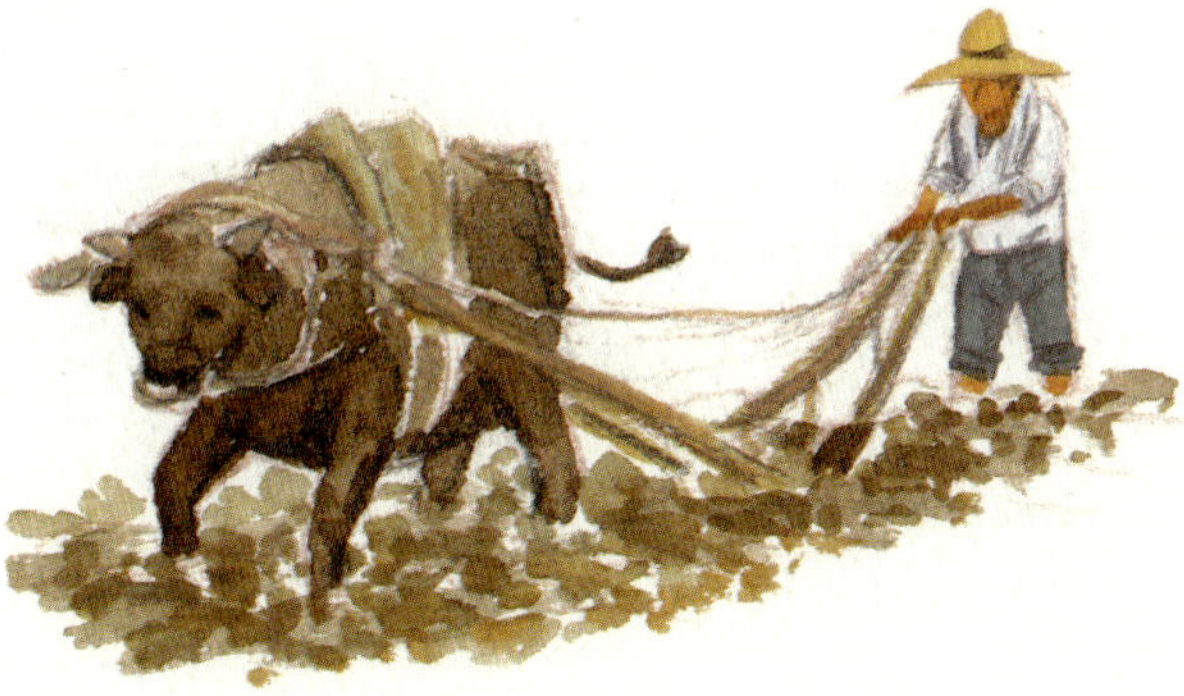

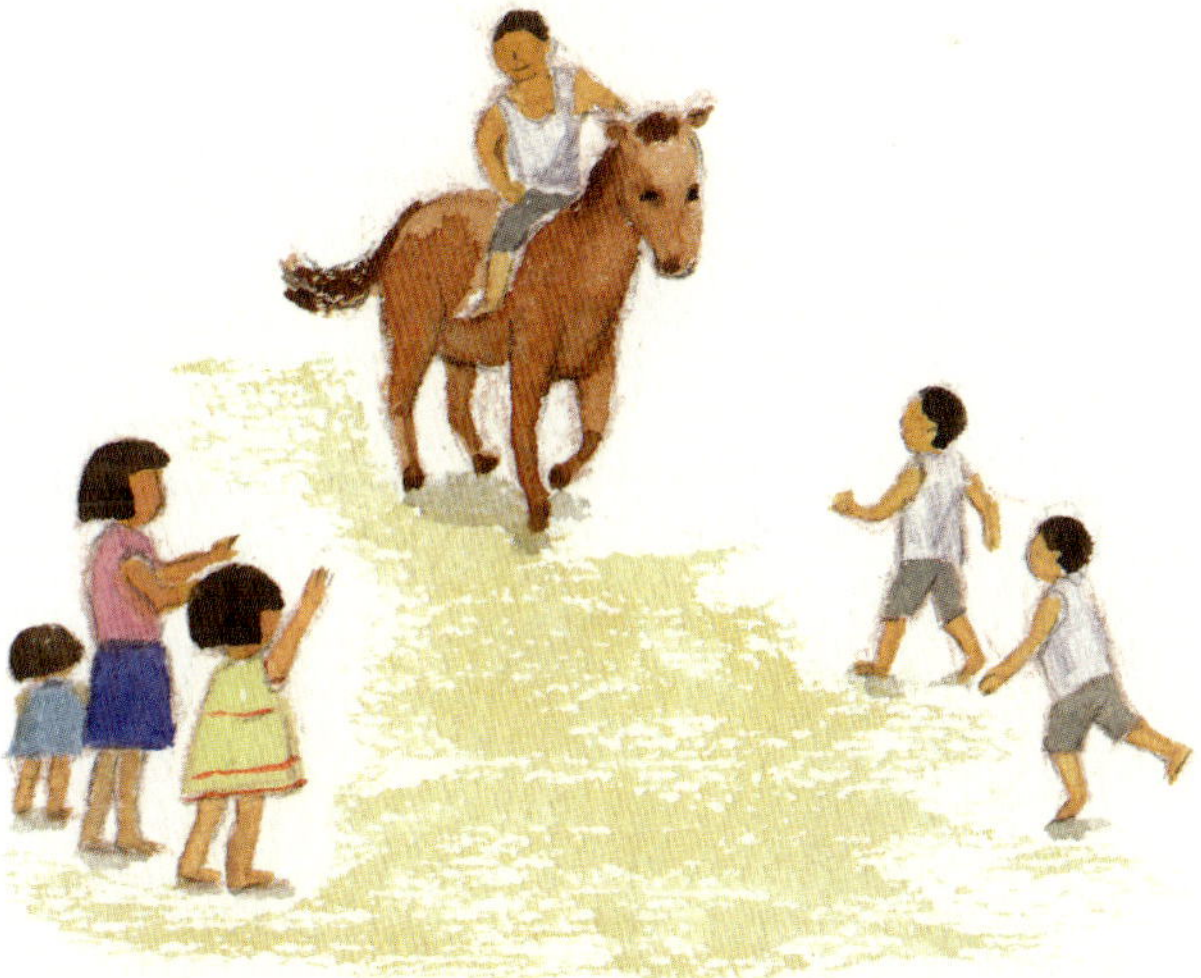

14 馬や牛と同居

機械がまだなかった当時の農作業は、動力と言えば牛や馬だった。

どこの家にも小屋があって、牛や馬が飼われていた。その糞《ふん》が堆肥《たいひ》となって循環していたのだろう。独特の田舎のあの匂いは、今となっては懐かしい。

隣りの中学生の兄ちゃんが、鞍《くら》も着けずに馬に乗って通りを歩いていたのには驚いた。馬に乗るということは誰もしていなかったのである。せいぜい荷車を引くというくらいであった。

驚くみんなを尻目《しりめ》に村を通り過ぎたのはいいが、そこで落馬してしまったのはいただけなかった。

そのにいちゃんも今はもうこの世にいない。若くして亡くなったそうだ。

堆肥《たいひ》　わら、野草、落ち葉などを積み重ね、腐敗発酵させてつくる肥料。「堆」とは積み重ねることをいい、基本的には動物の糞は含まないが、広義には堆肥といわれることもある。

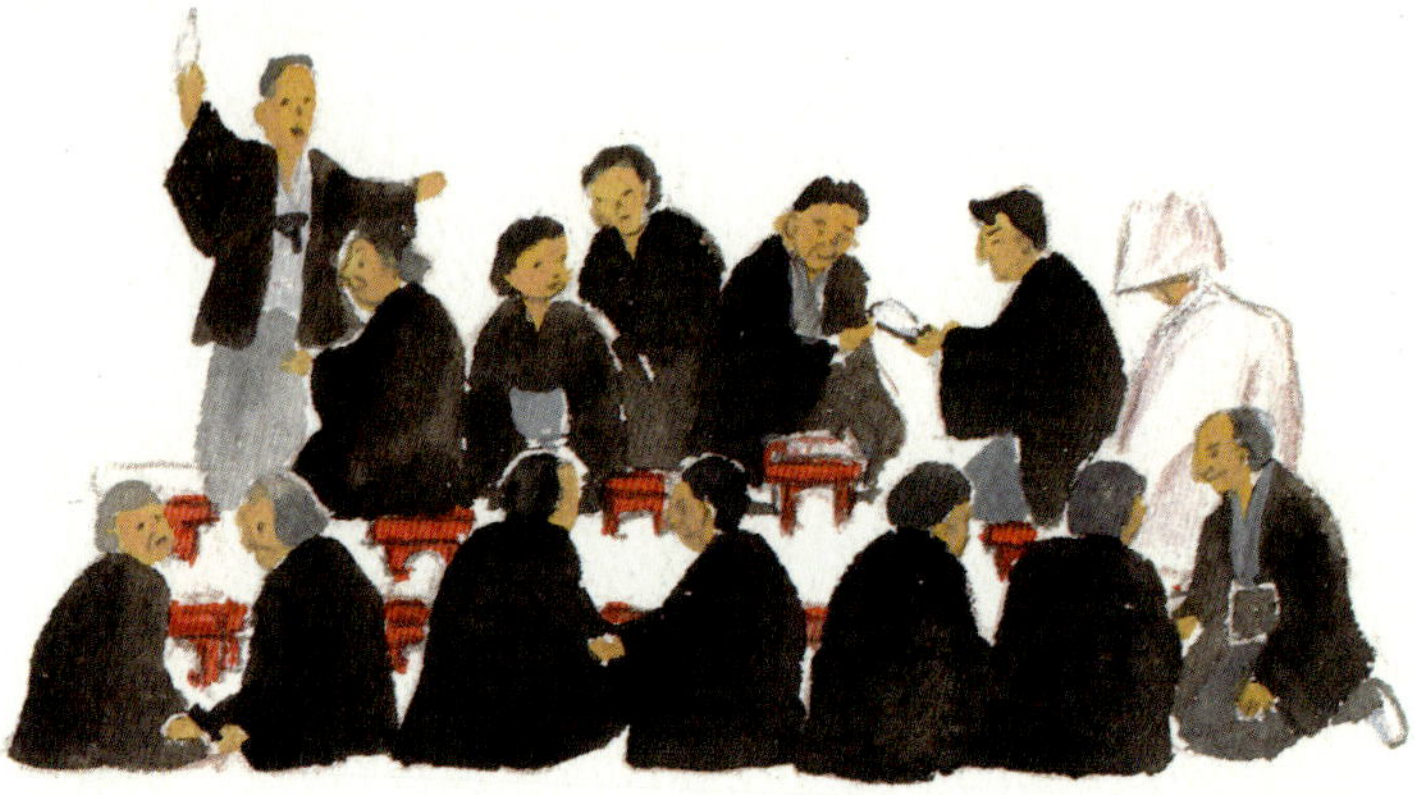

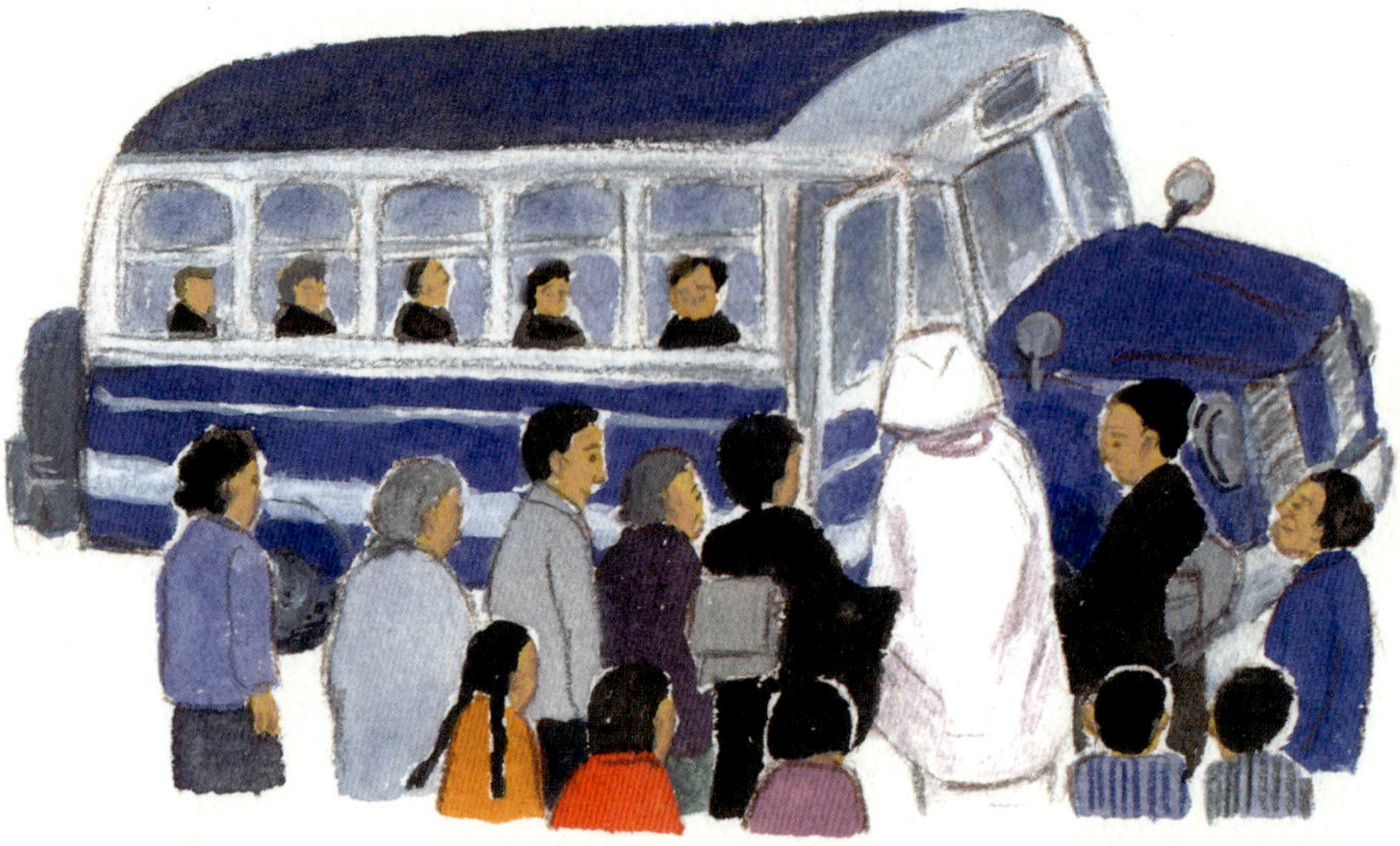

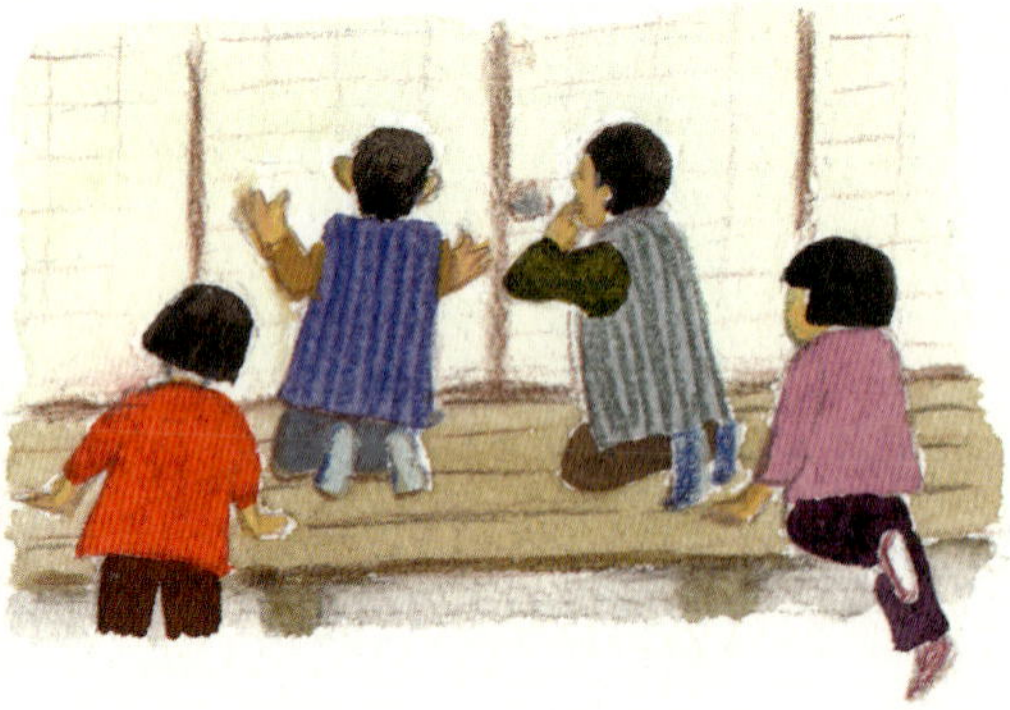

15 花嫁はバスに乗って

隣のお姉さんがお嫁に行くことになった。お祝いの会が、大勢の人が集まって行われた。

その日は無礼講《ぶれいこう》で、沢山の御馳走がみんなに振舞《ふるま》われた。子どもたちは、はしゃいでつまみ食いをしていた。

広間では大人たちが賑《にぎ》やかに飲んだりしゃべったりする声が聞こえてくる。好奇心に駆られた子どもたちは、障子にそっと、指先につけた唾《つば》で穴をあけ、中の様子を見ようとする。そこを大人に見つかって、大声で怒られる。その繰り返しであった。

しばらくすると、宴も終わり、花嫁が旅立ちする時が来た。宮崎交通のボンネットバスが到着する。少し前までは馬車だったそうで、バスが珍しいので全村人《むらびと》が大人も子どもも集まって覗《のぞ》き込むのである。

大勢の人に見送られてバスは出てゆく。花嫁の顔は、白無垢《しろむく》の角隠《つのかく》しに隠れて表情が見えない。あれから何十年。あのお姉さんは幸せに暮らしただろうか。あんな大勢の人に見送られては、帰ってくるわけにはいかなかっただろう。

無礼講　地位、身分などを取り払って飲み食いする宴会。もともと神事で、神に捧げたお神酒《みき》を飲む「礼講」のあと行われる宴会。

白無垢　全身白一色の着物。清さを示す。

角隠し　結婚式のとき、まげを高く結い、その上にかぶる帽子状の布。

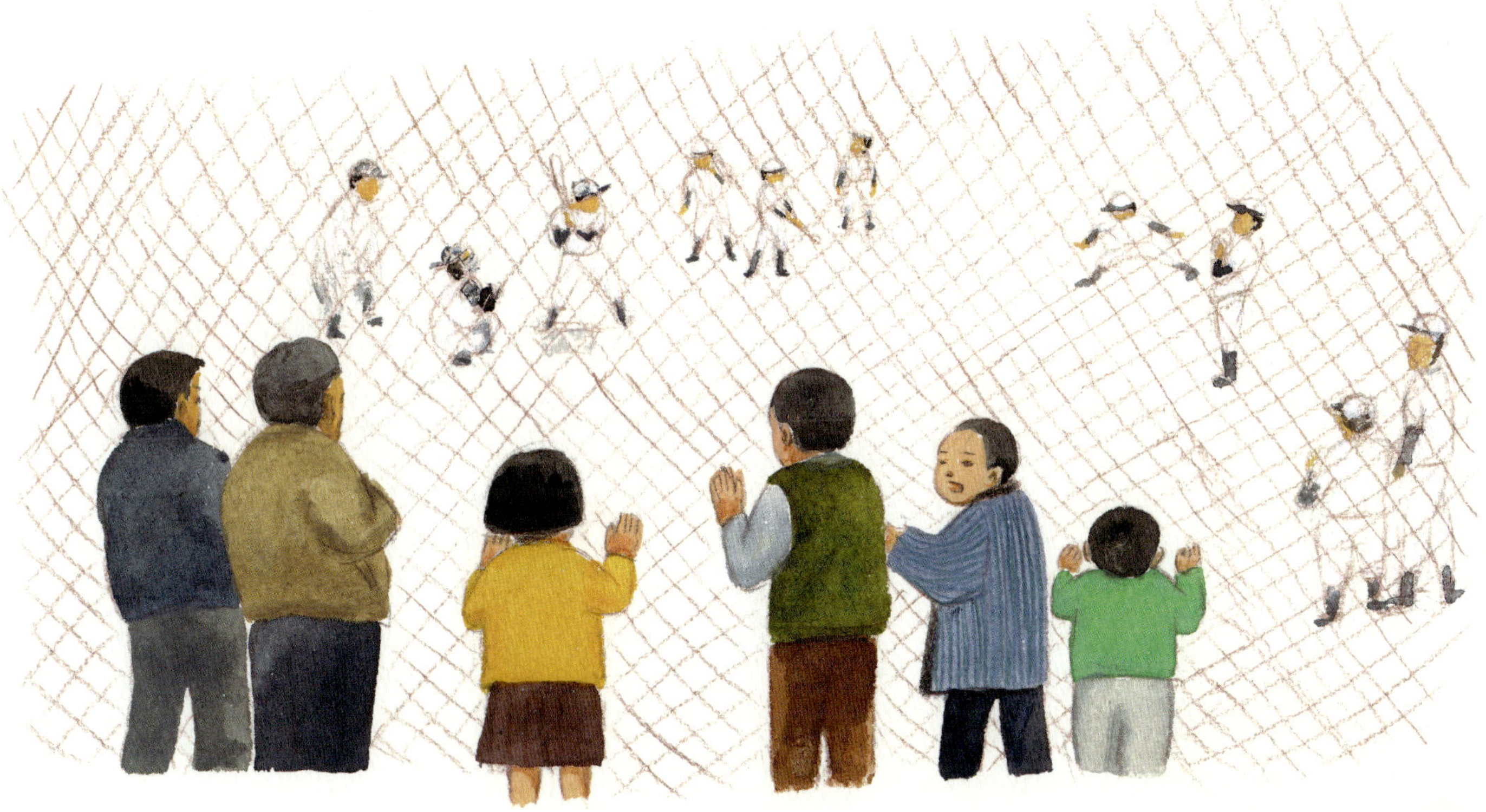

16 巨人軍が来た

何故か私のヒーローは沢村栄治だった。

その頃、野球がさかんになってきたのかな。スポーツマガジンという週刊誌を買ってもらって、研究をしていた変な少女時代だった。

こんな田舎に、プロ野球がキャンプに来るという噂《うわさ》が立ち、居ても立ってもいられなかったので、福島中学校の運動場まで出かけた。立派な体格の男たちが、ボールを投げたりバットで打ったりしているのを、呆《ほう》けたように見ていた記憶がある。

中でも飛びぬけてでかい男が、馬場さんだと大人が言うのを聞いていた。見たこともないような大男であった。

後から分かったが、二軍の人たちであったそうな。それでも子ども心に、ワクワクしたものである。

思春期になって、宮崎キャンプにも行ったが、それほど感激もしなかった。王や長嶋、金田などの巨人軍の黄金時代であったが。私の野球好きは、その前に終わっていた。

沢村栄治　大正6～昭和19年。昭和11年（1936年）のプロ野球リーグ開始から巨人軍で投手として輝かしい成績を残し、米国メジャーリーグとも互角に戦った唯一の選手。日中戦争、太平洋戦争に陸軍兵として三度従軍し、最後はフィリピン戦線への輸送途中で戦没。享年27歳。沢村栄治賞は、沢村の功績を称えて1950年に創設された。

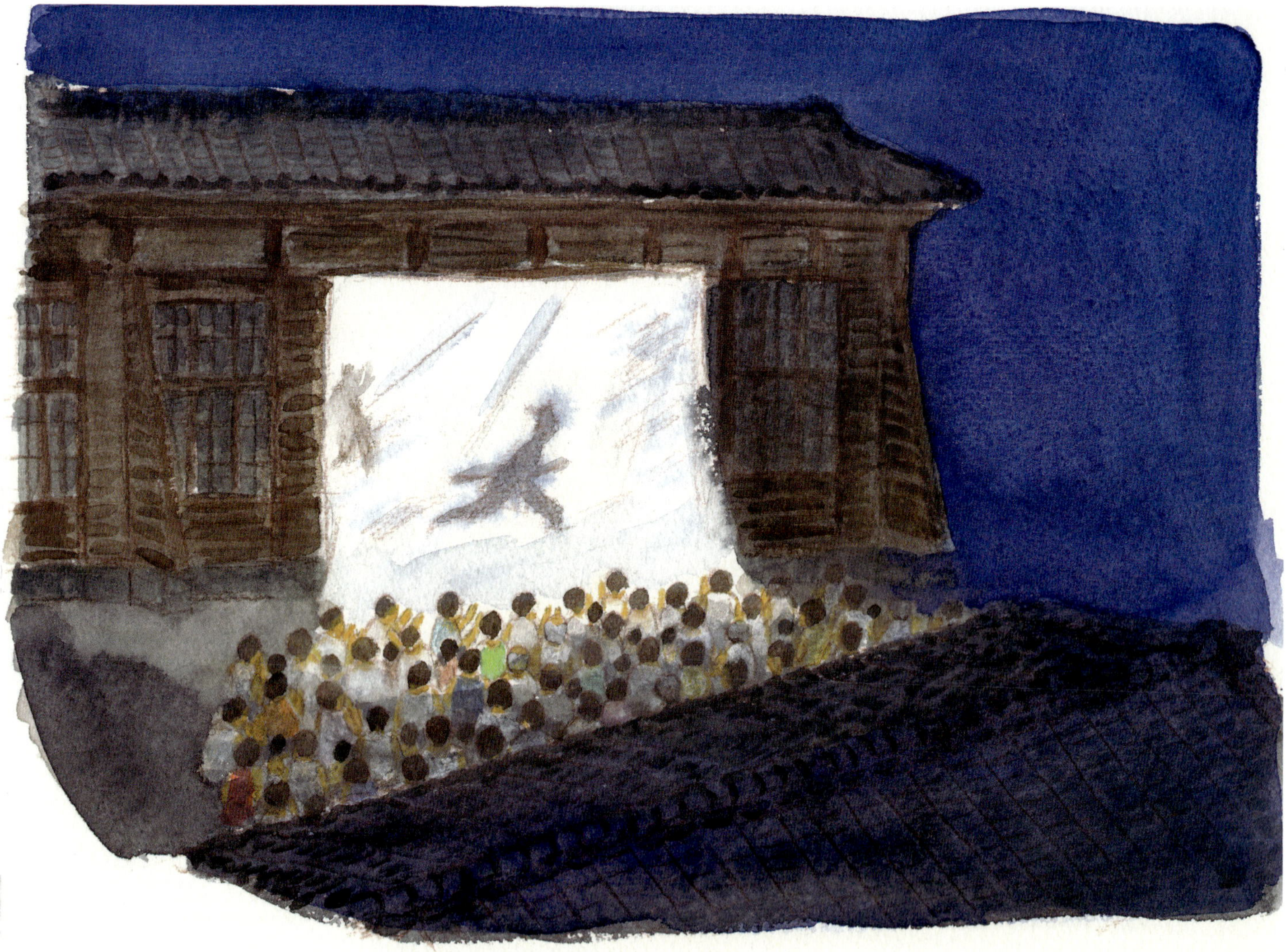

17 映画会

戦後しばらくして生活に余裕ができてくると、村に映画がやって来た。

映画館は当然なかったので、小学校の中庭に白い布を張って上映された。

夕方食事が終わって暗くなると、ぞろぞろと大勢の人々があちこちの村から集まってきた。

上映が始まるとやんやの声援と喝采《かっさい》である。チャンバラの白熱シーンではうめき声になったり悲鳴になったり、走って助けに行くところでは、掛け声と拍手でセリフも聞こえないほどであった。多分、阪妻《ばんつま》（阪東妻三郎）主演であったと思う。

風に揺れる白い布の画面が、今でも目に浮かぶ。

大人になってインドに行き、映画館で同じような経験をした。歌と踊りのインド映画もさることながら、大声で歓声を上げたり悲鳴を上げて叫んだり、拍手で声援を送る観客の姿に、子どもの頃を思い出して懐かしかった。

阪東妻三郎（ばんどう　つまさぶろう）　１９０１〜１９５３年。「阪妻」の愛称で親しまれた映画俳優。小学校卒業後、歌舞伎、芝居の世界に入り、大正時代の日本映画草創期から活躍した。とくに時代劇、剣豪物で一時代を開いた。妻三郎の子どもに田村高廣、正和、亮などがいる。『無法松の一生』など多数主演。当時、身長１７２㎝で「長身の二枚目」といわれた。

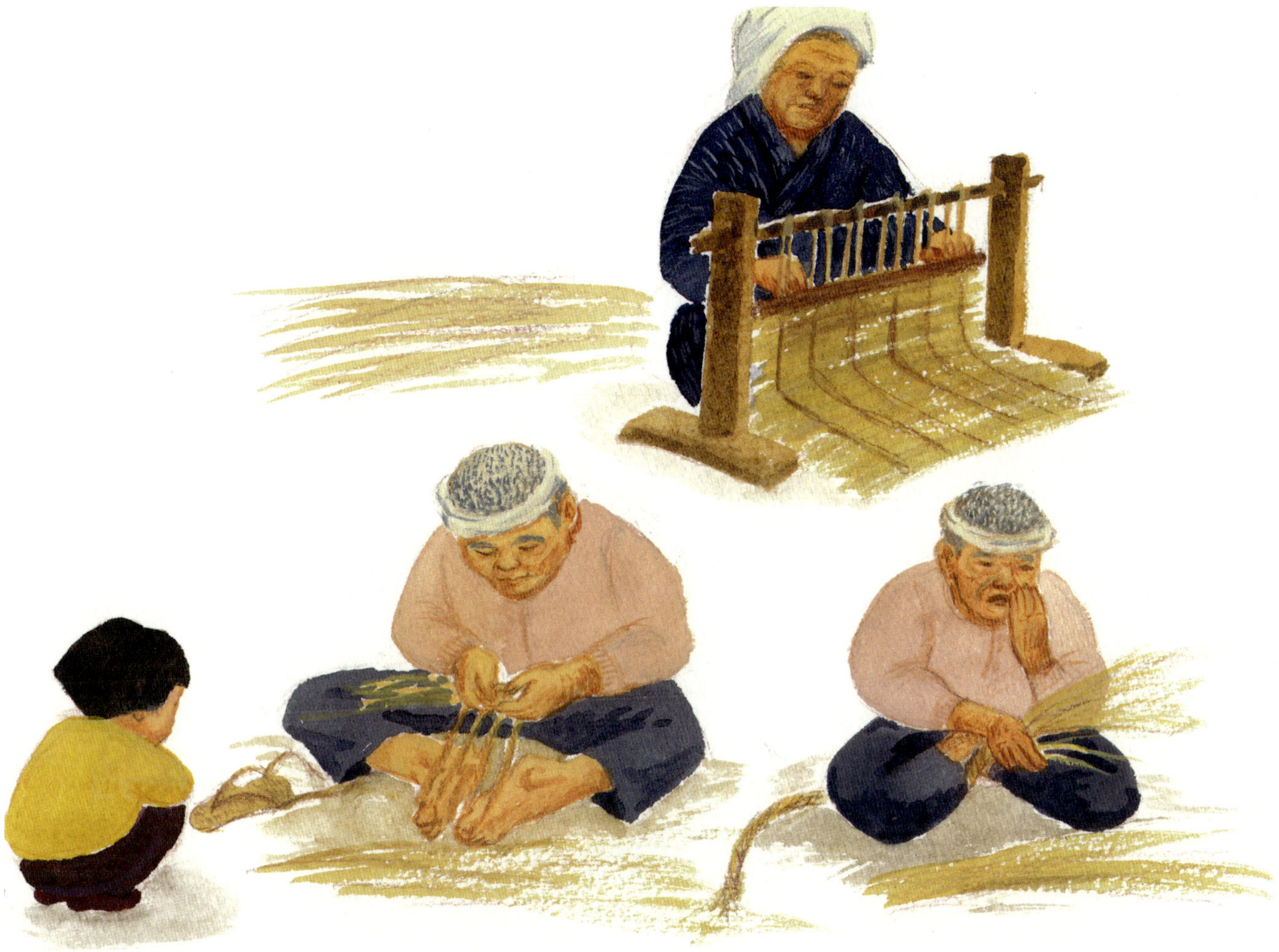

18
筵《むしろ》づくり　草鞋《ぞうり》づくり

プラスティックなどのなかったあの頃は、日用品はすべて手づくりであった。

物置の土間で、隣りのおじいさんが草鞋をつくっていたのを思い出す。藁《わら》を叩《たた》いて柔らかくして、器用に編《あ》んでいく手順を、じっと見ていた。まるで手品を見ているように。

遠足には、その草鞋を履《は》いていった。

また、隣りのおばあさんは簡単な縦型の織り機で筵《むしろ》を編んでいたのを思い出す。どこに行くのもこの筵を持って行って座った。くるくると丸めて持ち運びも便利だった。

縄《なわ》を編んでいるところも面白かった。ペッと両手に唾《つば》を付けて鮮《あざ》やかに縄をなっていく手業《てわざ》は見ているだけで飽《あ》きなかった。

これらはみな、役目を終えると風呂の焚《た》きつけになって、灰となり、また畑の肥料になる循環型社会の見本であった。

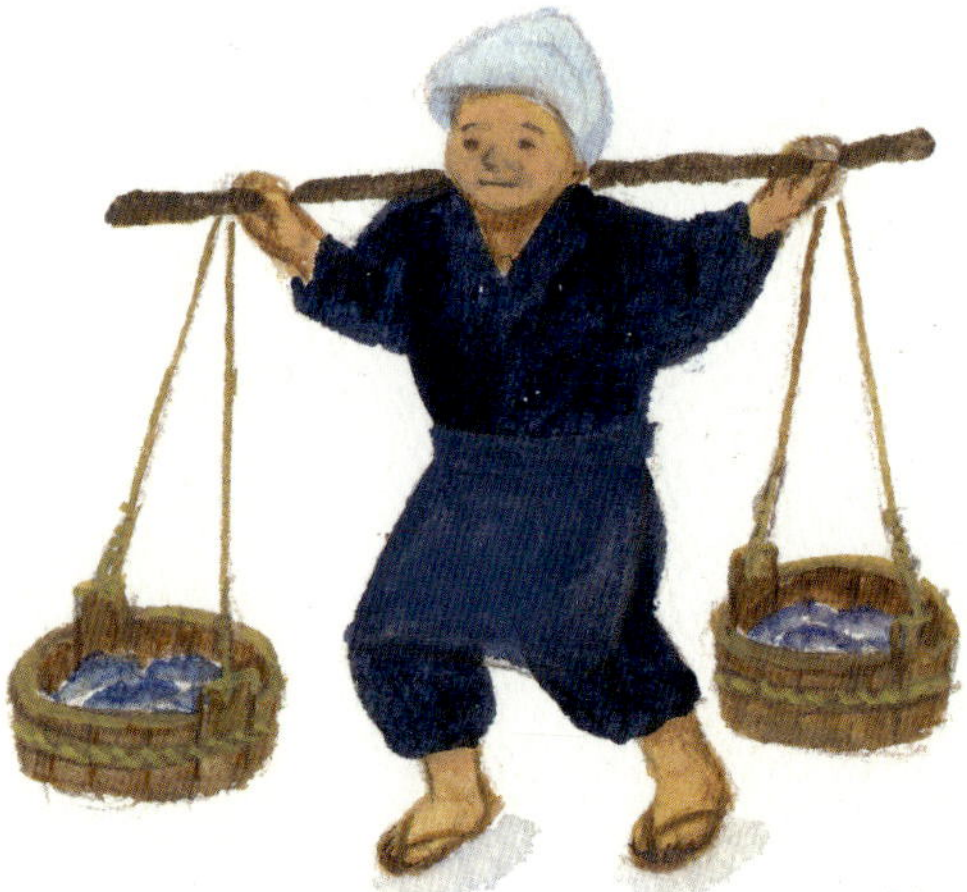

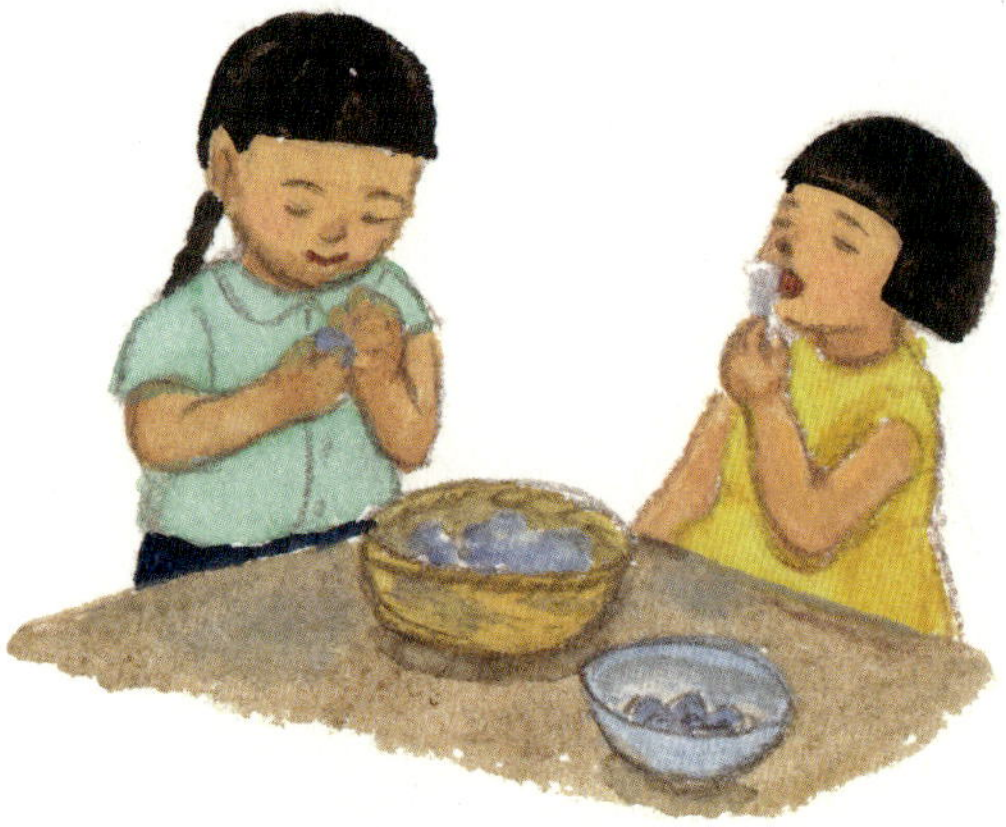

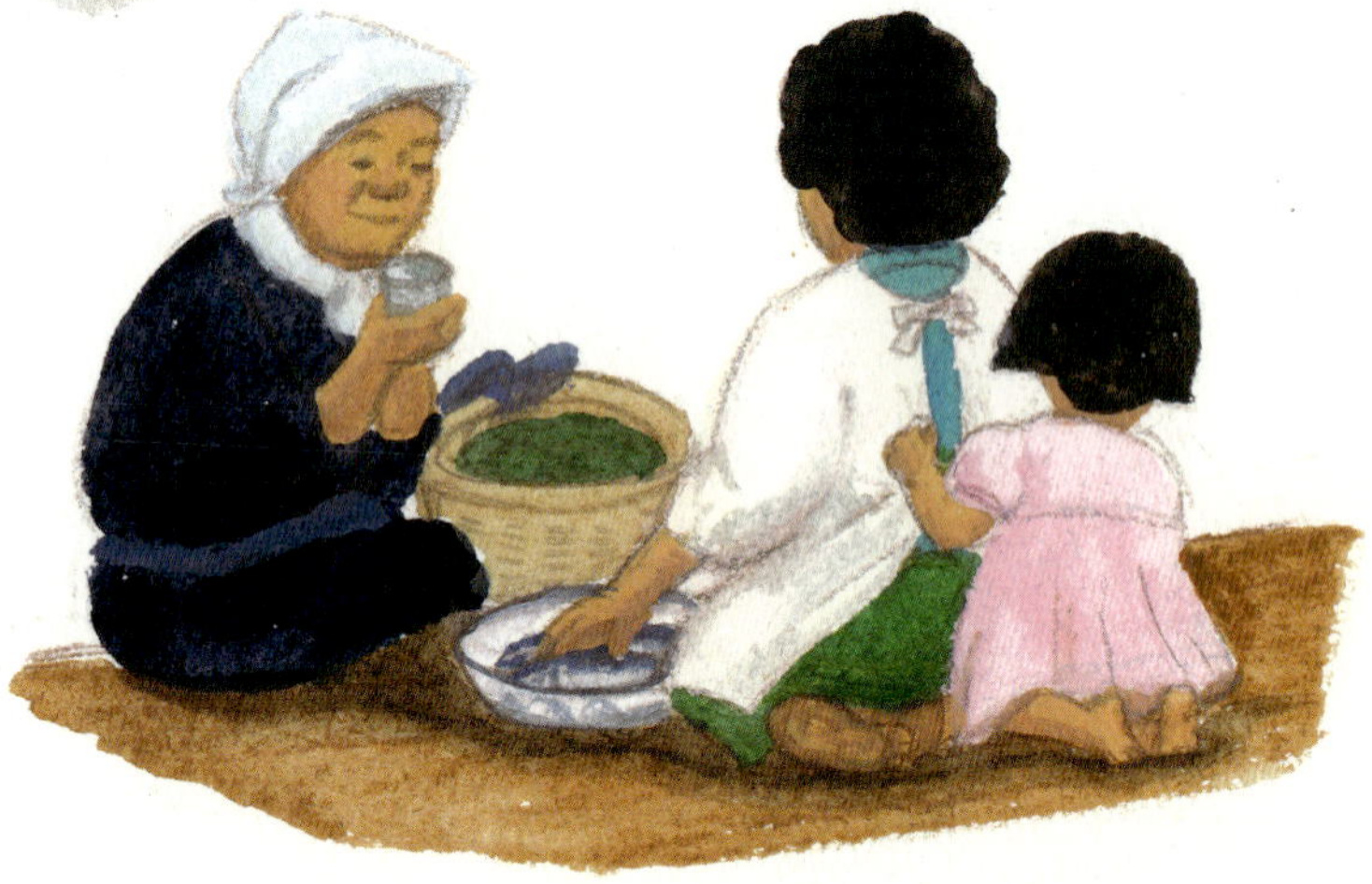

19 魚売りのおばさん

魚屋なんてなかったが、大堂津《おおどつ》から魚売りのおばさんが来ていた。その頃は、鰤《ぶり》大臣がいたと言われるほど鰤が捕れていた。新鮮な魚はその時にしか食べられず、赤い鯛のような魚やカニなどが桶《おけ》に入っていたのを覚えている。私はいつも母の影に隠れていたので、おばさんによく冷やかされた。

そのおばさんが来なくなった後は、金谷《かなや》の方から天《てん》秤棒《びんぼう》を担《かつ》いだおばさんがやって来た。鯵《あじ》やすずきのような魚と、ミナと呼んでいた貝などであった。ミナは湯がいて針でつついて身を出して食べた。美味しかった。この頃はとんと見ない。

鰤大臣　数年続いて鰤などの魚が大漁に捕れてお金持ちになった漁師。「鰤御殿《ごてん》」、「ニシン御殿」などといった言葉もある。

天秤棒《てんびんぼう》　両端に物をつるして運ぶ棒。

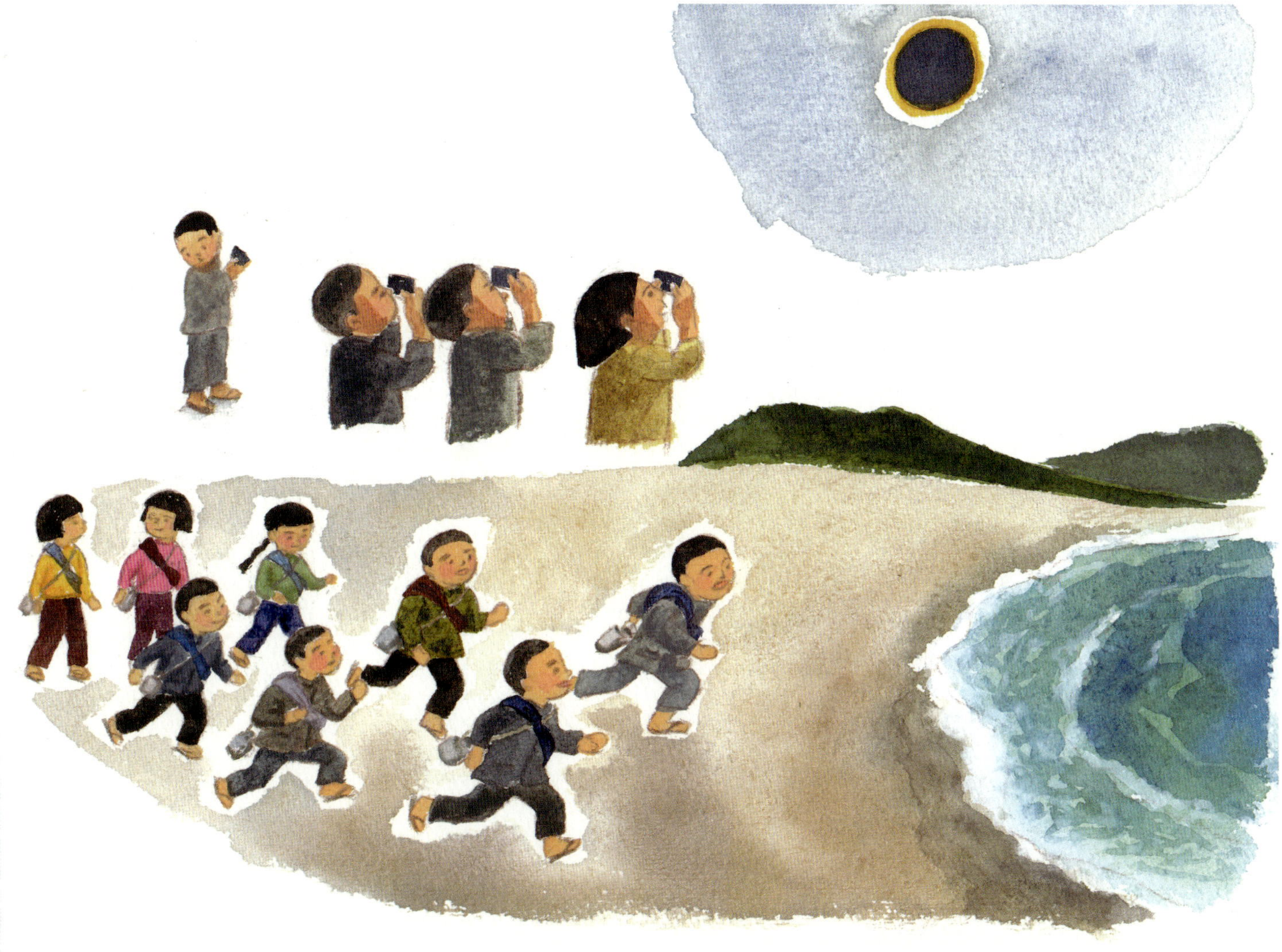

20 遠足　皆既日食《かいきにっしょく》

秋になると学校で遠足に行った。ただ歩いて金谷《かなや》の海岸まで行って弁当を食べて帰るのだ。

丁度、皆既日食があった時で、みんなで煤《すす》を付けたガラス板を目に当てて観察した。太陽が欠けていく様子が面白く、砂浜がだんだん薄暗くなっていったのを覚えている。

本で読んだ冒険小説の中で、主人公が土人に捕らえられたとき、皆既日食を利用してみんなに神様と崇《あが》めまつられたという話を読んでいたので、さほど驚かなかった。知っているということはつまらないことだなと思った。

その頃は弁当に卵焼きが入っている子は少なかった。口の周《まわ》りに卵を付けているだけで、あそこは金持ちだと噂《うわさ》していた。

十年ほど前、家のリフォームを、兄の小学校の頃の同級生に頼んだことがあった。四方山《よもやま》話で、身体測定の時、履《は》くパンツがないので、自分の順番が来る前に、急いで家に帰って兄のを借りて履いたそうだ。今は笑い話だが、その頃はどこでも似たようなことがあった。その人も亡くなり、この話だけが残った。

土人　先住民、原住民を意味する。昔の物語の登場人物としてよく出てきたが、現在では差別用語で使われない。

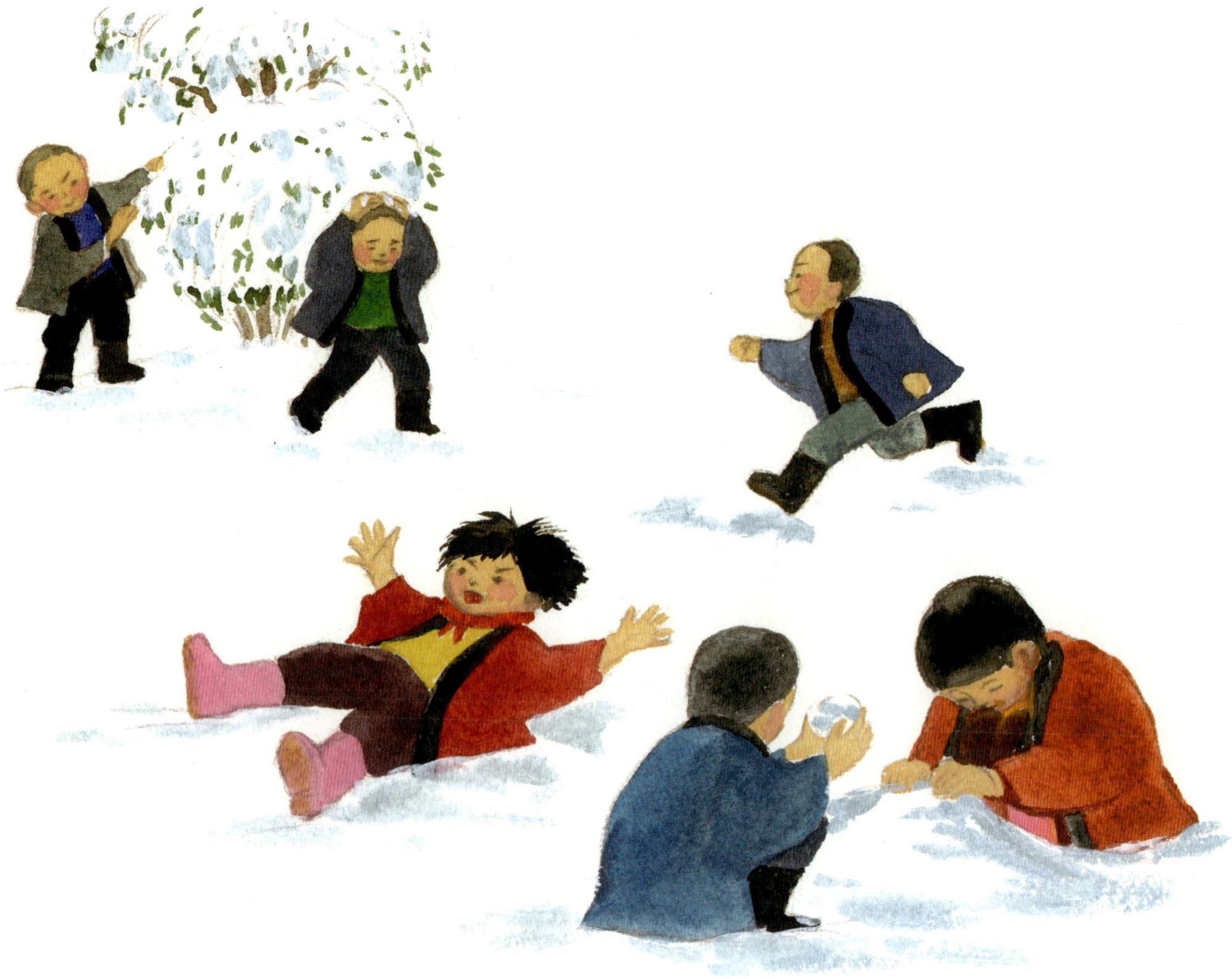

21 南の村に雪がふる

私がまだ小学校にあがる前だと思うが、雪がふったことがある。

雪などというものは見たこともなかったので、それはそれは珍しくて、村中の子どもたちははしゃぎ回って遊んだ。

どんなことをして遊ぶかも知らないので、ひたすら雪の上に寝転んだりしていた。

その頃の子どもたちは、冬になると綿《わた》入れの袢纏《はんてん》を着ていた。それも新品ではなく、古着を解《ほど》いて綿を詰め直して着ていた。

何故か、その頃の子どもたちは、寒くなるといつも鼻水を垂らしていて、袢纏の袖口《そでぐち》で拭《ふ》くものだから、コペコペに光っていた。頬《ほお》もこびりついた鼻水でひび割れていた。

今のようにいちいちティッシュで拭かないものだから。

それでも、風邪をひいて学級閉鎖なんてなかったなあ。

袢纏《はんてん》　江戸時代から町人、職人などが着る和服のジャケット。武士が着る羽織を簡素化したもの。袖口が狭いものを「筒袖《つつそで》」、広いものを「広袖《ひろそで》」というなど、さまざまな種類がある。防寒ジャケットとしては、裏表地の間に綿をいれ、「綿入れ」にした。

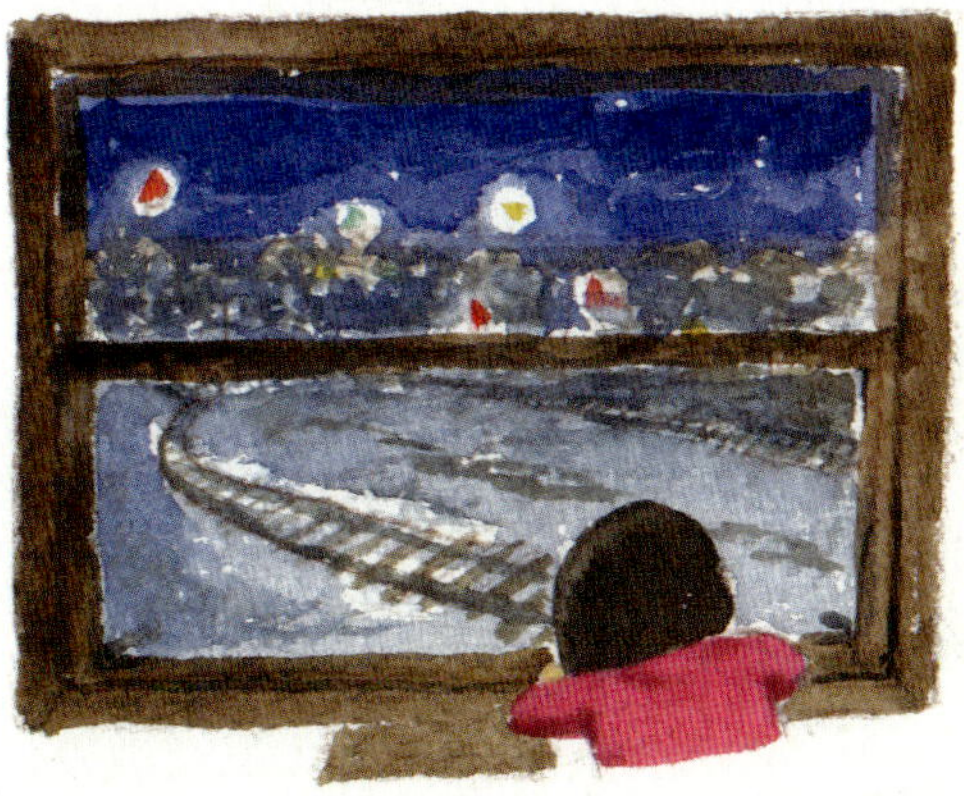

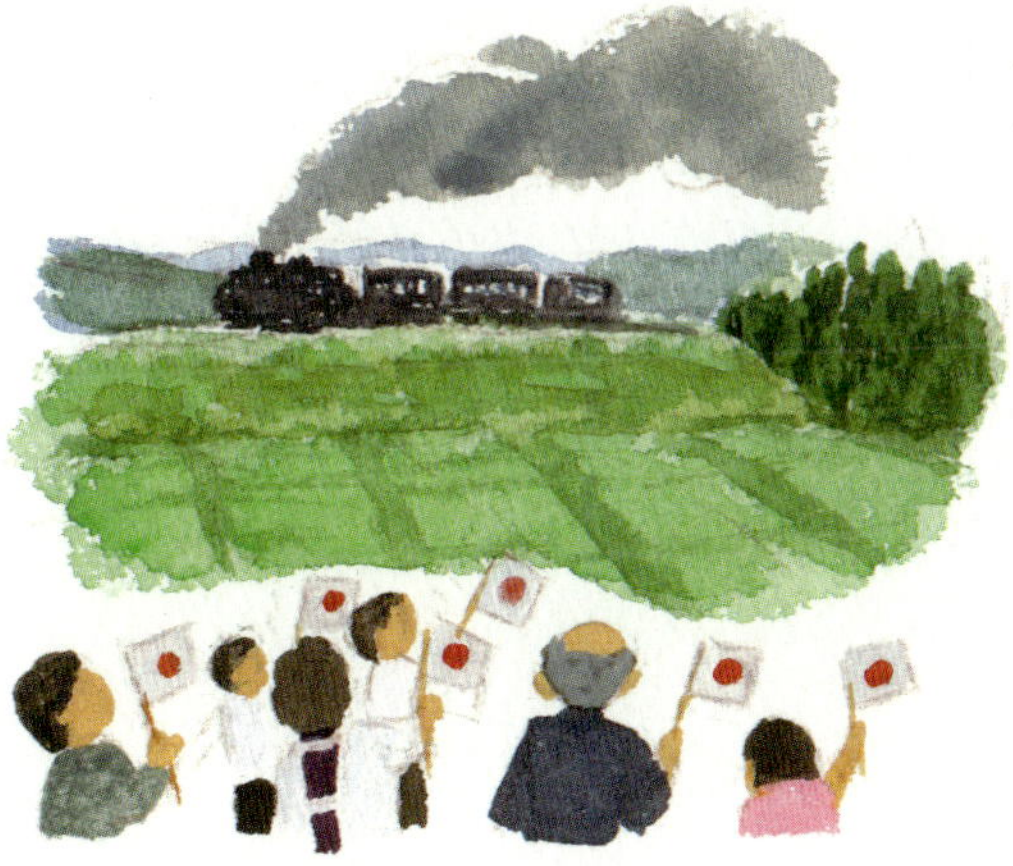

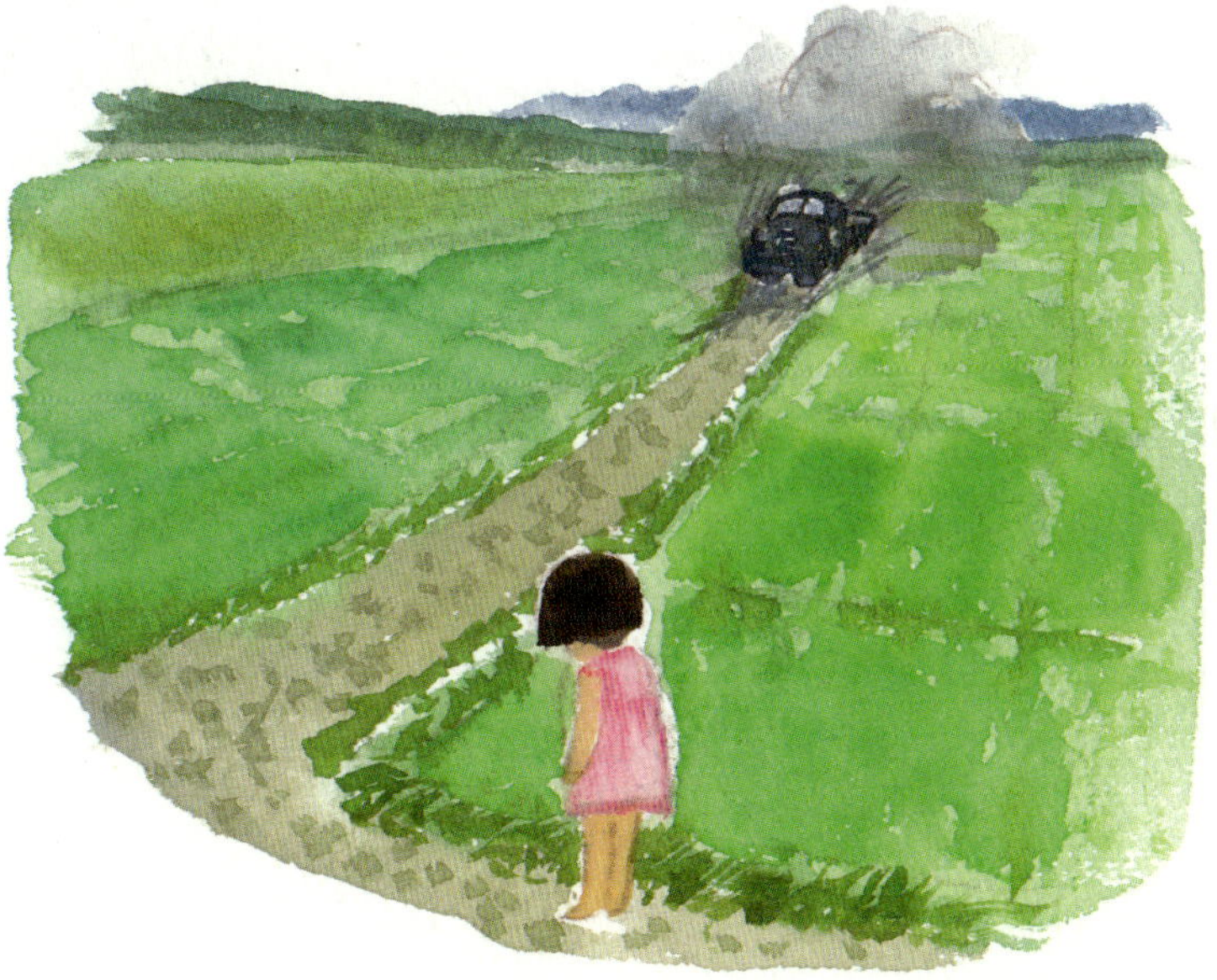

22 トラックが来た

田舎の道は舗装もしてなくて、がたがた道だった。荷車を引いていた馬や牛が、そのうちいなくなって、車というものが走るようになった。

私のところは、田舎の中の田舎だったので、他よりずいぶん遅れて車が走るようになったと思う。

怖《こわ》がりの私は、遠くに点のように見えるトラックが怖くて、ずーっと通り過ぎるのを待っていた。

その姿は、怪物が来たのかと思うほど大きくて怖かった。

そのうち鉄道が通るようになり、都城《みやこのじょう》まで汽車で行けるようになり、母の実家にときどき連れて行かれた。

夜になると、線路の誘導灯《ゆうどうとう》が赤や緑や黄色に光るのを、この世のものとは思えない不思議な光景として覚えている。

ああ、それなのに、鉄道は志布志《しぶし》止まりになり、あとは廃線《はいせん》になってしまった。今、一両しかない日南《にちなん》線は、いつまで走ってくれるのだろうか。

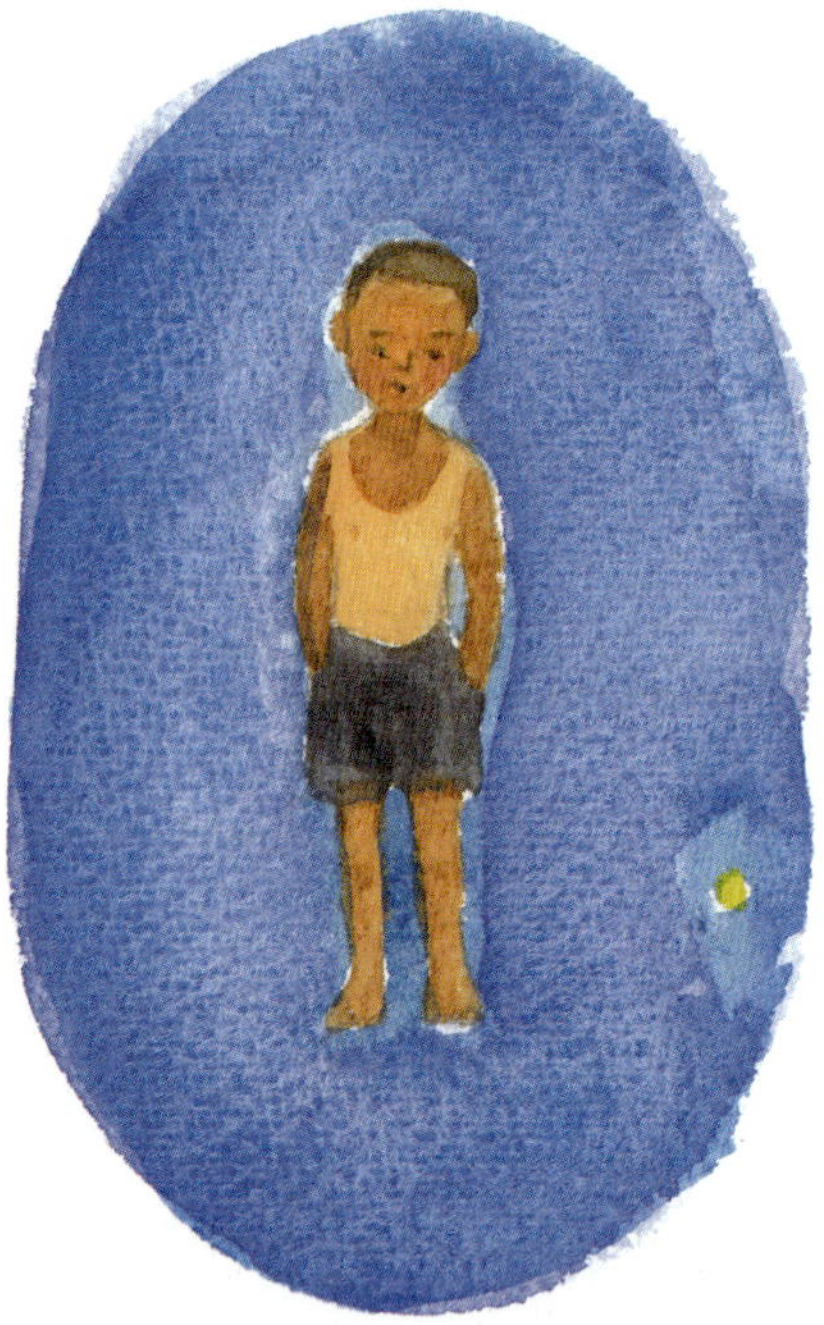

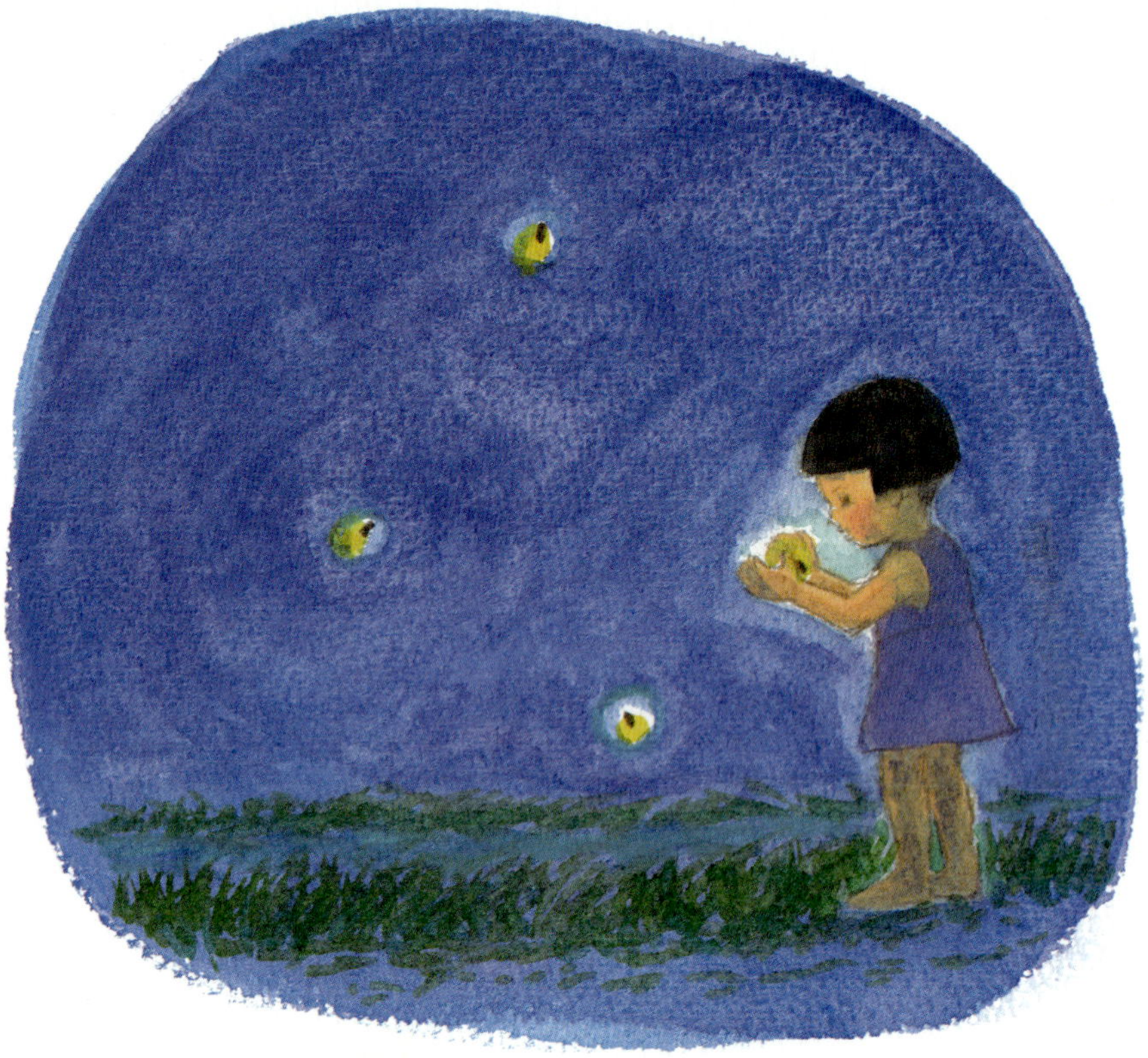

23
蛍《ほたる》

田んぼに農薬を撒《ま》くようになる前は、小川にはカワニナがいて、六月になると蛍が出てきた。
今のように蛍狩りとか風流なことはしなかった。当たり前の景色だったから。
そっと掌《てのひら》に囲って飛ばすのが遊びだった。

その頃の子どもたちは一日中外《そと》で遊んでいたので、真っ黒に日焼けしていた。男の子たちは、ランニングシャツのあとがそのまま残って、黄昏《たそがれ》の薄暗い中では、まるでシャツを着ているかのように、肌が白く浮かび上がっていたのを覚えている。

かわにな　川などに棲む巻貝の一種で、蛍の幼虫のエサになる。

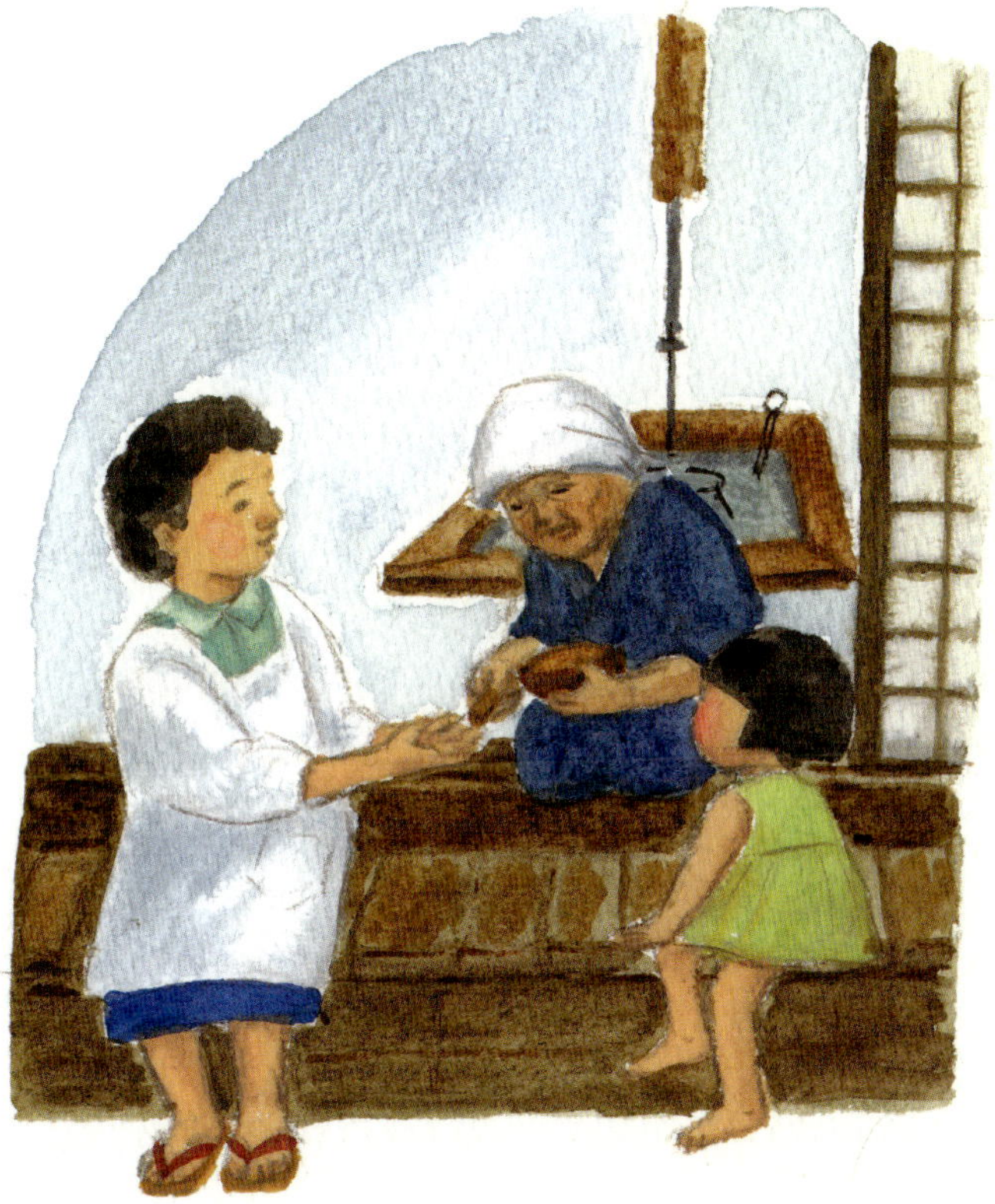

24 手皿《てざら》

どこの家でも客人が来たときは、接待するためにムカデノリを出した。それも、両手にそのままのせるのである。皿など使わずそのまま。

手に残った汁は、いちいちウェットティッシュで拭《ふ》くわけでなく、きれいに舐《な》めるのである。それでも腹もこわさなかった。

ムカデノリとは、海藻を煮て固めて味噌に漬けておいたものである。食感は、プルンプルンとしてこんにゃくのようなものである。家によってみんな味が違うのだ。隣りの家のは美味しかった。おばあちゃんの味噌が上手だったのだ。

むかでのり　日南海岸でとれる海藻（寒天の原料であるテングサの一種）でつくる。現在でもこの地方で食べられている。ところてんの食感。

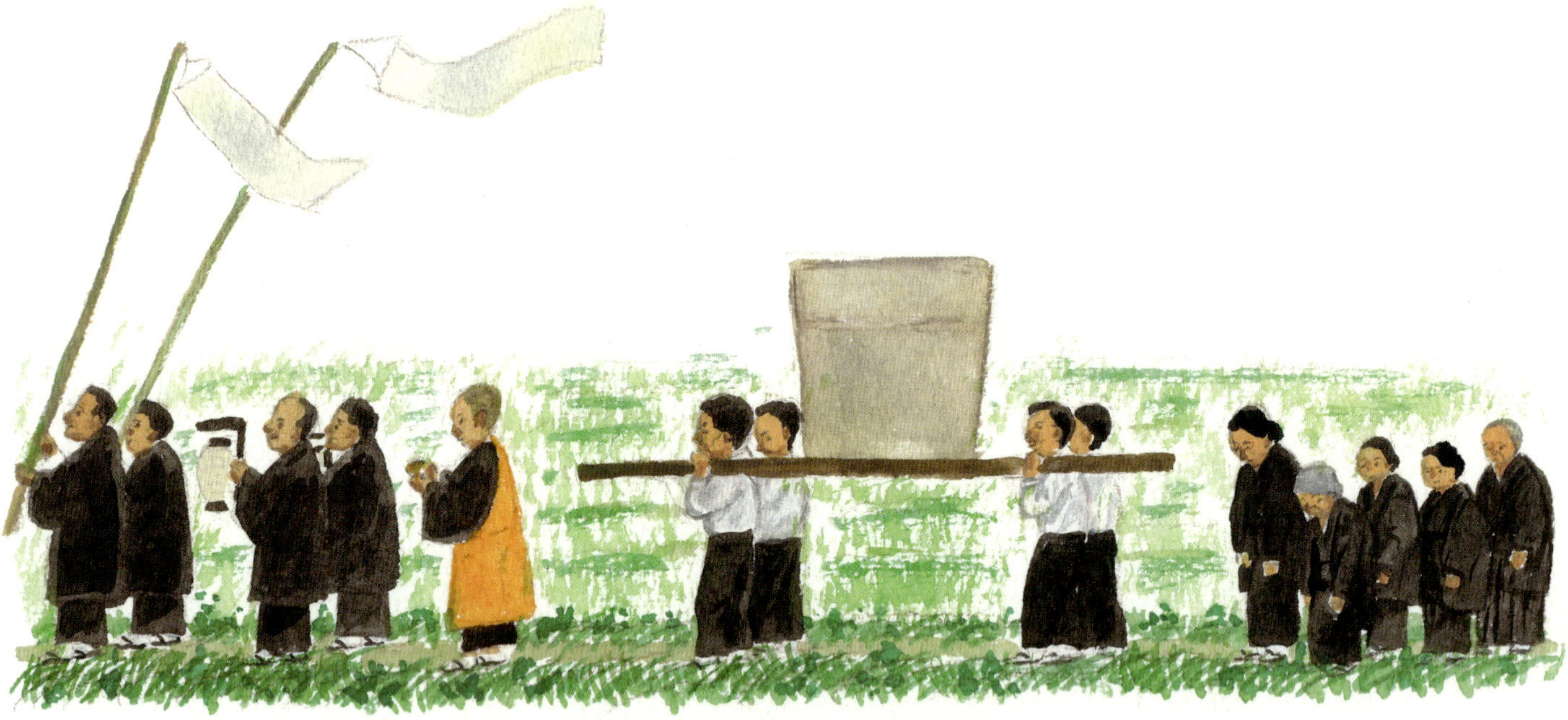

25 葬式

今のように、葬儀会社があるわけではない当時の田舎では、葬儀は村中《むらじゅう》総出の儀式だった。

戦後すぐの田舎では、今ほど葬儀は頻繁《ひんぱん》になかった。今のような高齢社会ではないから当然ではあるが。

まだ土葬《どそう》だったので、墓地に穴を掘り、棺桶《かんおけ》に入れて葬《ほうむ》ったのだ。火葬になったのはごく最近である。

私は直接知らないので、母の話だと思うが、村の男手が順番で棺桶を担ぐ習わしだったのに、不器用な父はうまく運べず、棺桶が転がり落ちたら困るので他の人に代わってもらったらしい。たぶん、母が気を利かせて隣の人に頼んだのだろう。そのことで不平をもらされたとか。姉の話では、父はそう悔しそうに話していたそうだ。もともと村の出身ではない父にとって、村の暮らしは厳しいものだったにちがいない。

土葬だった墓地はいつも湿っぽくて、夜になると人《ひと》魂《だま》が飛んで、十分に皆を怖がらせた。

第二章

食べ物

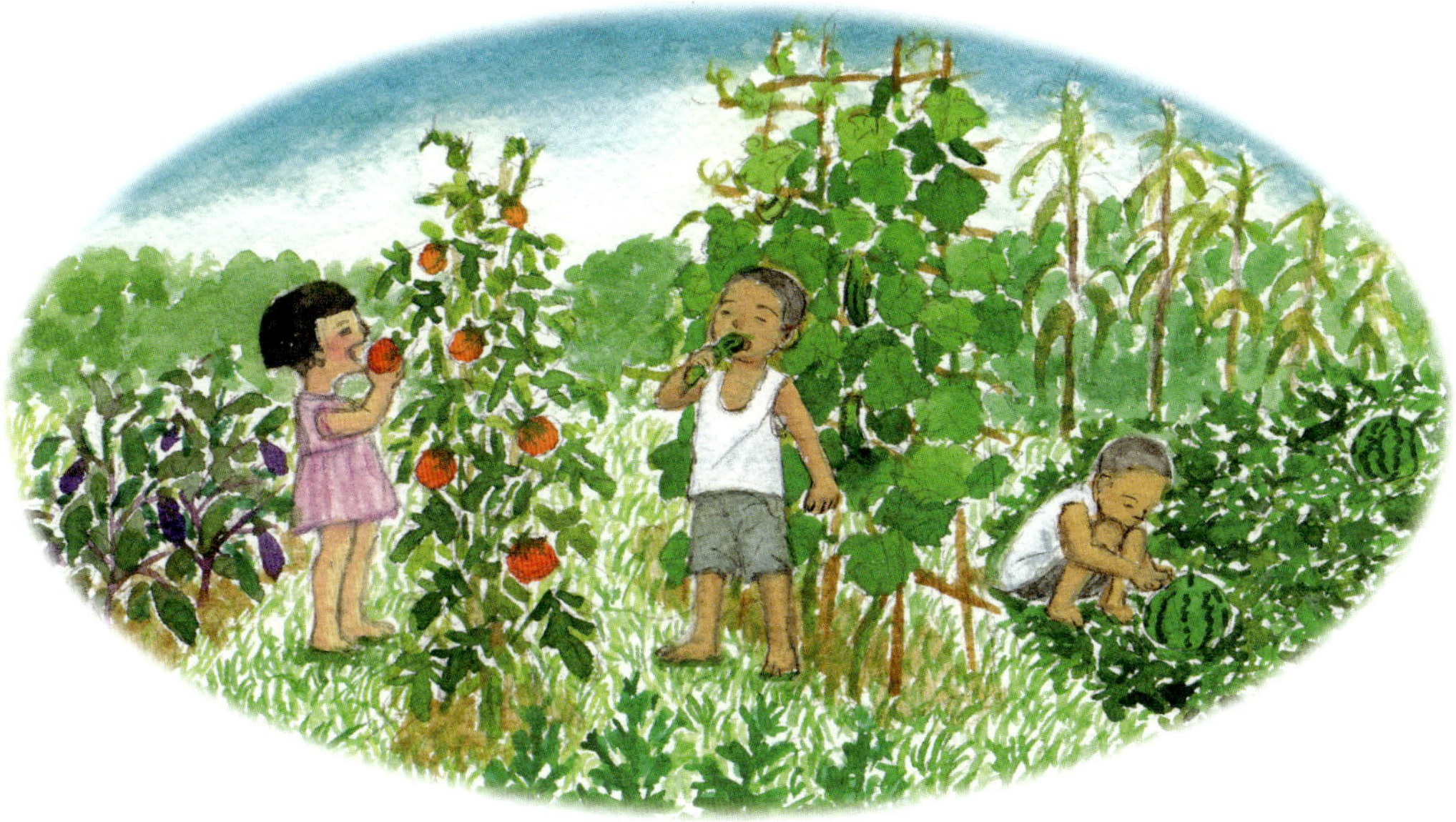

どこの家にも中庭に畑があって、
野菜が植えてあった。
おいしそうに実った実は、
子どもたちのかっこうのおやつになった。

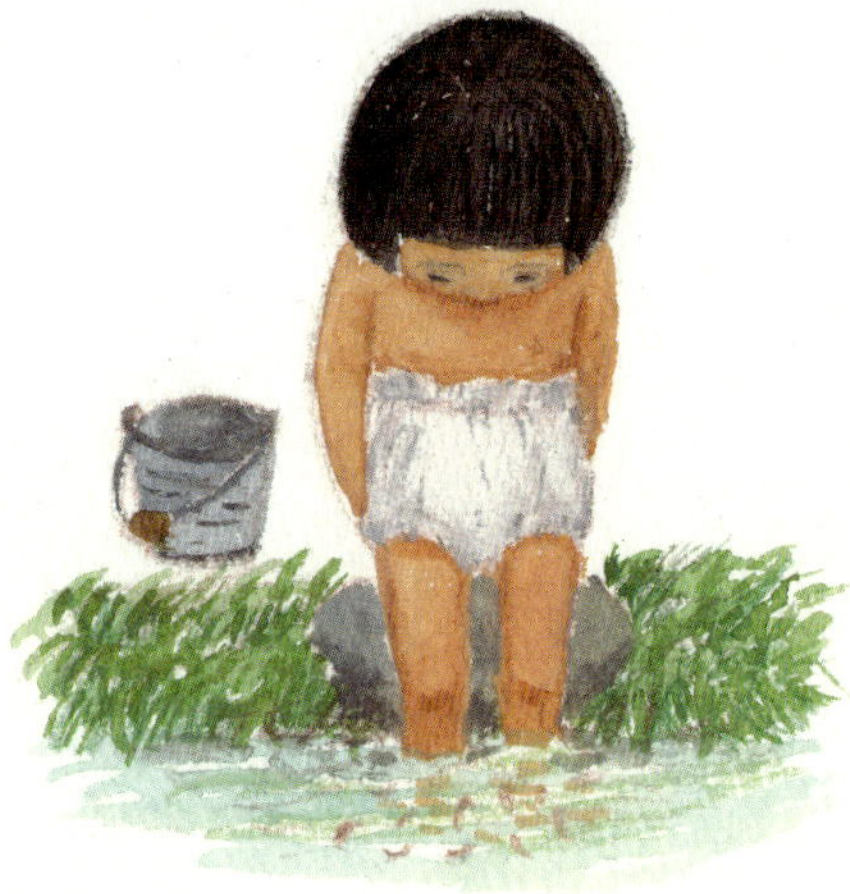

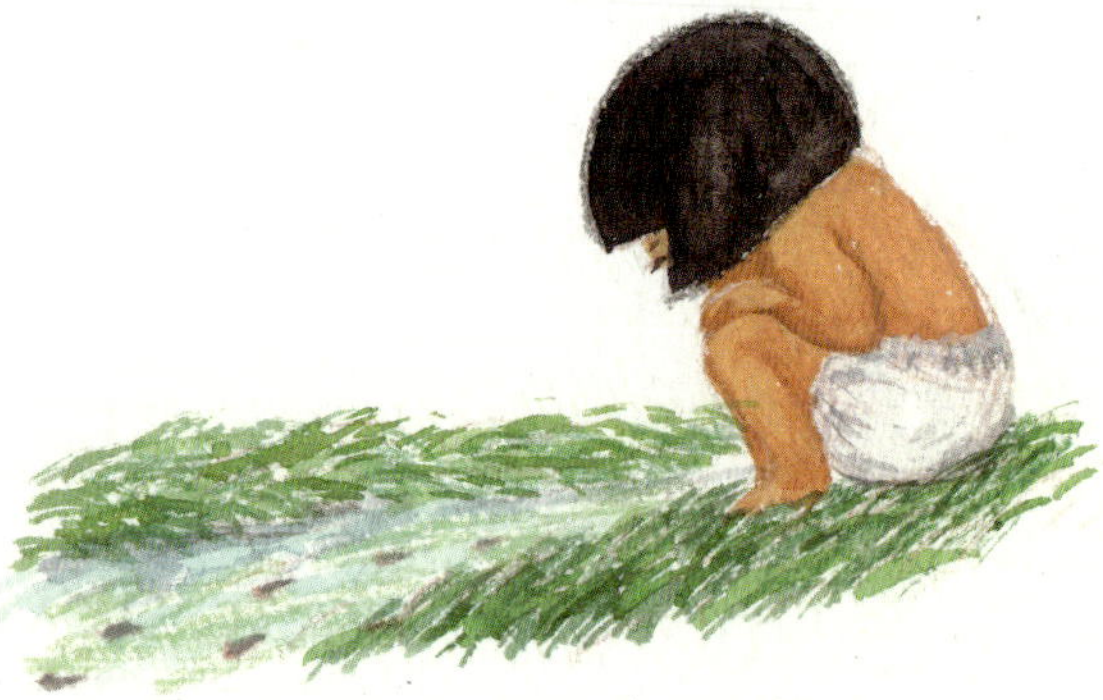

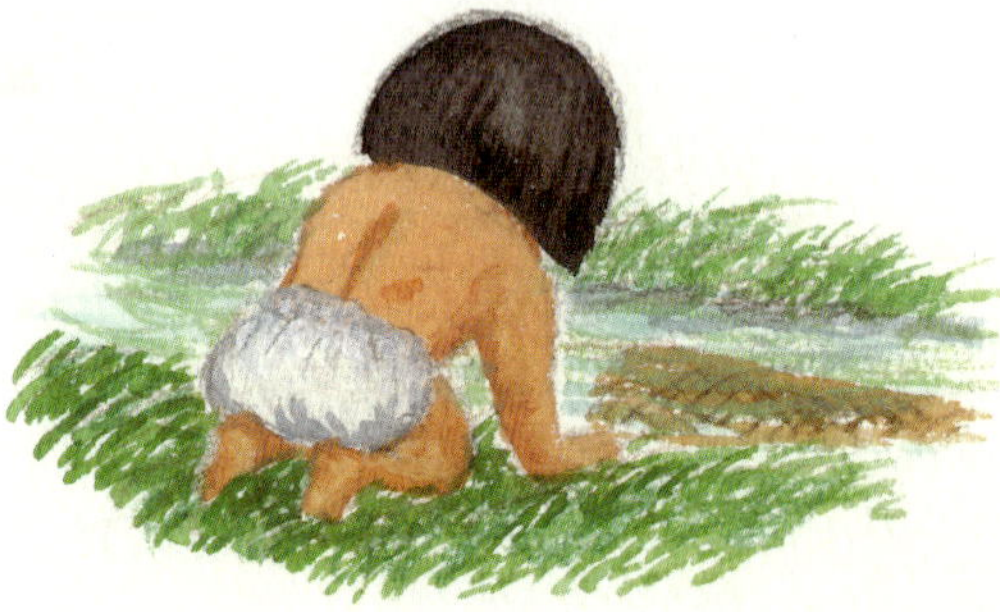

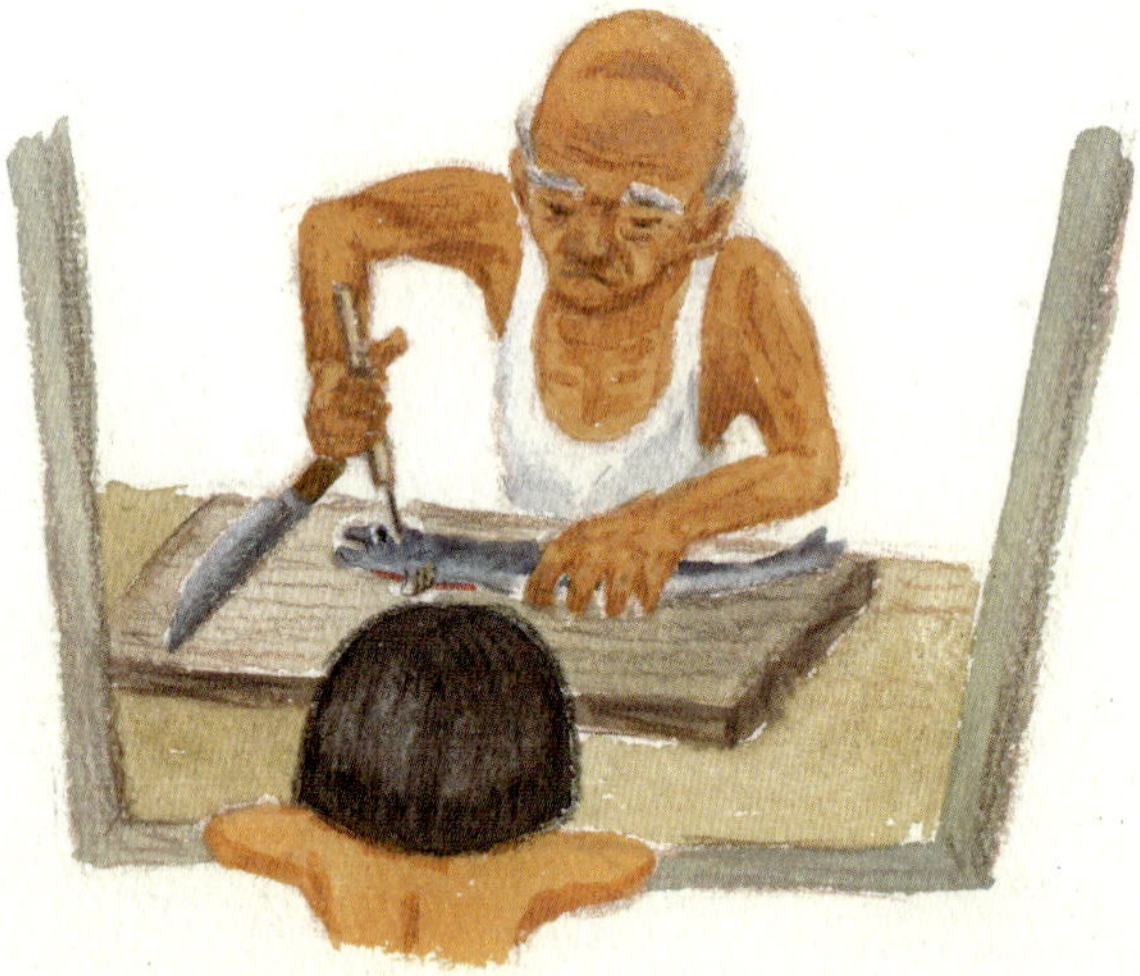

1　ウナギが食べられなくなったわけ

村の生活は、自給自足であった。

村の周《まわ》りを流れる小川には、海老《えび》や魚、ウナギやドジョウなどがたくさん棲《す》んでいた。

小川に水汲みに行くと、足の周りに小海老が集まってくすぐったかった。

それも昭和三十年になって、パラチオンなどの農薬を撒《ま》くようになって、絶滅してしまった。

隣のおじいさんが、魚籠《びく》に仕掛《しか》けたウナギをつかまえてきて、まな板の上で頭にキリを刺し、包丁でさーっと身を割《さ》くのを目の前で見ていた。

何でも好奇心いっぱいの子どもだったので、そのときは何とも思わなかったと思うが、大人になってみんながウナギ、ウナギと言っておいしそうに食べているのを見て、何だか食べられなくなった。

あのきれいな小川で楽しそうに泳いでいたウナギが、何だか可哀《かわい》そうな気がしたのかもしれない。

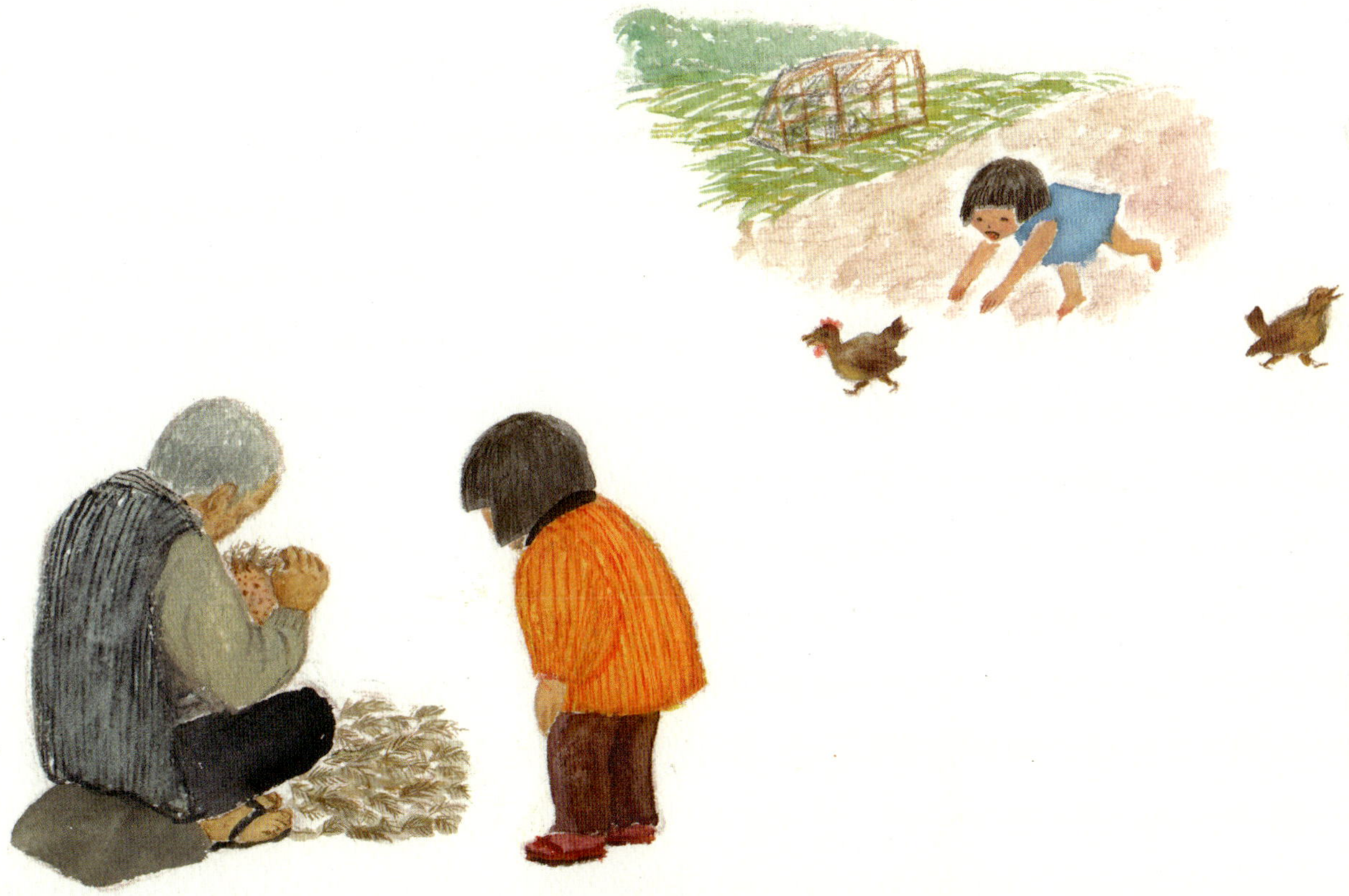

2 ご馳走はニワトリだ

村にはもちろん店はなかった。自給自足の生活は、単調な食事であったが、よその人が来たり、何かお祝い事があると、庭のニワトリが食卓に上った。

さっきまで元気よく庭で遊んでいたニワトリが、裏で密《ひそ》かに首を絞められ、羽を毟《むし》られて、ぐつぐつと鍋の中で煮られていた。美味しい鍋になって。

私は、羽を毟るところを見たことがあるが、それからどうやって鍋の中にいるのか、現場を目撃していないので、今でも鶏肉を食べることができるのかも知れない。

卵を採るために小屋を作って、ニワトリを五、六羽飼っていたことがある。エサはウサギの耳という雑草であった。米を脱穀《だっこく》したあとの粉などを混ぜてエサにするのが私の仕事だった。

台風が来て、小屋ごと吹っ飛んで、ニワトリもどこに行ったかわからなくなったこともあった。

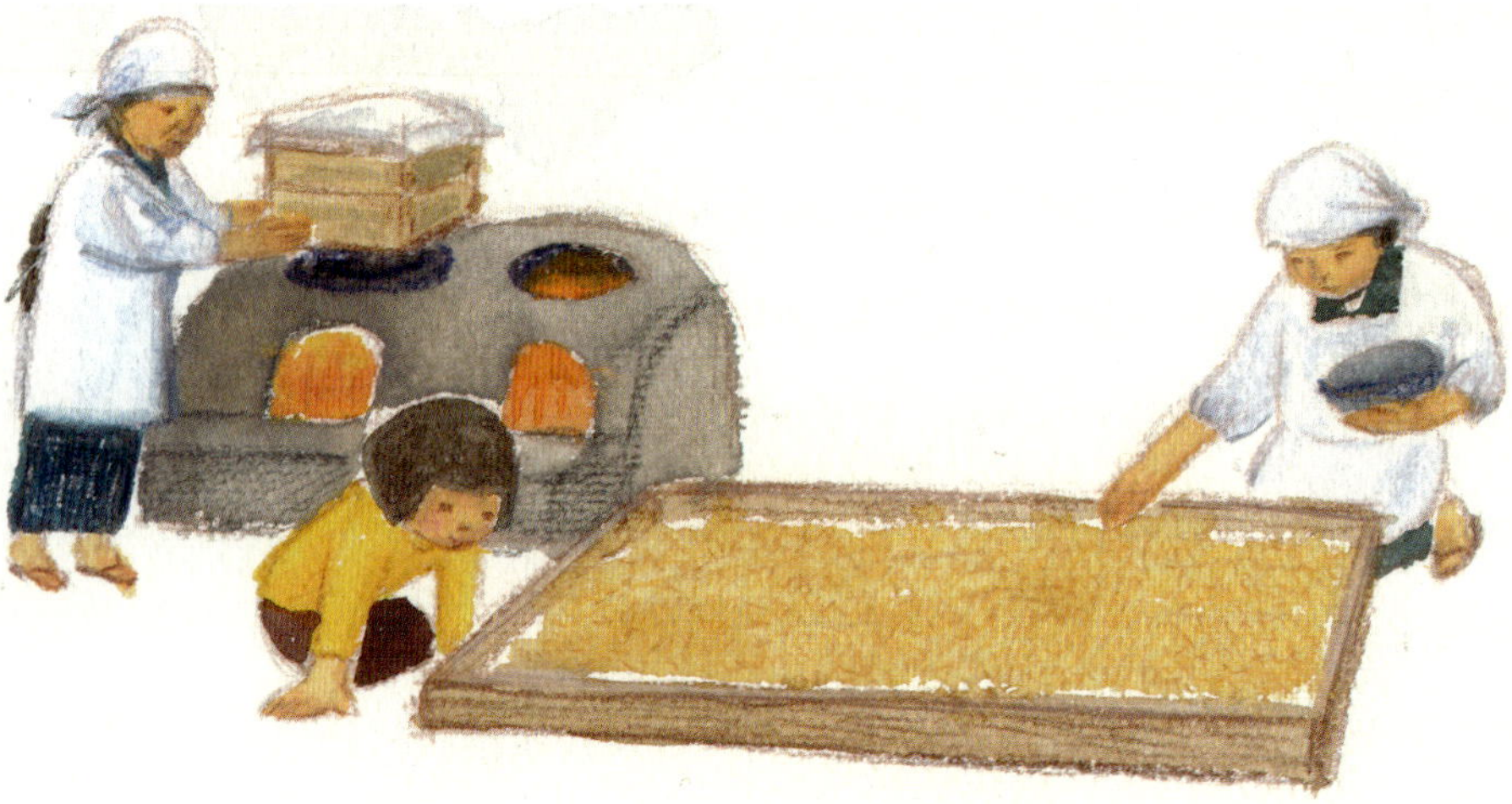

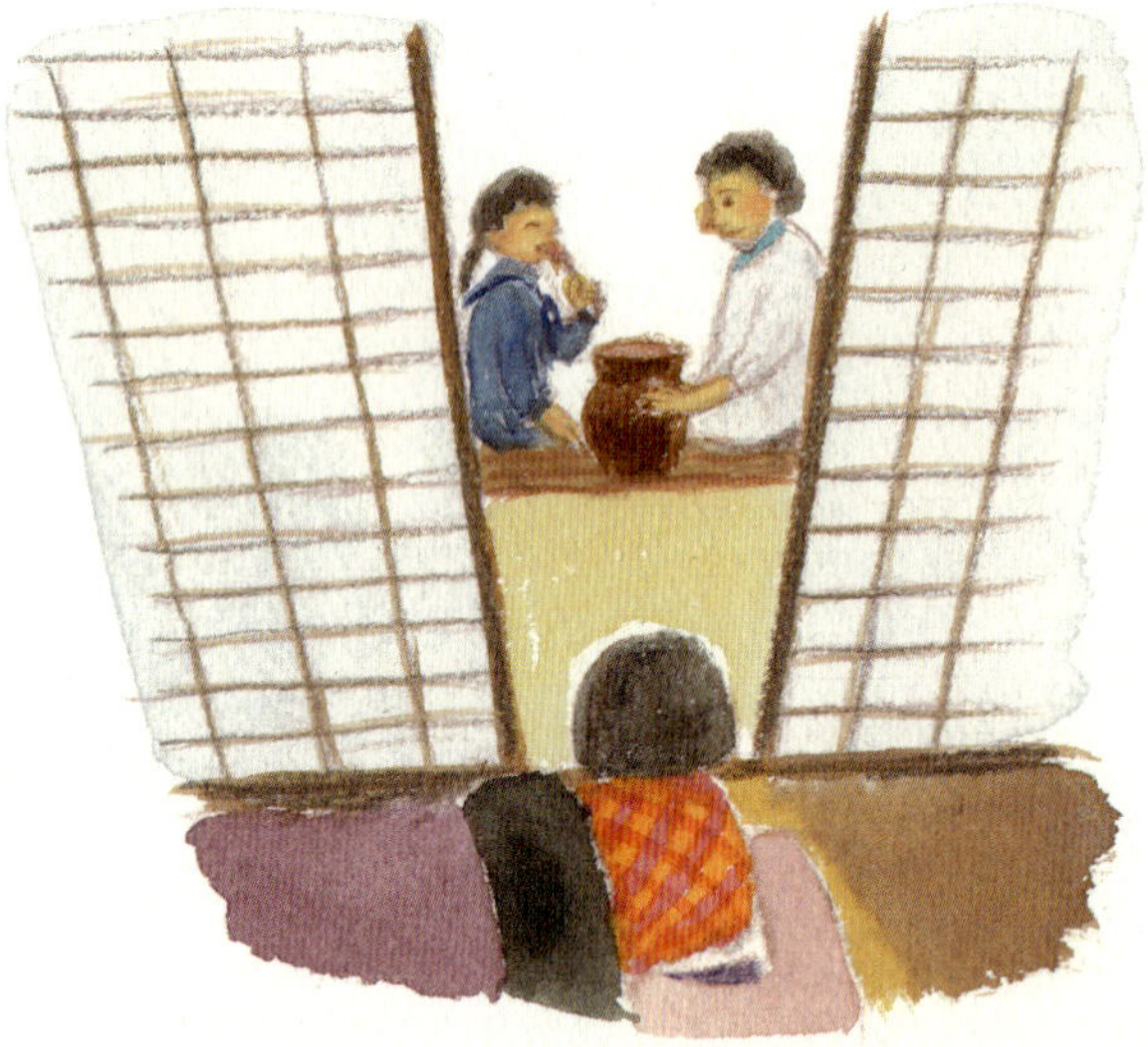

3 何でも手づくり

店なんてなかったので、自分たちの食べるものは、自分たちでつくるしかなかった。

味噌づくりは、一大事業であった。多分、麹《こうじ》を村のみんなで分け合ってつくったのだろう。麦を焚《た》いて、木製の大きな箱に広げ、麹をまぶして発酵《はっこう》させていたようだ。

家によっては醤油《しょうゆ》もつくっていたように覚えている。階段下の薄暗い所におかれ、密《ひそ》かに醗酵していく味噌の匂い。沢庵と味噌の匂いが、故郷の匂いだった。

水飴《あめ》もつくっていた。病気で寝ていた私が、気配を感じて障子を開けたら、母と姉が甕《かめ》を囲んで水飴をなめていた。なんだか一人だけ置いてきぼりをされたようなつまらない気がした。

売っている飴は、どこか違うところで、知らないおじさんが、手のひらにペッペッと唾《つば》をつけて、柱に水飴を投げつけて伸ばしてつくっているので、決して食べないようにと言われていた。

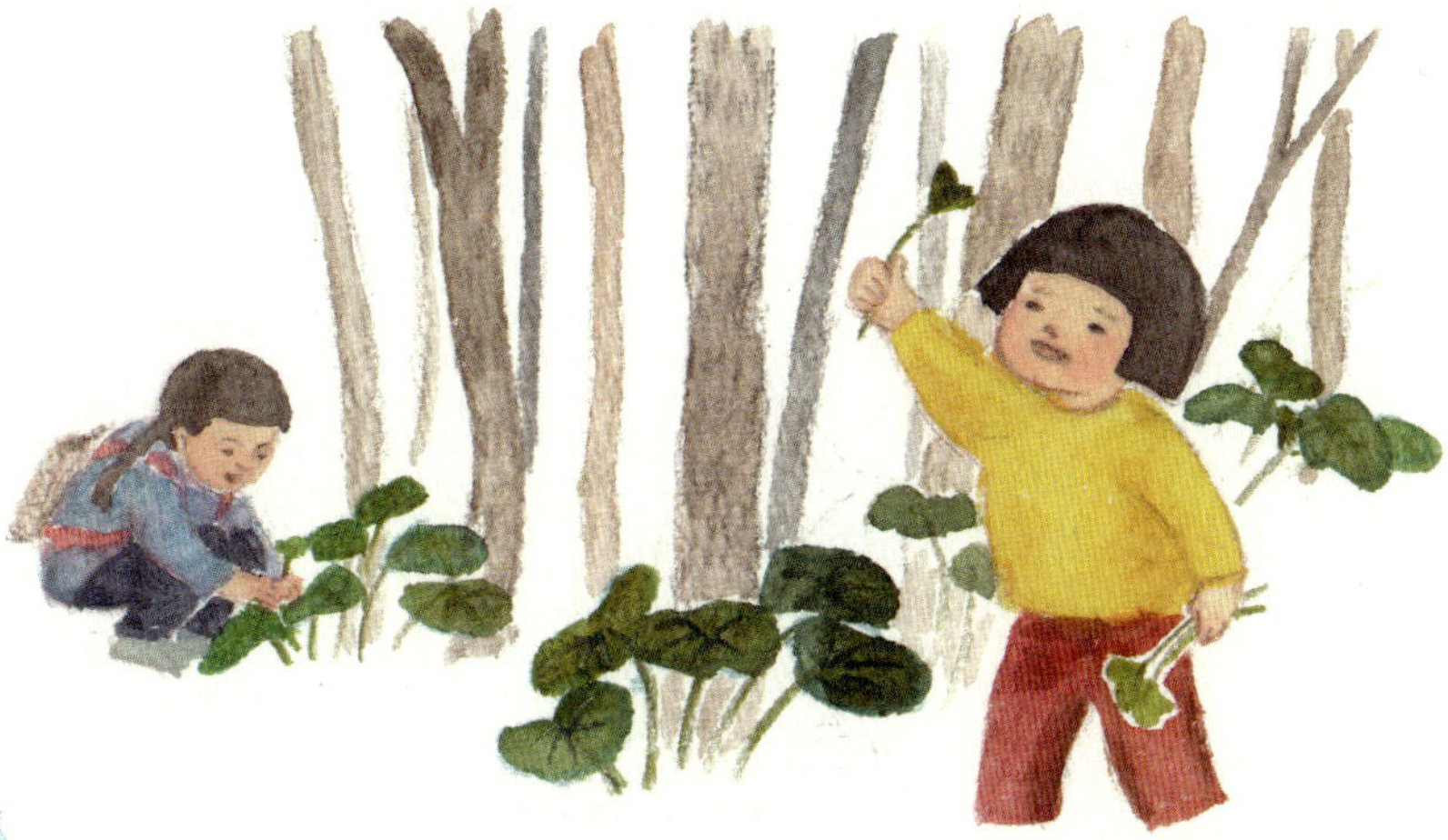

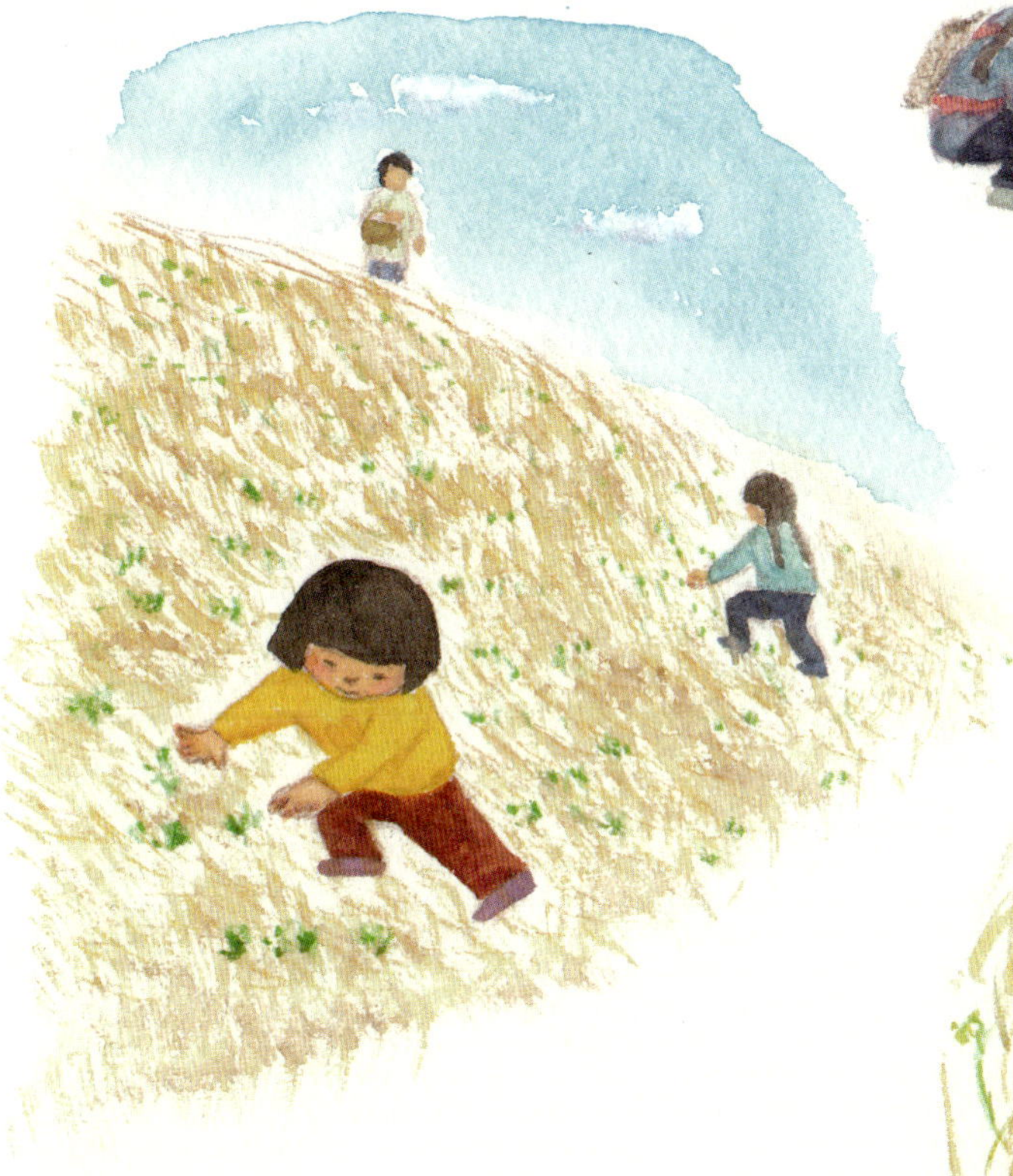

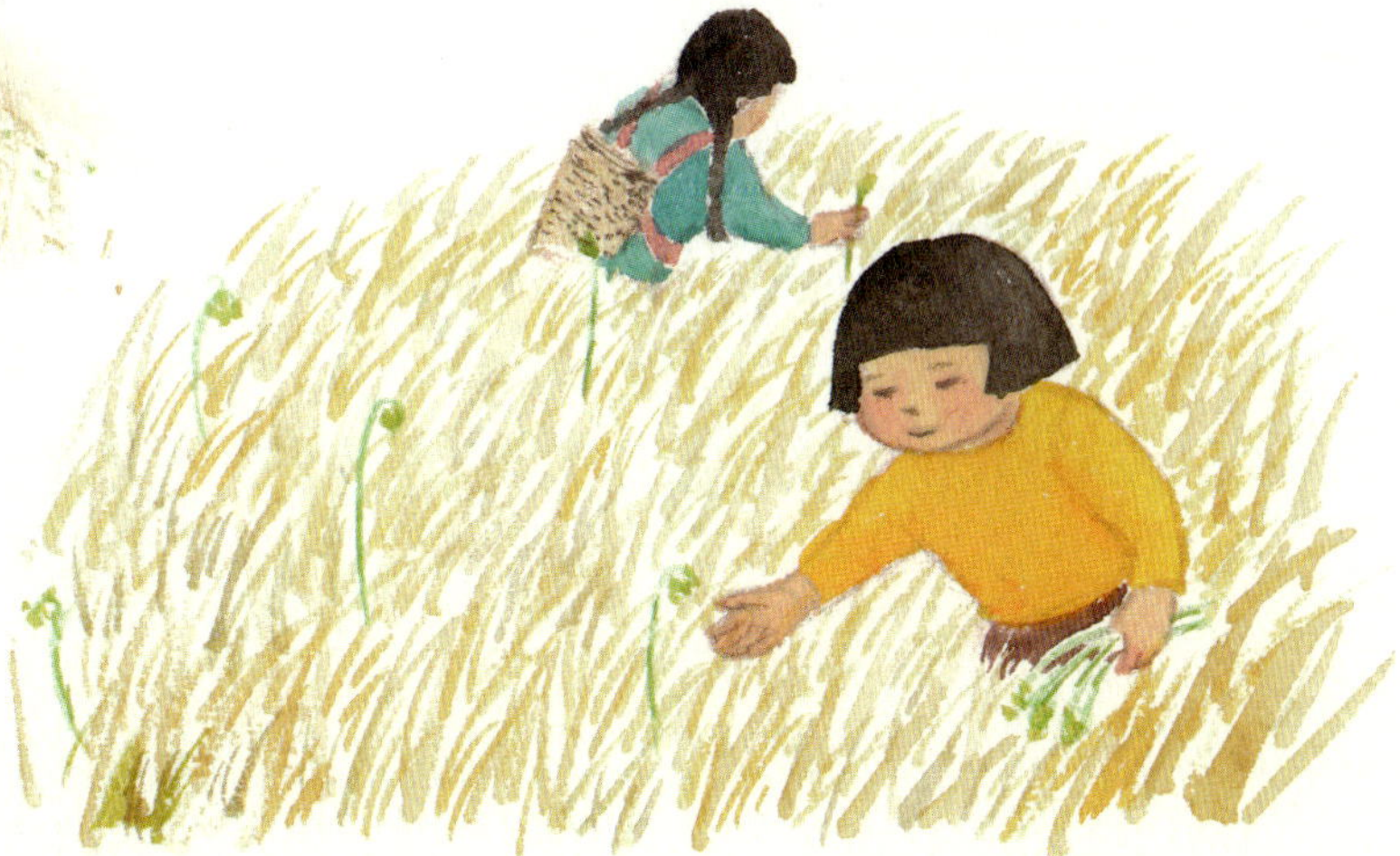

4　蕨《わらび》採《と》り　蕗《ふき》採《と》り　蓬《よもぎ》採《と》り

春になると若草が萌《も》え、野に出ることが増えた。山に蕨《わらび》採りに行くのがみんなの仕事だった。

その頃は、イノシシもいたので、出合わないように祈るばかりだった。

枯草の中から蕨を見つける快感は、古代人の遺伝子のなせる業《わざ》か。「つわ」という山蕗《やまぶき》も採りに行った。灰汁《あく》が強いので、帰るとすぐに処理しないといけない。手を真っ黒にして、大人も子どもも剥《む》くのに大変だった。

食べるより、採るのが楽しかった。

草餅《くさもち》はご馳走だった。土手に行って柔らかい蓬《よもぎ》の新《しん》芽《め》を採り、炊《た》いたもち米にまぜて草餅をつくり、あんこを入れて食べるのが最高の贅沢《ぜいたく》だった。

あの春の味は、今でも忘れられない。

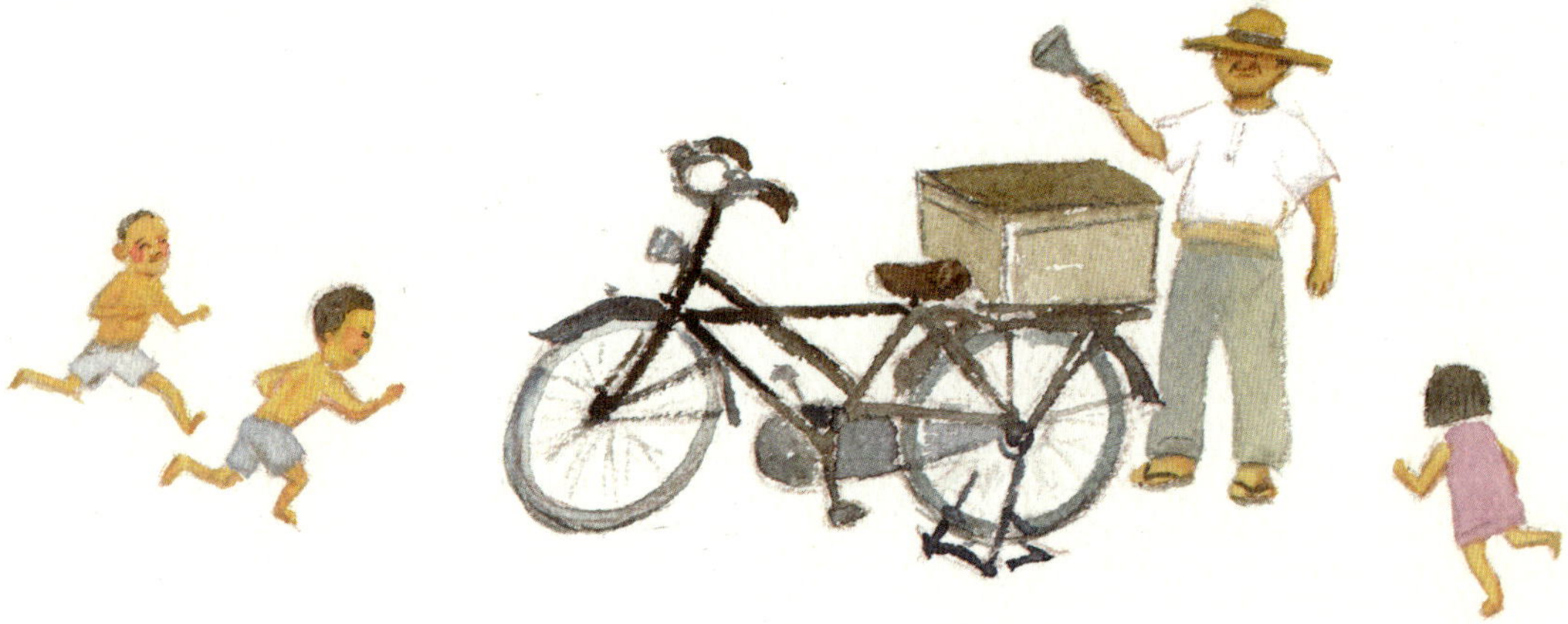

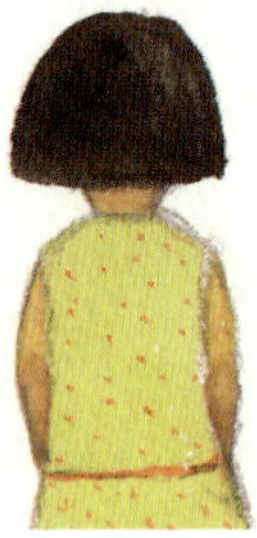

5 アイスキャンディ

夏になると、ときどきアイスキャンディ売りがきた。自転車の荷台に箱を乗せていた。

私の母は、不衛生だからと食べさせてくれなかった。近所の子が、嬉《うれ》しそうにほおばっているのを遠くから見ているだけだった。

私は、幼いころ赤痢《せきり》にかかったらしく、特にお腹に悪いものには気を付けていたからかもしれない。

ときどきは、可哀《かわい》そうだと思ったのか食べさせてもらったこともある。とても冷たくておいしかった。（冷蔵庫は無かったので、冷たいものは何もなかった）

隣のうちの人が、三ツ矢サイダーの販売員になったこともある。今でいうところのチェーン店かな？飲んだこともない味で感激したことを覚えている。

初恋の味カルピスもそのころ田舎に入ってきた。

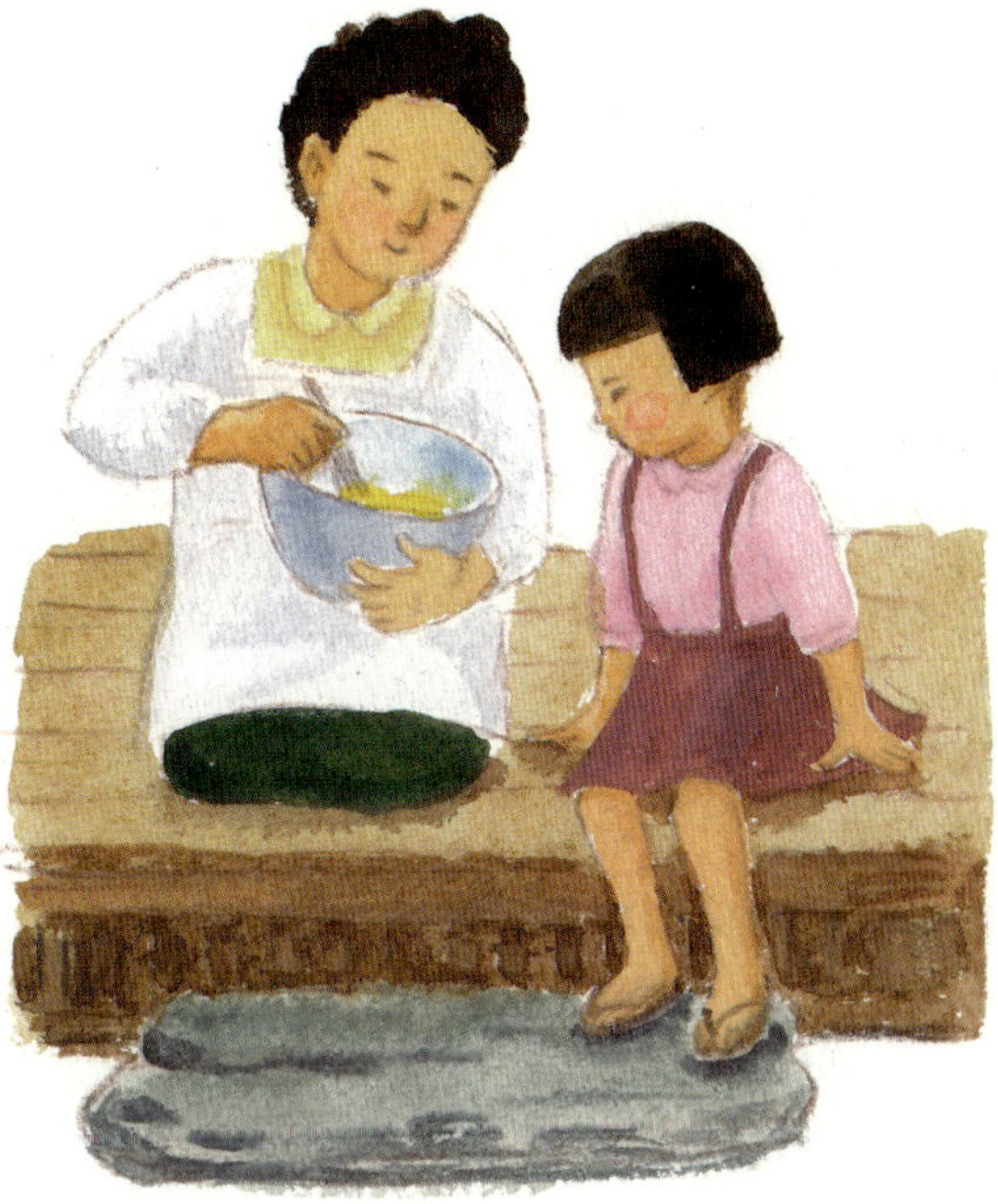

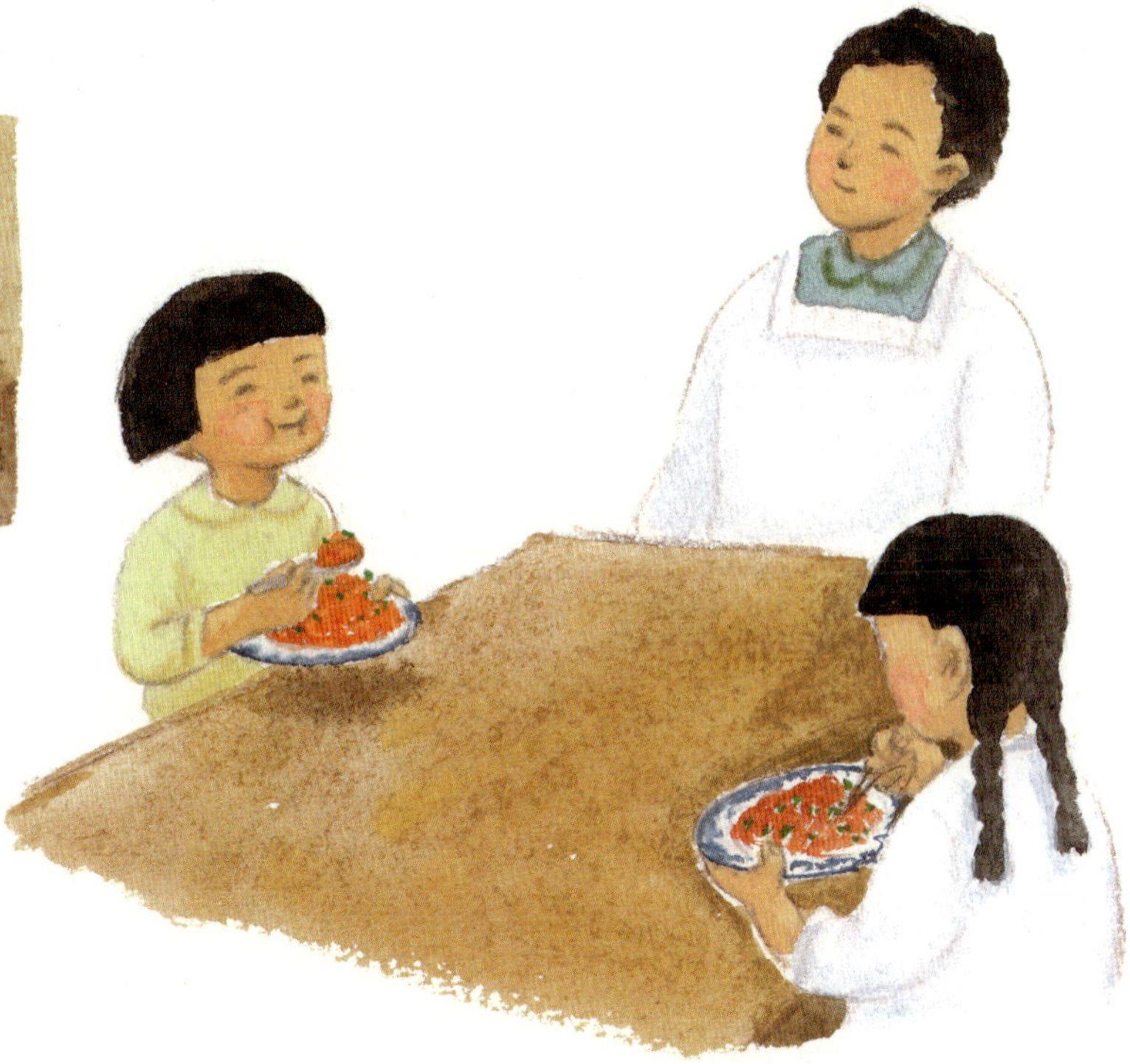

6 マヨネーズ

母は女子大の家政学科出だったので、田舎料理とは違うものを食べさせてくれた。

誕生日が五月だった私のために、いつも畑で摘《つ》んできたグリンピースの入ったチキンライスをつくってくれた。

トマトケチャップはどうやって手に入れたのだろうか。

今でも誕生日になると思い出す。

マヨネーズは自分の家でつくった。ボールに黄身と油を入れてひたすら一方向にかき回すのだ。横で私はそれをジーっと見ていた。酢を加えて味を調えるとふわふわのマヨネーズができ上がる。

今でもあれが本当のマヨネーズだと思う。

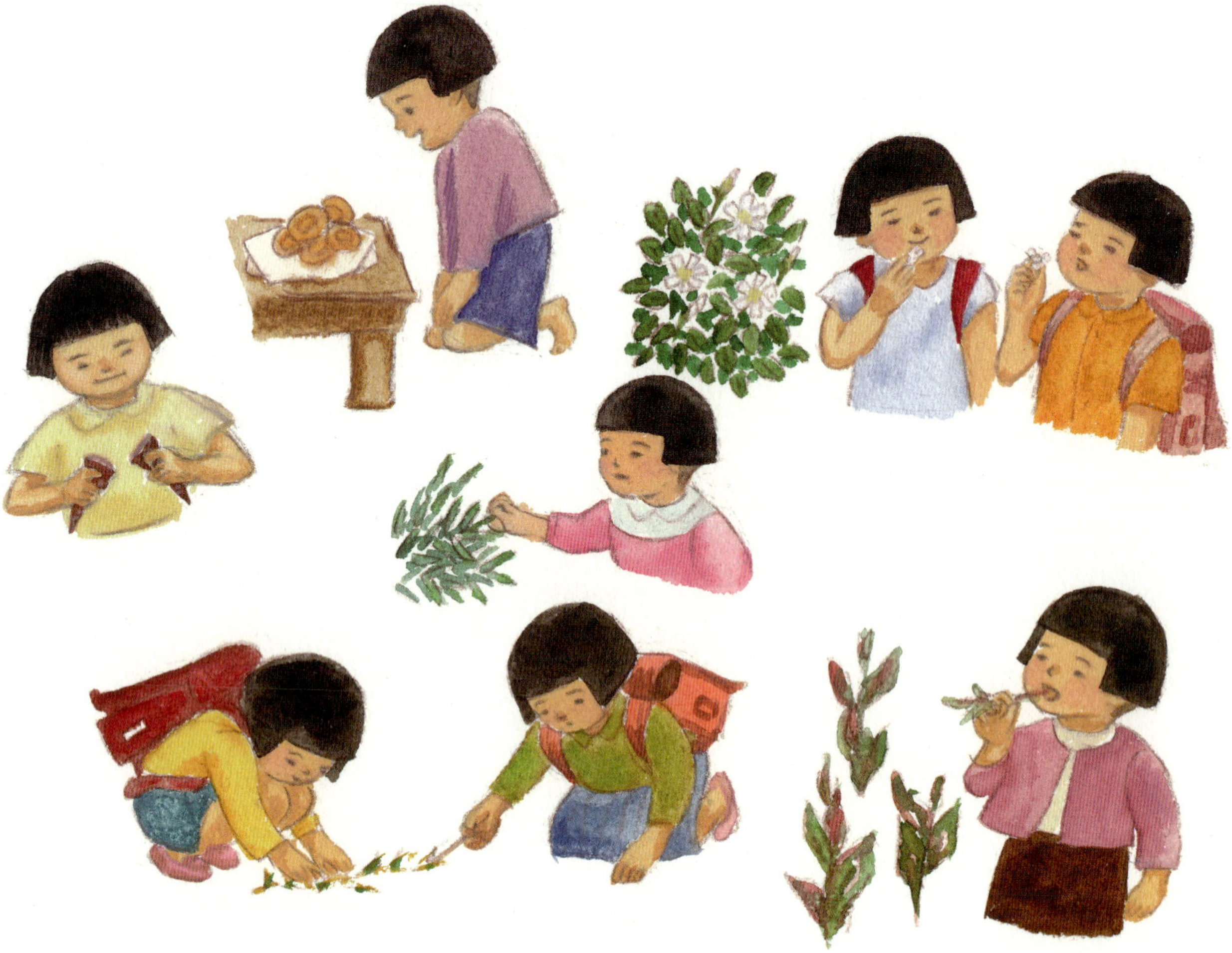

7 おやつ

おやつというような上等なものは何もなかった。春になると土手のすかんぽを齧《かじ》った。酸っぱかった。

竹の新芽《しんめ》が出る頃は一番の新芽を採《と》って食べた。ふわふわの食感で美味しかった。（パンダか！）

また、草の根っこを取って食べた。ウドのようなものか。もちろんくちなしの花びらも。

秋になるとサツマイモ（唐芋《からいも》と言った。ご当地では）を生で齧った。甘い汁が出て美味しいのだ。

店が近くにないのだから、仕方ない。

ときどき母のつくってくれたドーナツはこの世のものとも思えないほどおいしかった。

そのうち魚肉ソーセージが出回るようになり、ご馳走になった。

すかんぽ　たで科の植物で、成長が早く、2メートルになるものもある。茎は中空で節があり、柔らかい茎は食べられるが酸味が強い。山菜として煮て食べるほか、民間薬として、下剤、利尿剤などに使われた。

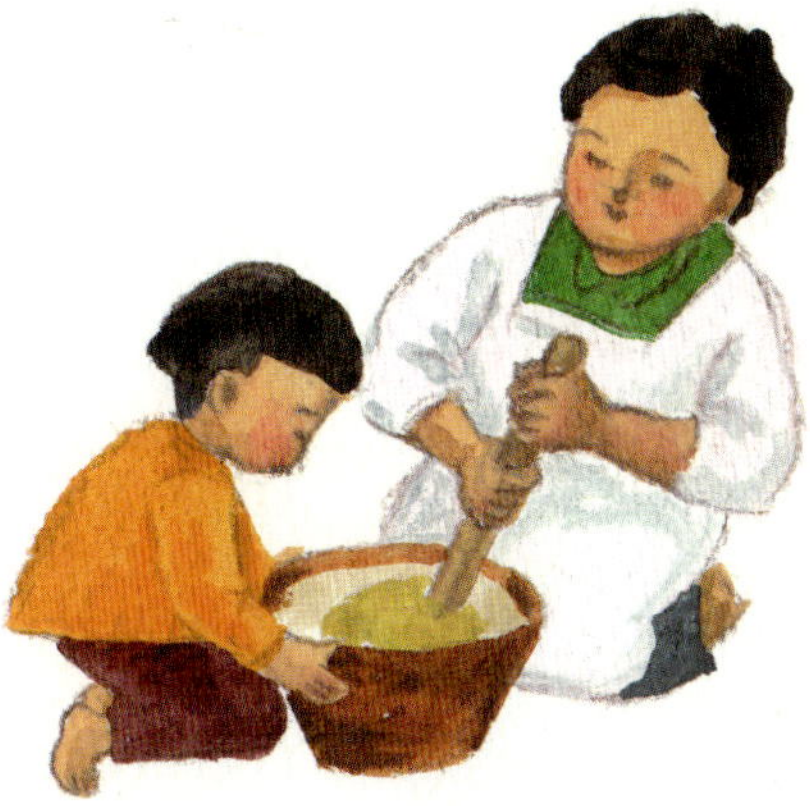

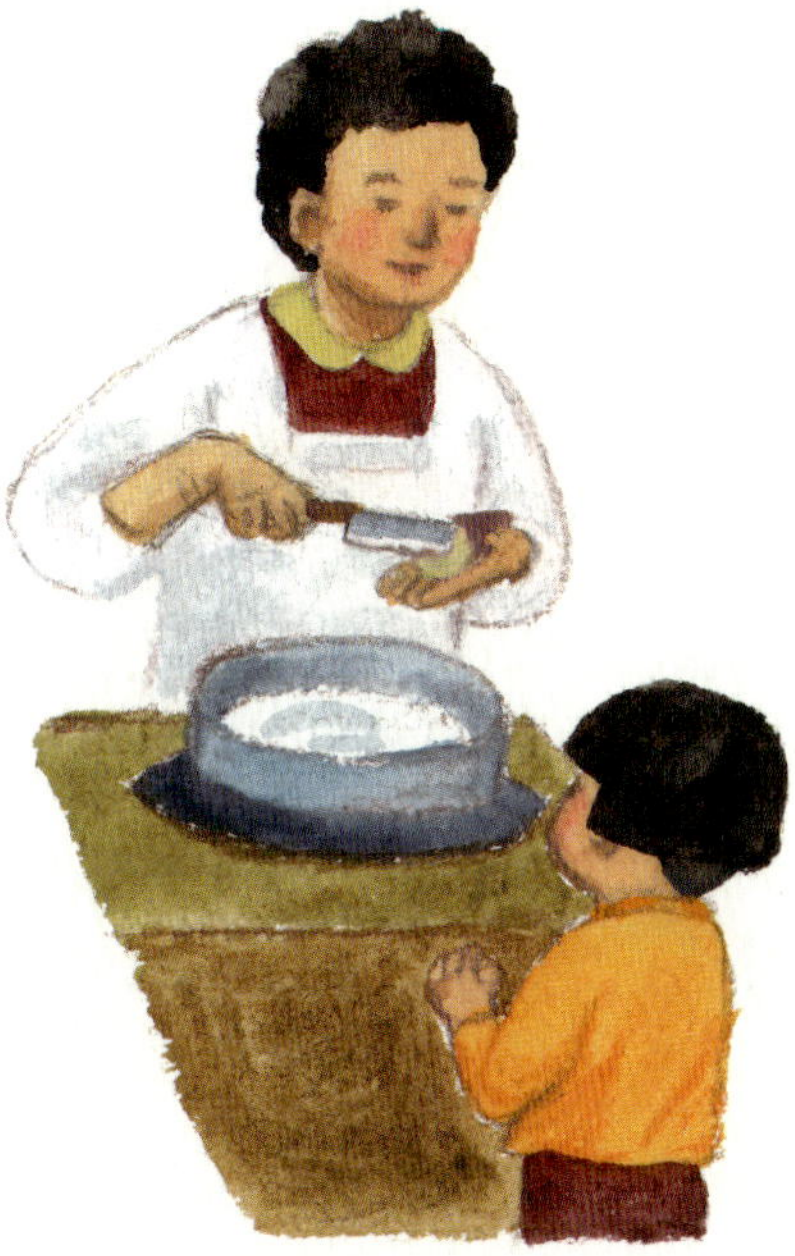

8 テッチョンキリ

　私の造語である。サツマイモがたくさん採れる頃になると、いろいろ手を変え、品をかえて食卓に並んだ。今のように、スーパーに行けばあらゆる食品が手に入る時代とは異なっていたので。

　台所で夕飯の支度をする母のそばで、米をとぎ、サツマイモを手で切って、おかまに入れ、芋ご飯にする様子を見ていた。それがとてもリズミカルで、「テッチョンキリ」と聞こえた。

　声に出して「テッチョンキリ　テッチョンキリ」と言うと、母も楽しそうに芋を切っていった。それから芋ご飯は「テッチョンキリ」になった。

　また、お正月の餅が余ると、水で煮て、蒸したサツマイモといっしょにすりこ木でつぶして、「ネッタクリ」をつくった（ネッタクリも私の造語である）。砂糖と黄な粉をつけて食べた。

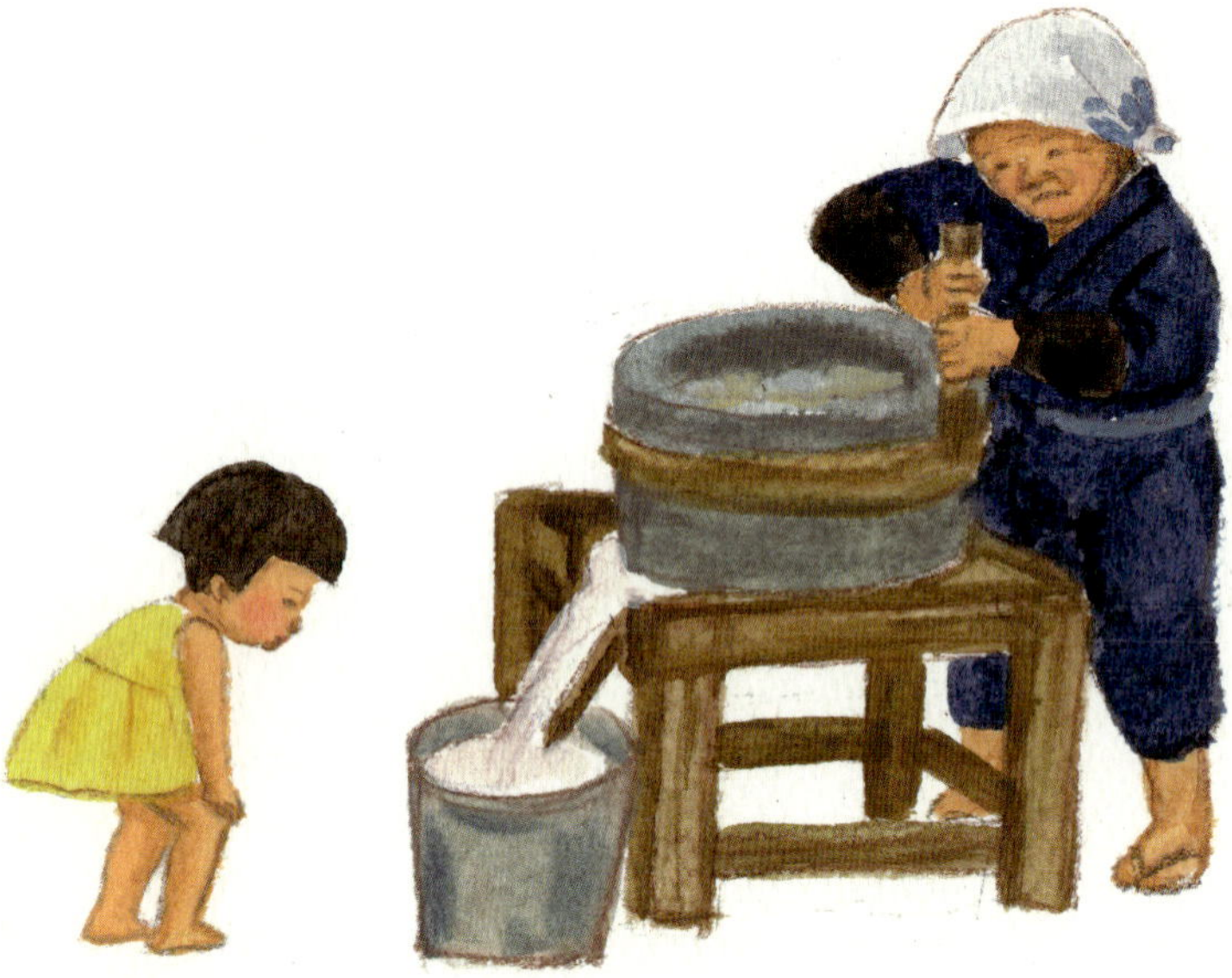

9 豆腐づくり

隣りの家では大豆ができると豆腐づくりをした。私の家では行商《ぎょうしょう》の豆腐屋さんから買っていたが。

大きな納屋《なや》のような台所に石臼《いしうす》があって、煮た大豆を入れて、ゴロゴロ回すのだ。すると、白いドロドロの汁が落ちて来て溜《た》まる。それを鍋に海水といっしょに入れて固めるのである。

なかなかの力仕事であるが、おばあさんが黙々と石臼を動かしているのを見ていた。何かつくるところを見ているのは楽しかった。

それを木枠《きわく》に入れて固《かた》め、水に晒《さら》すとでき上がり。でき立ての豆腐は、ふわふわとしていてしっかり固まっておりとてもおいしかった。

その頃、行商に来ていたおばさんは、戦争未亡人だと聞いていた。子どもを養うために、この仕事をしていたそうだ。

第三章

父のこと

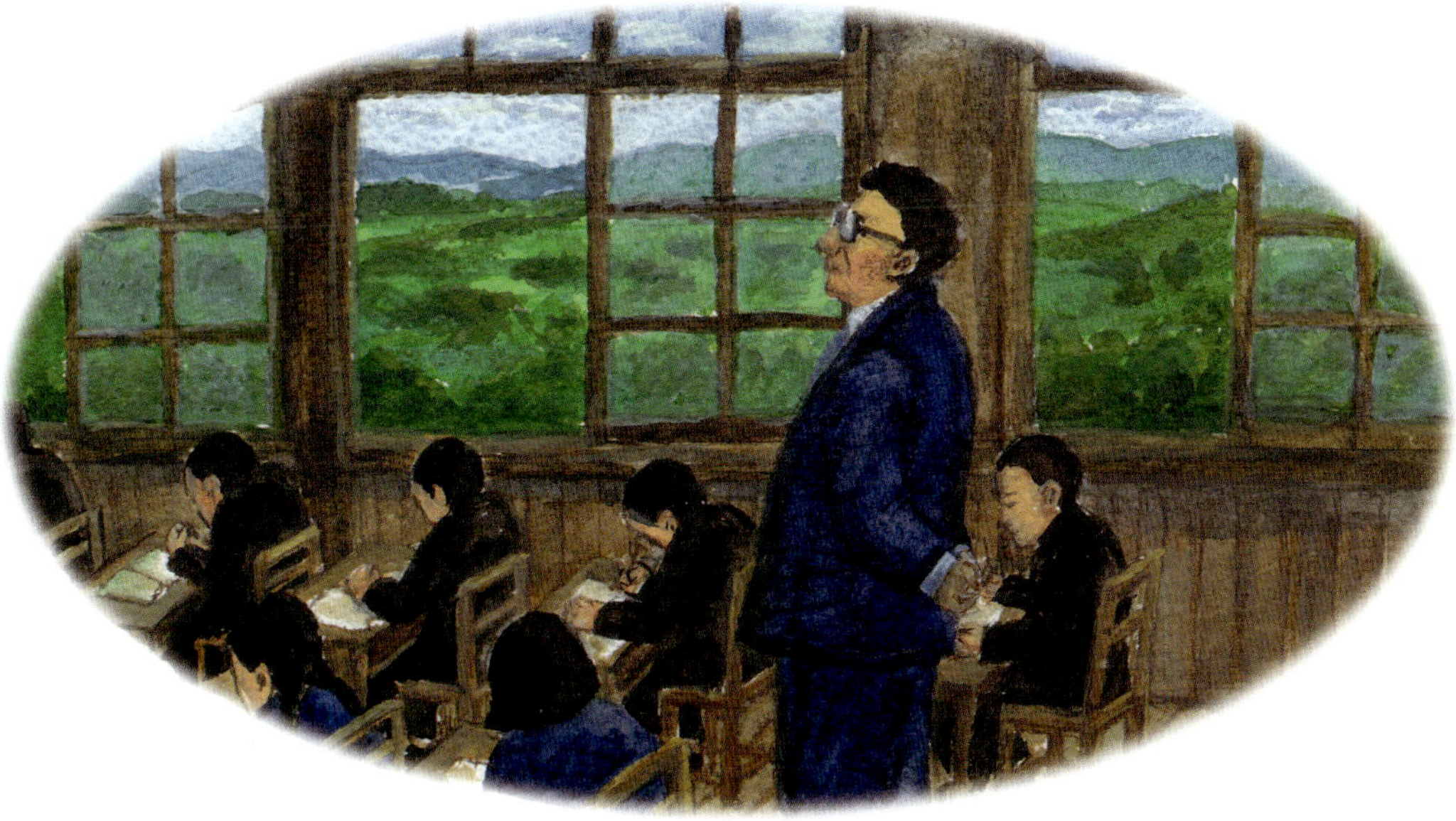

父は高校教師をしていた。
戦前は、東京で官庁に勤めたりしていたそうだ。
戦争にかり出されてつらい目にあったようで、
戦後、東京に行こうとはしなかった。
詩人・高見順とは、水戸高校で同期だったそうで、
文学への憧れがずっとあったように思う。
道で会っても、家族に気づかないような、
どこか風変わりな人だった。

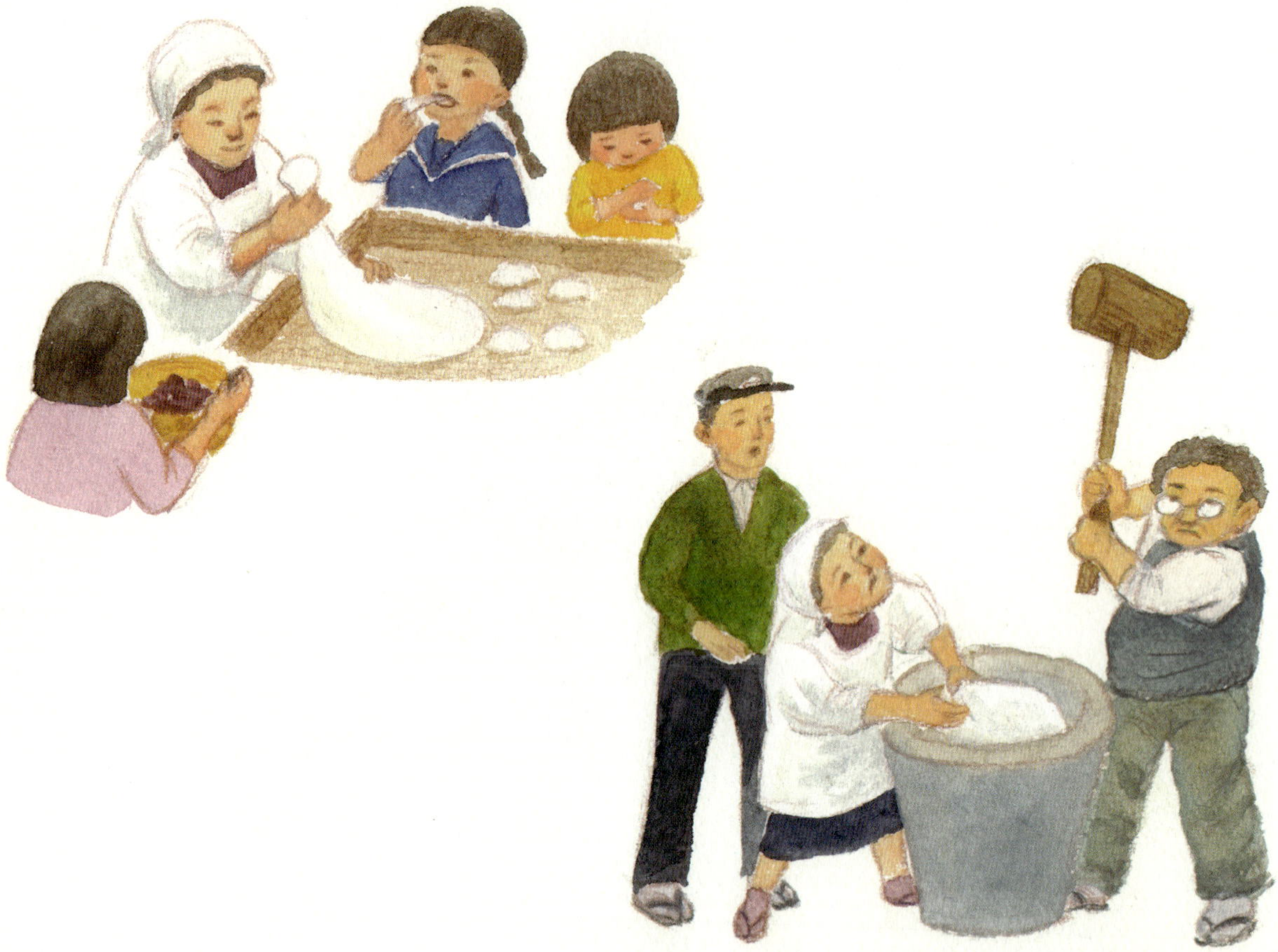

1 危険な餅つき

私の父は、とても不器用な人で、縄跳《なわと》びができないほどだった。一事が万事で、餅つきのときは、母はとても怖《こわ》がっていた。杵《きね》を打つ人と餅をこねる人とのリズムが大事なのに、いつ杵が頭の上に落ちてくるか分からないのだからたまったものじゃない。

見かねて、近所の人々が手伝いに来たりした。兄が杵を打つこともあったが、家の餅は、いつも餅米のつぶつぶがまざっていた。餅とはそんなもんだと思っていた。

貴重な小豆《あずき》を焚《た》いてあんこをつくり、できたての餅であんこ餅にして食べるのが一番の楽しみであった（小豆は、田んぼの端に植えていた。収穫すると筵《むしろ》の上で、棒で叩いて殻《から》を割り、一粒ずつ集めたものだ）。

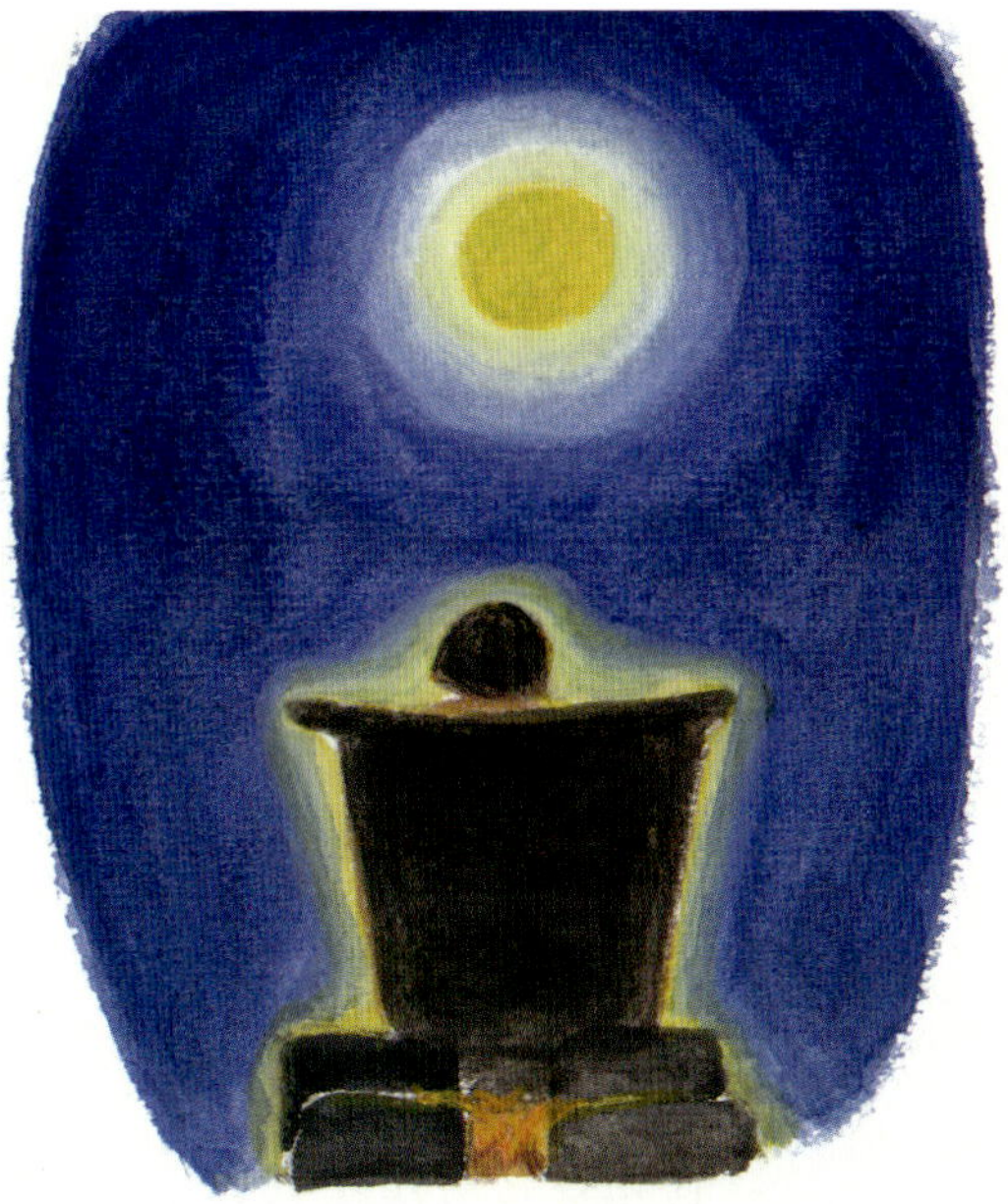

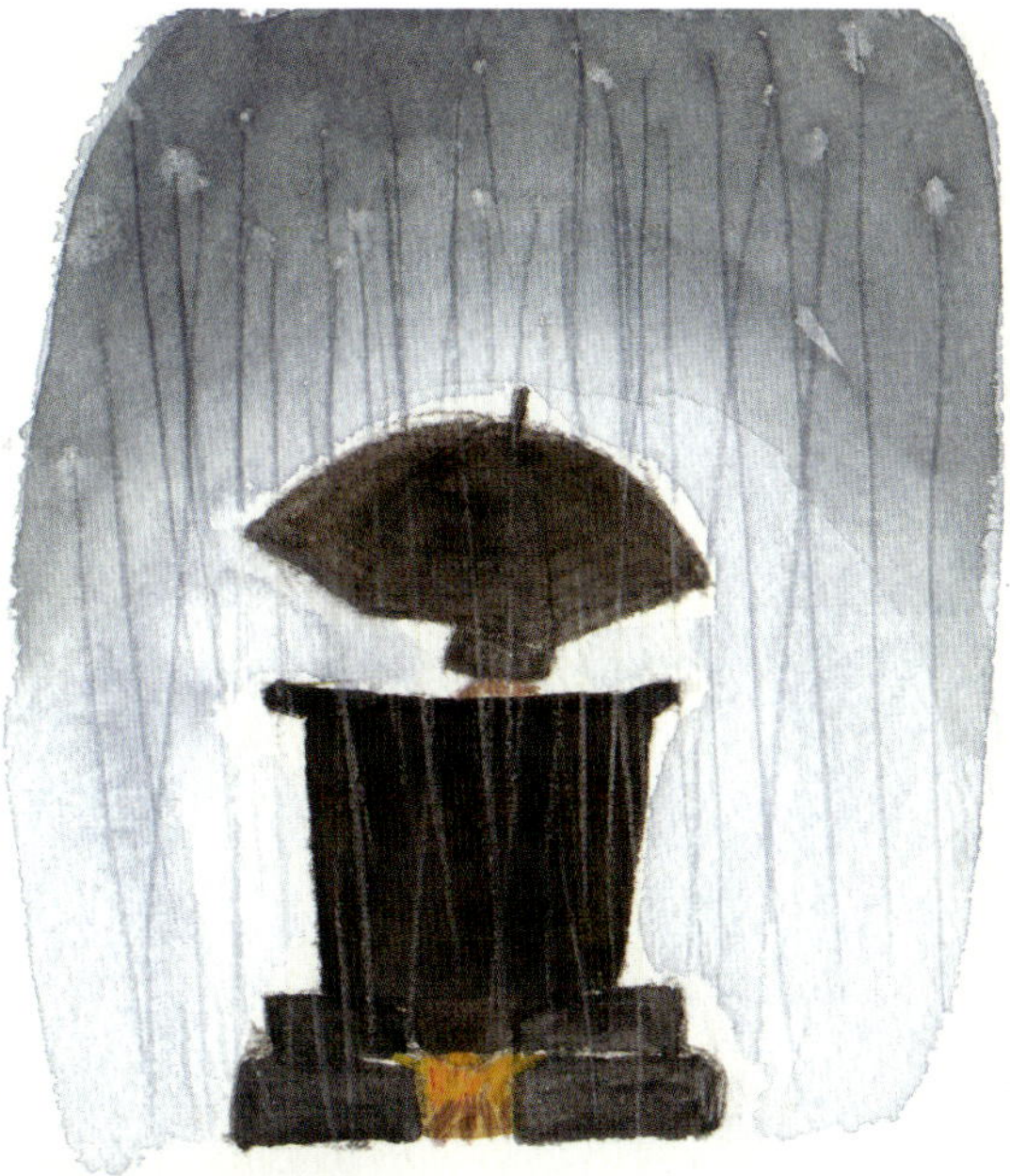

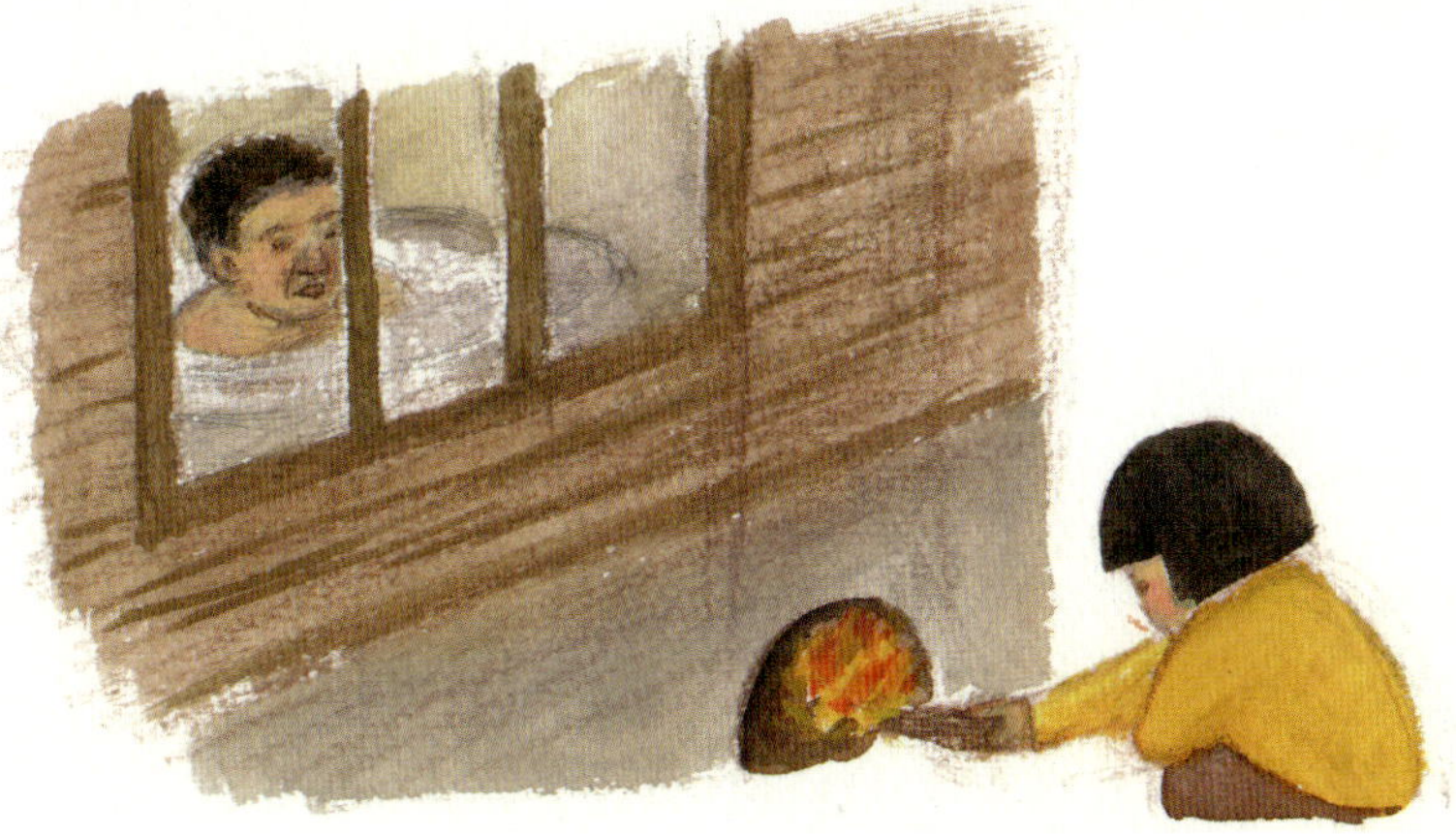

2 露天風呂

家に風呂場ができるまでは、屋外で風呂に入っていた。五右衛門風呂を庭先に置き、下で薪《まき》を燃やすのだ。

月夜《つきよ》の風呂は、今から思うと風流ではあったが、子どもの頃はそれが当たり前だと思っていた。雨の日となると大変で、傘をさして入っていた。母はどうやって入っていたのだろう、今となっては聞くすべもない。

ようやく家の中に風呂場ができて、文明開化になった。底がとても熱いので、木のふたのような円盤に乗って、じわじわと沈んでいかなくてはいけないので、バランスをとるのがスリルだった。

薪《まき》の焚《た》きつけにする杉の枯れ葉を採りに行くのが子どもの仕事だった。

あの頃は、みんながよく山に入っていたので、まだ山は荒れていなかった。

五右衛門風呂　90ページ参照。鉄の鐘を逆さにしたような形状。底が熱いので底板が必要で、入るとき底板を沈めてその上に足を乗せる。

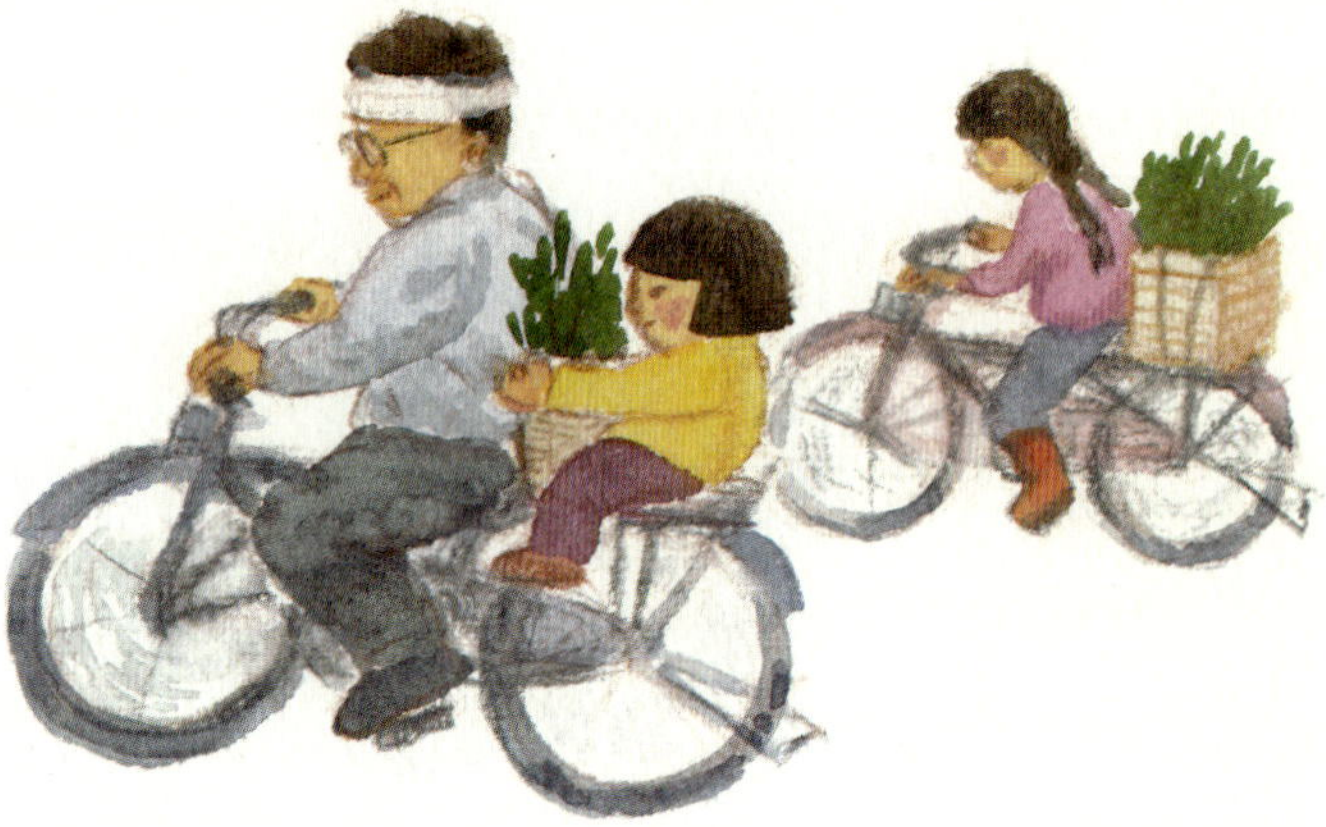

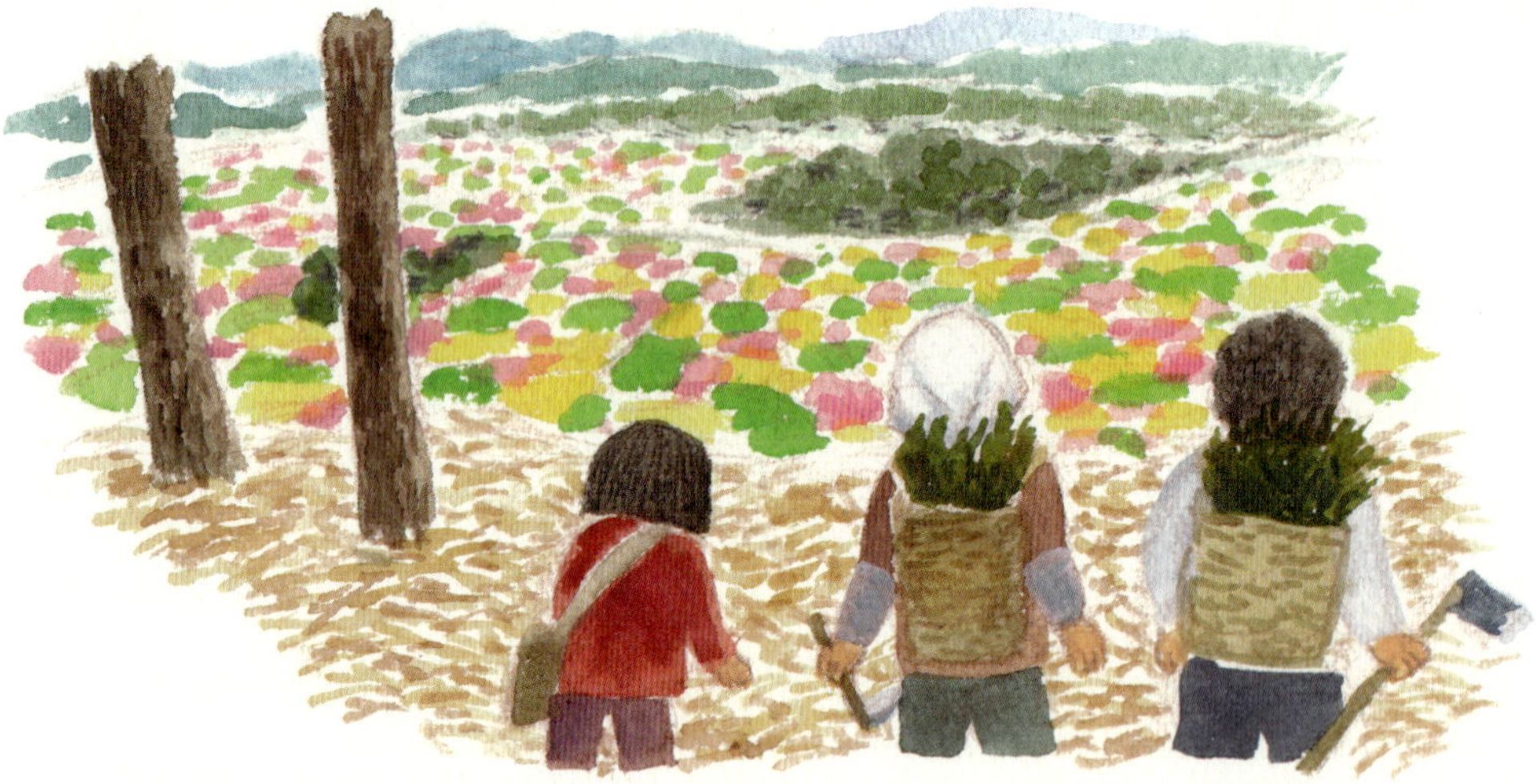

3 山仕事

「お山の杉の子」という歌が、当時はラジオからよく流れていた。

我が家でも六本松や大束《おおつか》の山に杉苗を植えに行った。子どもの私は、たいして役にも立たなかったが。山の上から見た春の田園風景は記憶に残っている。蓮《れん》華《げ》と菜の花と麦の三色の色どりは、春が来たなとうれしくなったものだ。

あれから六十年。子どもたちが、自分の家を建てられるようにと両親が願って植えたのに、今や山の中にも入れなくなっている。そのせいか杉花粉症を発症して、春が来るたびに、眼には涙、鼻水たらしてくしゃみを連発し、その報いを受けている。

日本の山林事業はどうなっているのだろう。

風呂の焚《た》きつけに使う杉の落ち葉を背負って、山に入っていた時代は、とうになくなってしまった。

お山の杉の子　太平洋戦争末期に子どもの戦意を高めるために募集され、最優秀に選ばれた歌。戦後、歌詞を変えて、小学校などで歌われるようになった。

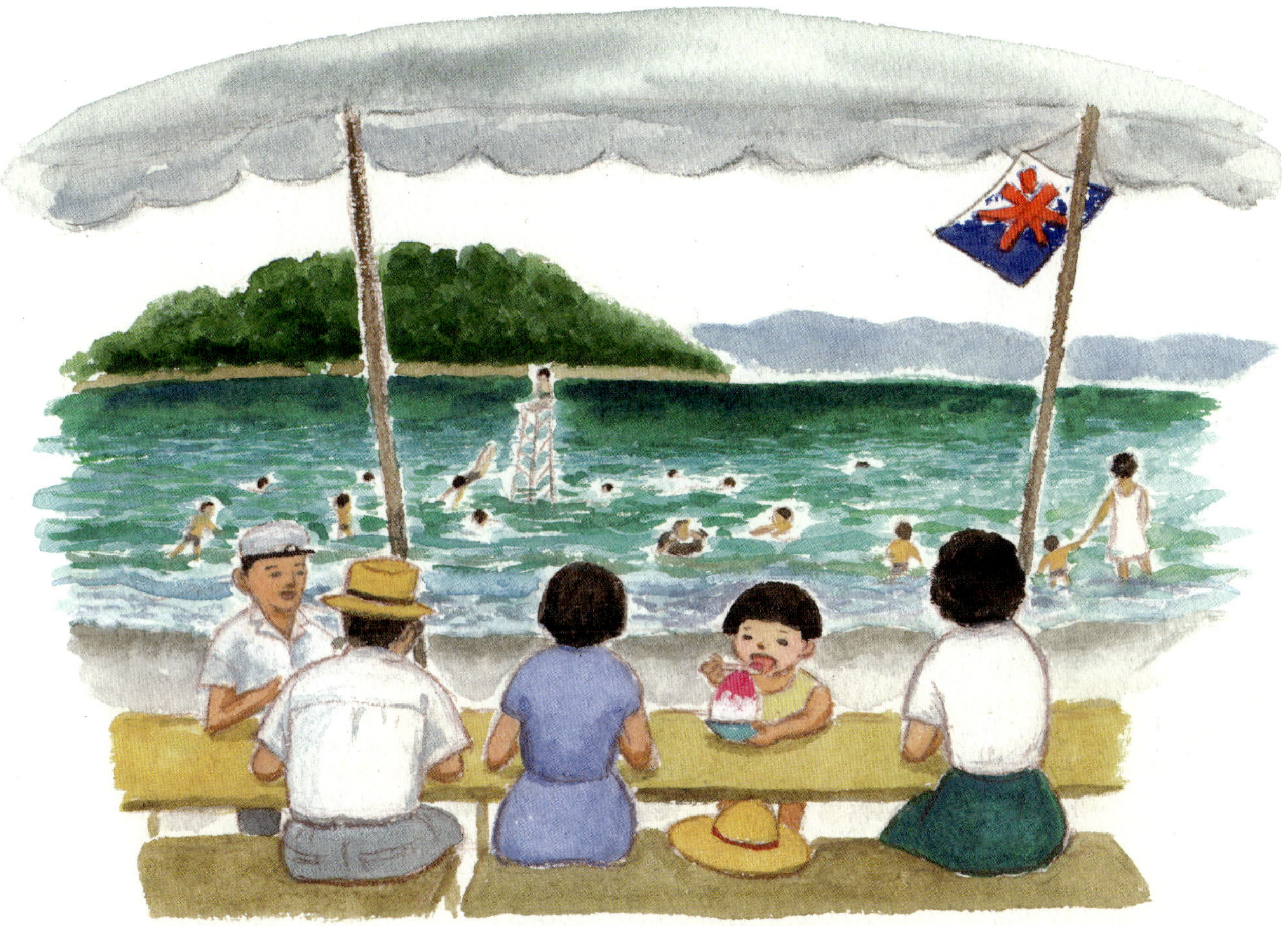

4 海水浴

夏休みになると家族で海水浴に行った。真夏の日差しの中、長い長い田んぼ道や堤防を歩いて汽車の駅まで行き、それに乗って高松海水浴場まで行くのだが、また降りた駅から延々《えんえん》と歩いた。

そこには、たくさんの家族連れが来ていて、めいめい弁当を広げて寛《くつろ》いでいた。海の家には、かき氷があって、それを食べさせてもらえるのが楽しみだった。

ガラスの入れ物に入った氷は、見るからに毒々しい色をしていたが、こんなときには母にも許してもらえた。しかし、イカ焼きだけはダメだった。従姉《いとこ》がおいしそうに食べているのを見ているだけだった。

私は怖《こわ》がり屋だったので、海の中にある飛び込み台から、梯子《はしご》を上っては飛び込む従妹《いとこ》を尊敬の念で見ているだけだった。

大人になって、向かいの島に泳いで行けるようになったとき、あんなに大海原に感じられた海が、小さく見えたのが不思議だった。

今では海水浴場には行く人もなく、寂《さび》しい風景になってしまった。

あの頃は、水着というものがなく、おばさんたちはシュミーズを着たまま子どもたちと遊んでいた。

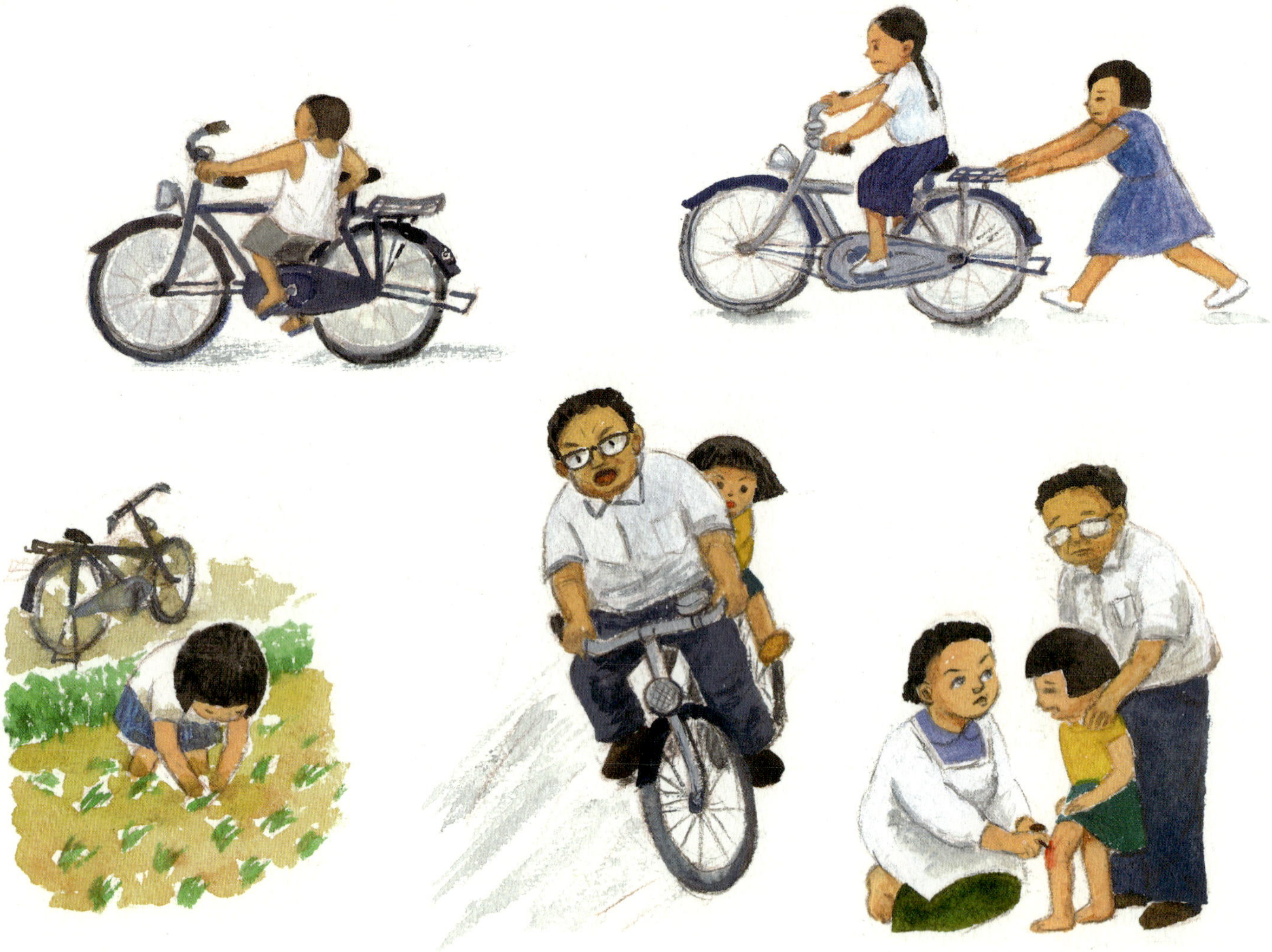

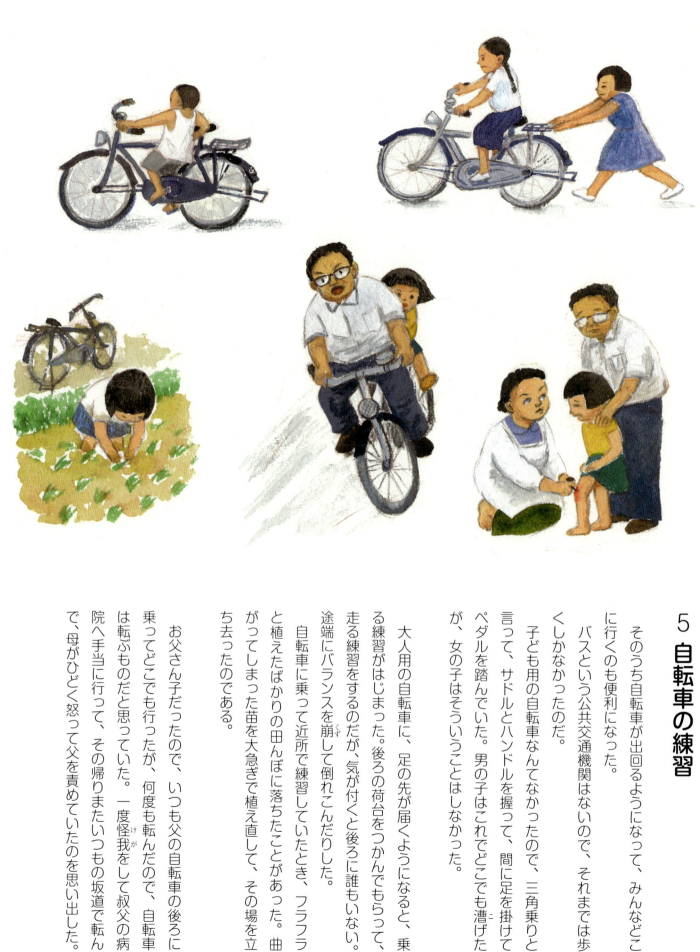

5 自転車の練習

そのうち自転車が出回るようになって、みんなどこに行くのも便利になった。

バスという公共交通機関はないので、それまでは歩くしかなかったのだ。

子ども用の自転車なんてなかったので、三角乗りと言って、サドルとハンドルを握って、間に足を掛けてペダルを踏んでいた。男の子はこれでどこでも漕《こ》げたが、女の子はそういうことはしなかった。

大人用の自転車に、足の先が届くようになると、乗る練習がはじまった。後ろの荷台をつかんでもらって、走る練習をするのだが、気が付くと後ろに誰もいない。途端にバランスを崩《くず》して倒れこんだりした。

自転車に乗って近所で練習していたとき、フラフラと植えたばかりの田んぼに落ちたことがあった。曲がってしまった苗を大急ぎで植え直して、その場を立ち去ったのである。

お父さん子だったので、いつも父の自転車の後ろに乗ってどこでも行ったが、何度も転んだので、自転車は転ぶものだと思っていた。一度怪我《けが》をして叔父の病院へ手当に行って、その帰りまたいつもの坂道で転んで、母がひどく怒って父を責めていたのを思い出した。

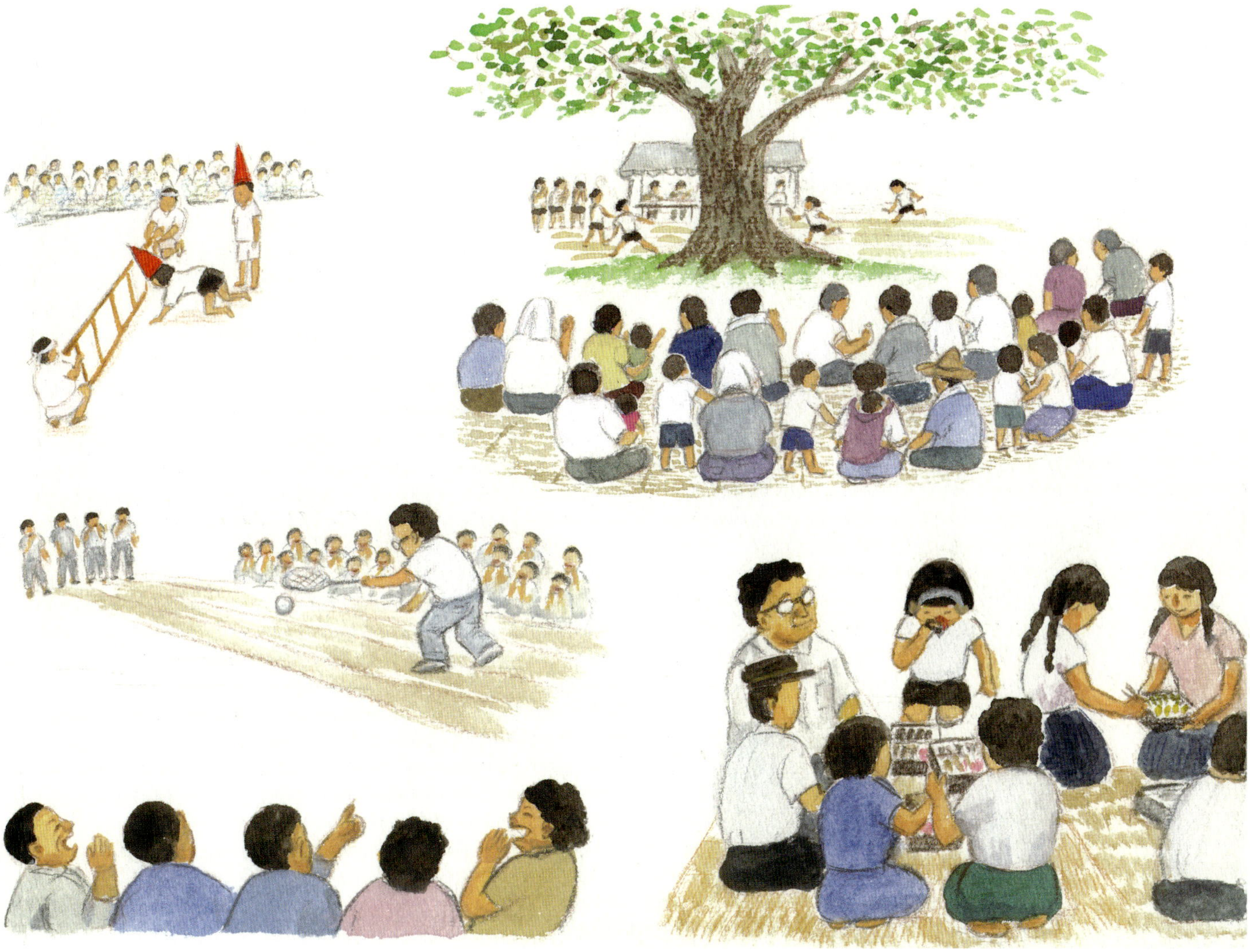

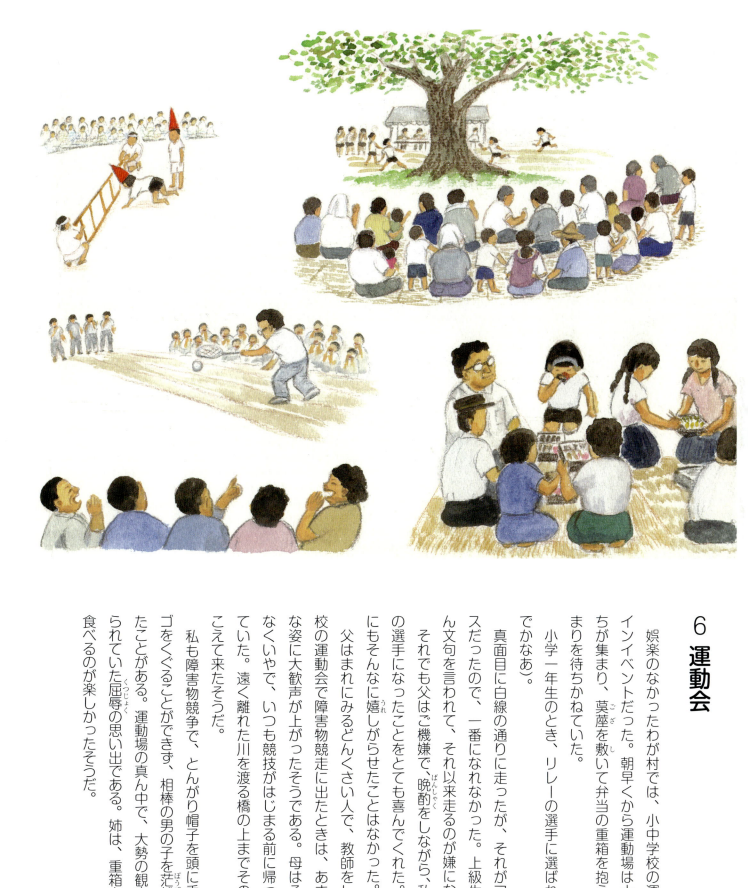

6　運動会

娯楽のなかったわが村では、小中学校の運動会がメインイベントだった。朝早くから運動場は大勢の人たちが集まり、茣蓙《ござ》を敷《し》いて弁当の重箱を抱えて、はじまりを待ちかねていた。

小学一年生のとき、リレーの選手に選ばれた（なんでかなあ）。

真面目に白線の通りに走ったが、それがアウトコースだったので、一番になれなかった。上級生にさんざん文句を言われて、それ以来走るのが嫌になった。

それでも父はご機嫌で、晩酌《ばんしゃく》をしながら、私がリレーの選手になったことをとても喜んでくれた。後にも先にもそんなに嬉《うれ》しがらせたことはなかった。

父はまれにみるどんくさい人で、教師をしていた高校の運動会で障害物競走に出たときは、あまりの滑稽《こっけい》な姿に大歓声が上がったそうである。母はそれが堪《たま》らなくいやで、いつも競技がはじまる前に帰ってしまっていた。遠く離れた川を渡る橋の上までその歓声が聞こえて来たそうだ。

私も障害物競争で、とんがり帽子を頭に乗せてハシゴをくぐることができず、相棒の男の子を茫然《ぼうぜん》と待たせたことがある。運動場の真ん中で、大勢の観客に見つめられていた屈辱《くつじょく》の思い出である。姉は、重箱を交換して食べるのが楽しかったそうだ。

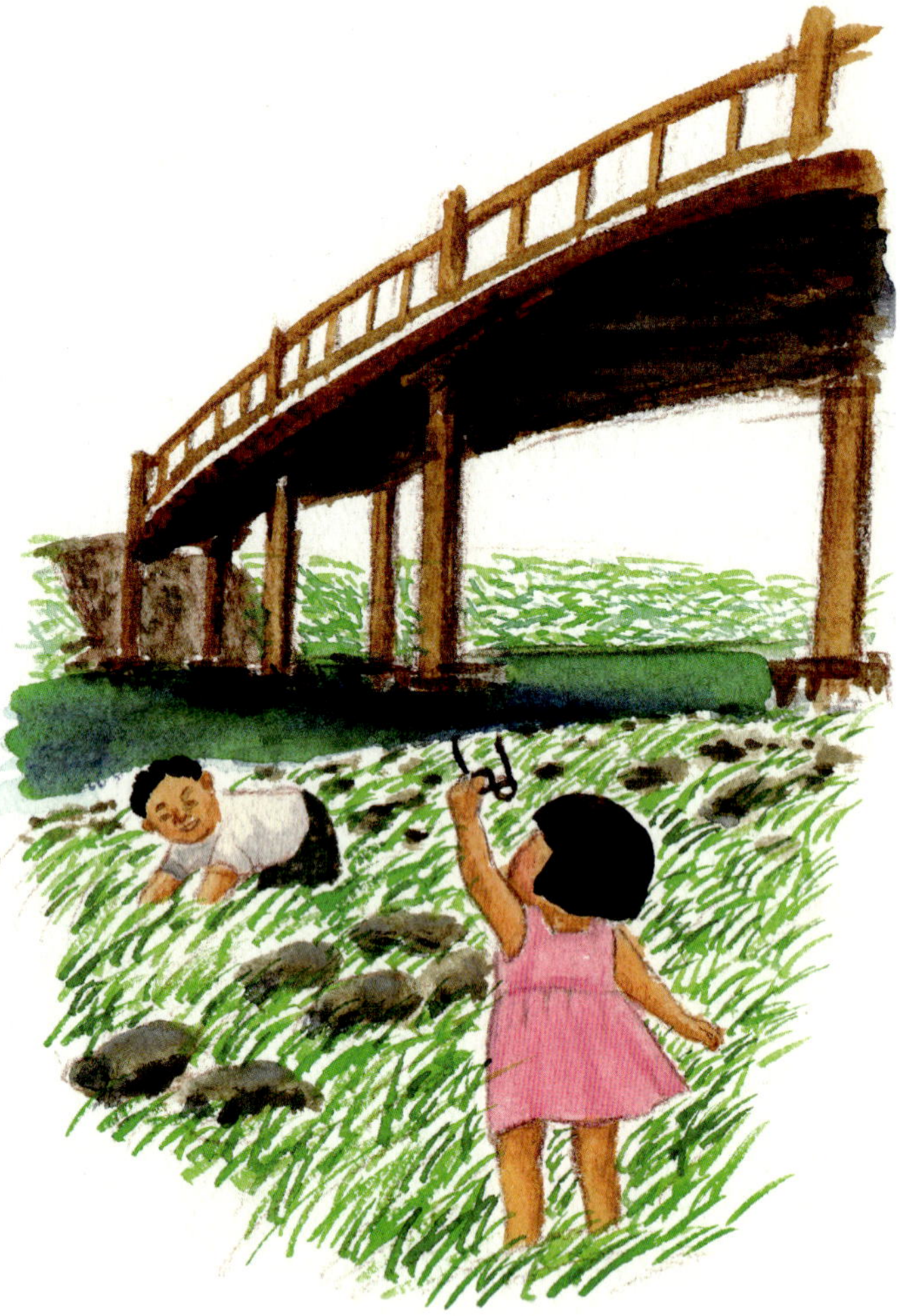

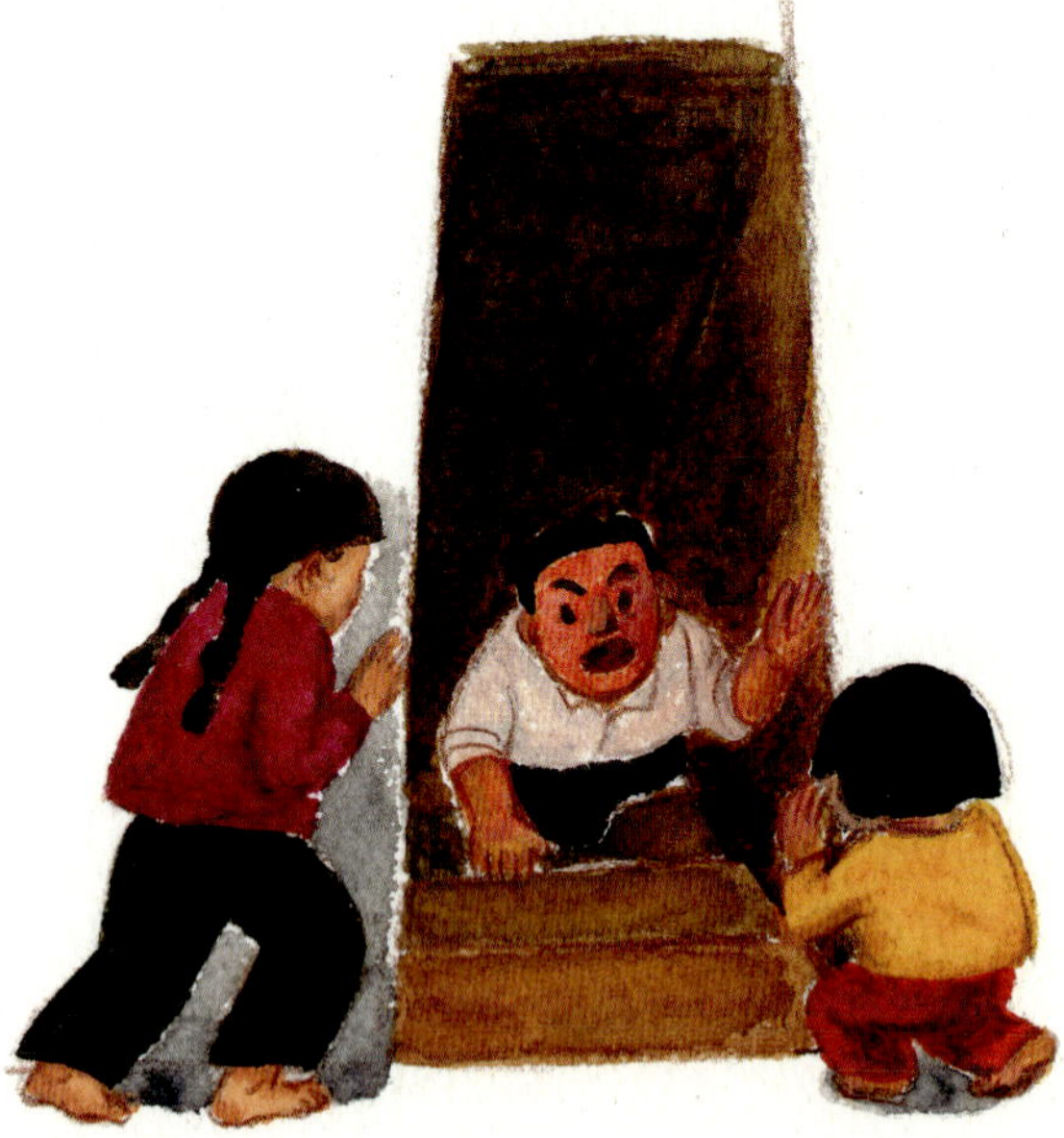

7 父の眼鏡

当時の先生たちは、いつも飲んだくれていた（地元では「焼酎《しょうち》くれ」と呼んでいた）。

居酒屋などどこにもないので、父の同僚が家によく来ていた。子どもだった私たちは、二階に避難して下のドンチャン騒ぎを聞いていた。

ある時、先生が一人、二階に上がってきた。たぶん姉の担任の先生だったと思う。小さい私は、脅《おど》かそうと、いたずらで「わっ！」と言ったら、階段から転げ落ちてしまった。怪我《けが》がなくて良かった。

父も飲んでは道のまん中で大の字になって寝たりして、一度は教え子が運転するトラックに轢《ひ》かれそうになり、救助されたこともある。いつも兄がリヤカーを引いて迎えに行っていたそうだ。

次の朝、橋の下に、落とした眼鏡を一緒に拾《ひろ》いに行ったこともしばしばだった。小さい私は、見つけるのが面白くてよくついて行った。

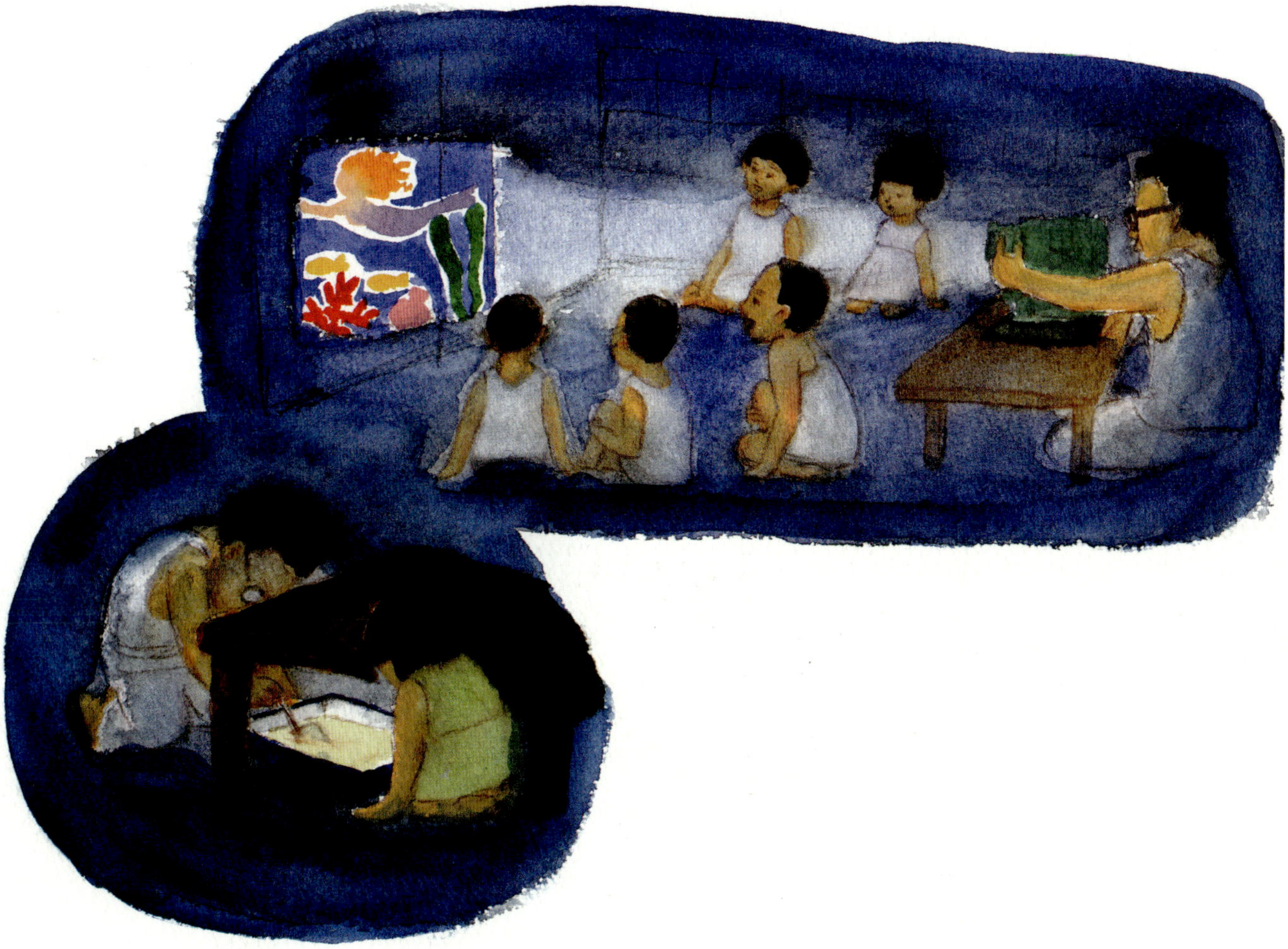

8 幻燈会《げんとうかい》

父は新しもの好きで、あるとき、スライドの機械を持って来た。

フィルムを入れて明かりをつけると、きれいな色彩が浮かび上がるのだ。

夏の夜、家に近所の子どもたちを集めてアンデルセンの「人魚姫」のスライドを上映したことがある。敷布《しきふ》に浮かび上がるきれいな色どりに見惚《みほ》れたものだ。音声があるわけでもないのに、送られて行くコマの動きに目が離せなかった。

父は、また、写真に凝《こ》って自宅で現像《げんぞう》したりしていた。あの酸っぱい匂いが懐かしい。家じゅうの電気を消して真っ暗にし、机の下でバットに入れた現像液に浸《ひた》すのだ。だんだん浮かび上がってくる映像に不思議な気持ちで見とれていたものだ。

今でも家にスライドのフィルムが残っている。今はもう見るための機械もないので、時が、押し入れの中に凍り付いたまま残っているのだ。

幻燈 幻灯とも書く。スライドを白幕にレンズで拡大して映す。明治時代から各地で幻灯会が開かれた。このケースは動画で、8ミリフィルムを拡大したもの。

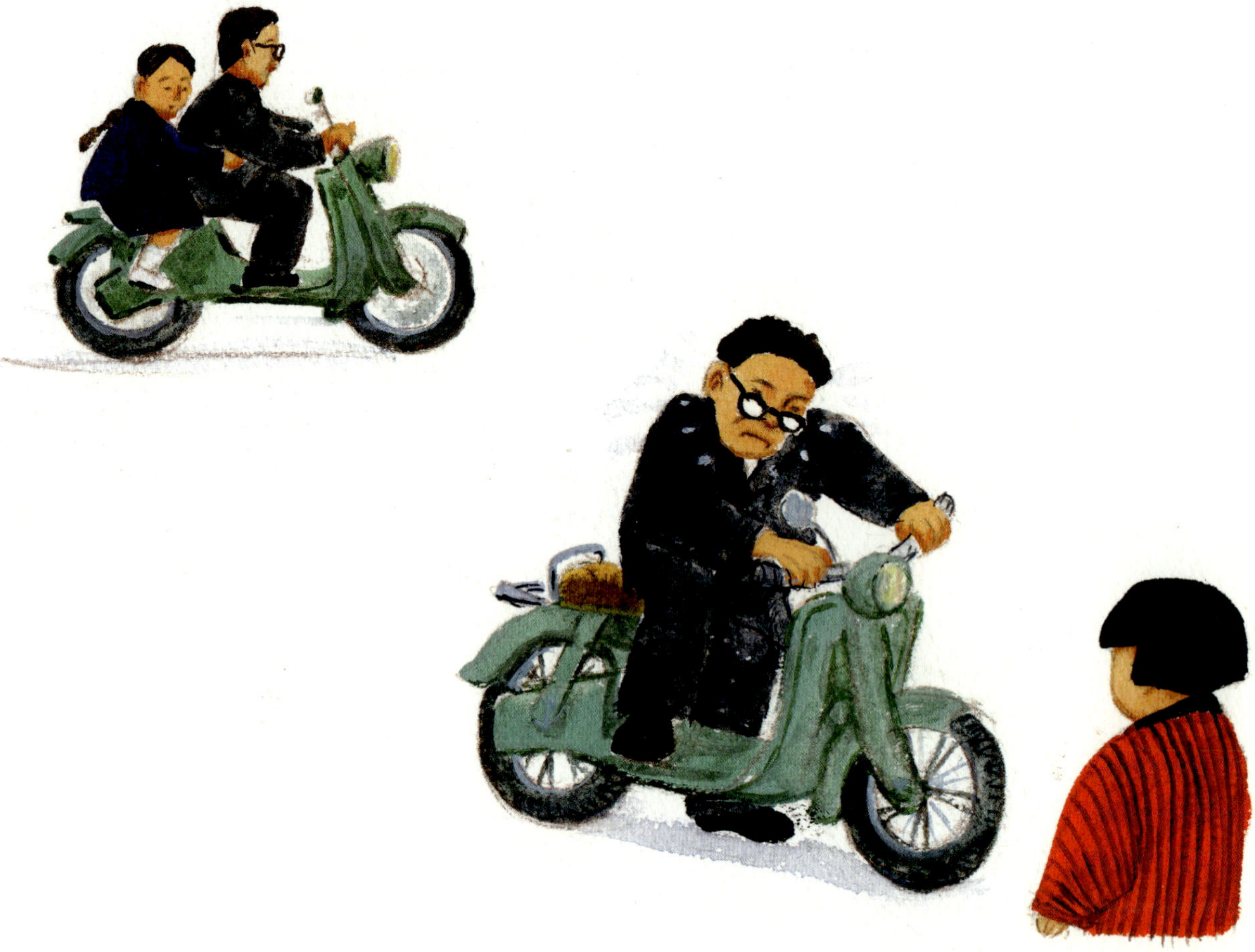

9 スクーター

何を考えたのか、あるとき、父がスクーターを買った。中古品である。

寒い冬の朝、何度もペダルを踏んでエンジンを掛けようとするのだが、うんともすんとも言わない。汗びっしょりになりながら、やっとプルルというと慌《あわ》てて乗り込んで出かけたものだ。一瞬の隙《すき》に止まっては一大事といわんばかりに。

私は自転車の方が、手間がいらずにいいのにと思いながら見ていた。

姉が遅刻しそうになると、後ろに飛び乗っていたが、坂道は登れずに二人で押していったそうだ。

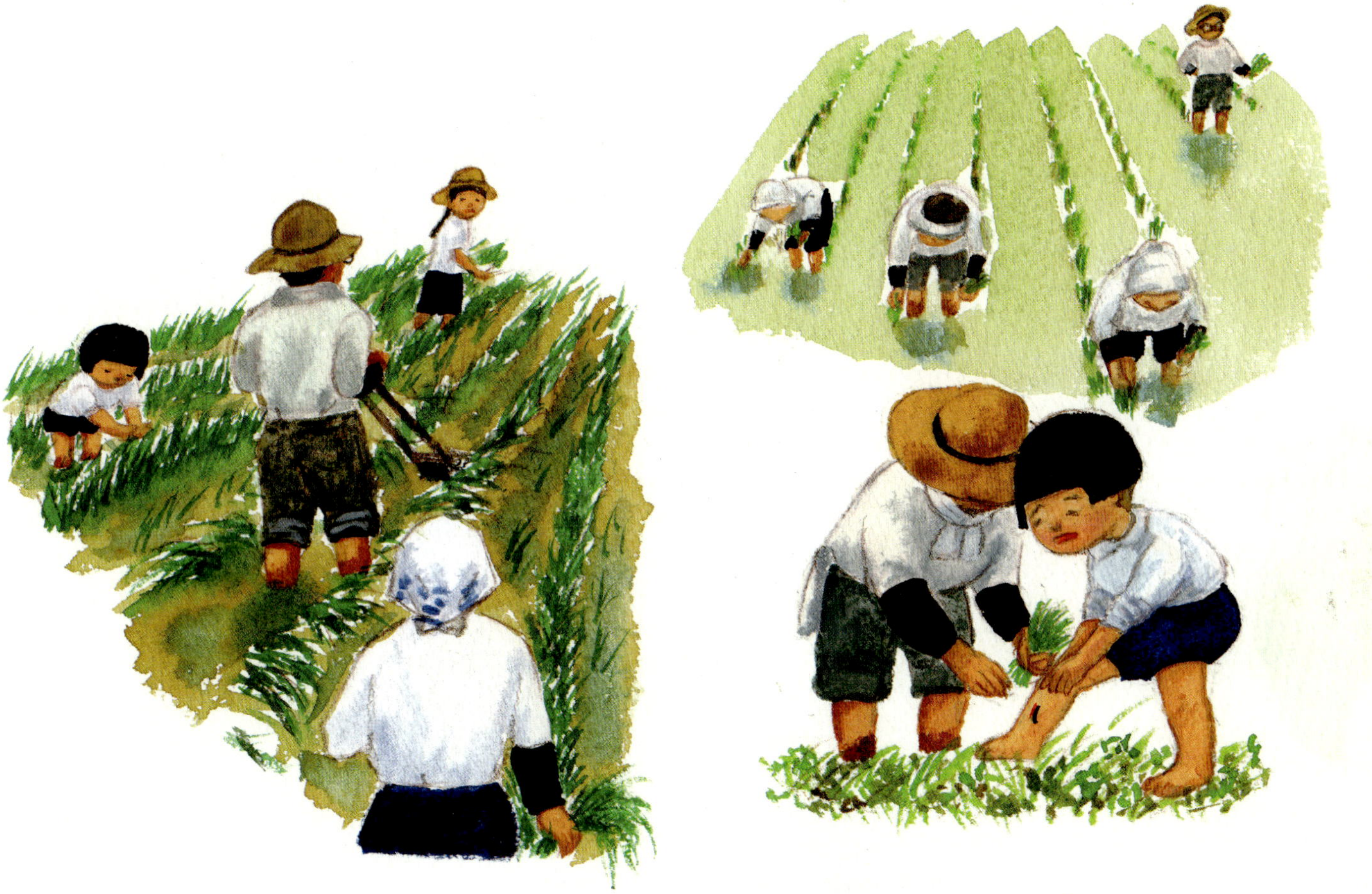

10 田植え、田の草取り

にわか百姓の我が家では、母が主たる働き手だった。父はまれにみる不器用な人だったので、農作業には向いていなかった。

当時は共同で田植えをしていた。水を張った田んぼにみんなで一列に並び、田の上を進みながら真っ直ぐ植えて行った。父だけはいつもくねくね曲がった上に、人よりずーっと遅かった。幼い私にはわからなかったが、お荷物になっていたようだ。

その頃は、学校に田植え休みがあった。子どもも働き手だったのだ。

田んぼに入ると、ヒルが付くのが堪《たま》らなく嫌だった。大人は何気なく手で払《はら》い落していたが、子どもの私は、土手に上って落としてもらっていた。

田の草取りもみんなの仕事だった。炎天下《えんてんか》、泥田《どろた》に入って草を引くのは重労働だった。父は草取りの機械を使って真面目に掻《か》くのだが、いつも苗を薙《な》ぎ倒して歩くので、後の始末が大変だった。

ヒル　ぬるぬるとして細長く、ナメクジのような形態。吸盤を持ち、多くは水辺に棲み、動物の血を吸う。

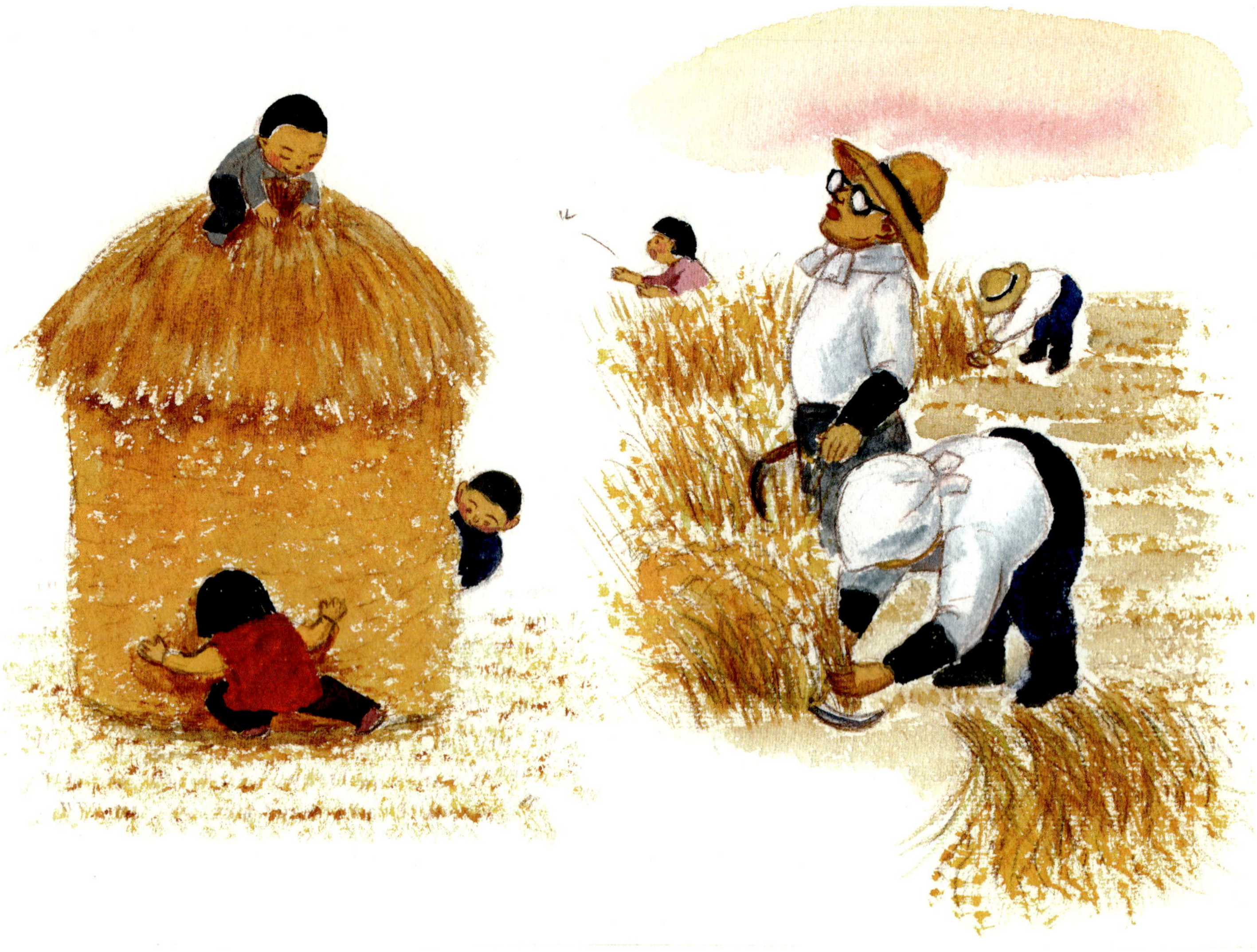

11 稲刈り

稲刈りの時期も学校は休みだった。生徒が来ないので、仕方なく休みになったのだろう。それほど、一家《いっか》総出《そうで》の大事業だった。

あの頃は、長女も長男も余所《よそ》に行っていたので、我が家は四人しかいなかった。幼い私は戦力にもなれず、周りをうろうろしていたのだろうか。例の如《ごと》く、何をしても遅い父の事だから、周りの田んぼの刈り取りが終わって皆が帰途《きと》につく頃も、まだ我が家だけは終わらず、日の暮れる頃までかかって稲刈りをしていたと思う。

稲刈りが終わった田んぼは広々として気持ちが良かった。

稲はしばらく杭《くい》に掛けて乾燥させて、穂を扱《こ》いて実を収穫する。実を抜き取った稲わらは、稲小積《いなこづ》みにして田んぼのあちこちに置いてあった。そこでかくれんぼをしたり、友だちとマンガを読んだり、日向《ひなた》ぼっこに格好の場所だった。

稲小積み　稲穂から米をとり、残った稲を「わら」という。このわらを円柱状に積み上げること、またその円柱をいう。ここから、冬の間、わらじ、ござ、畑の敷きわらなどに使うわらを取り出す。

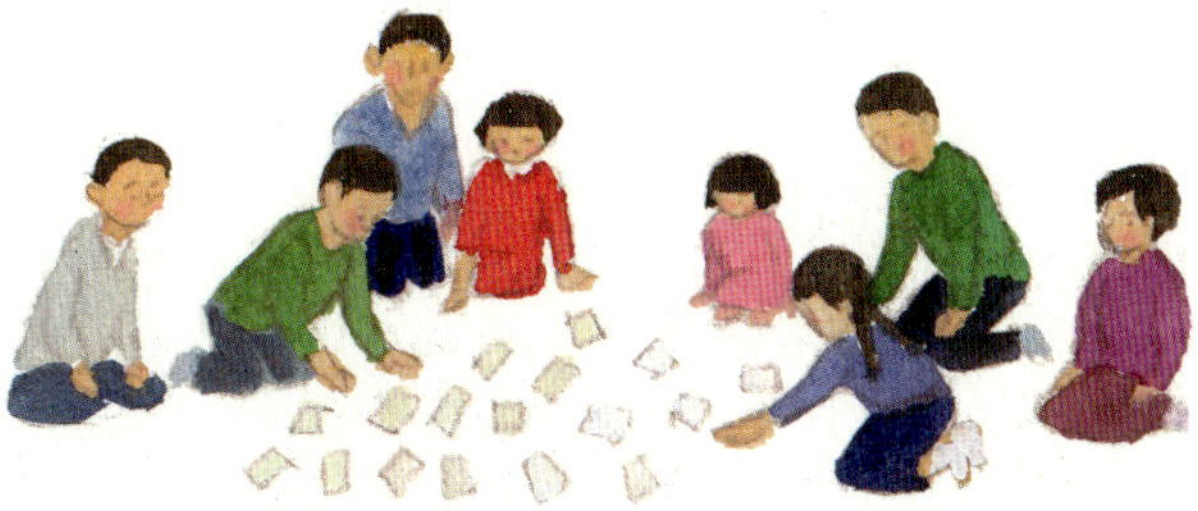

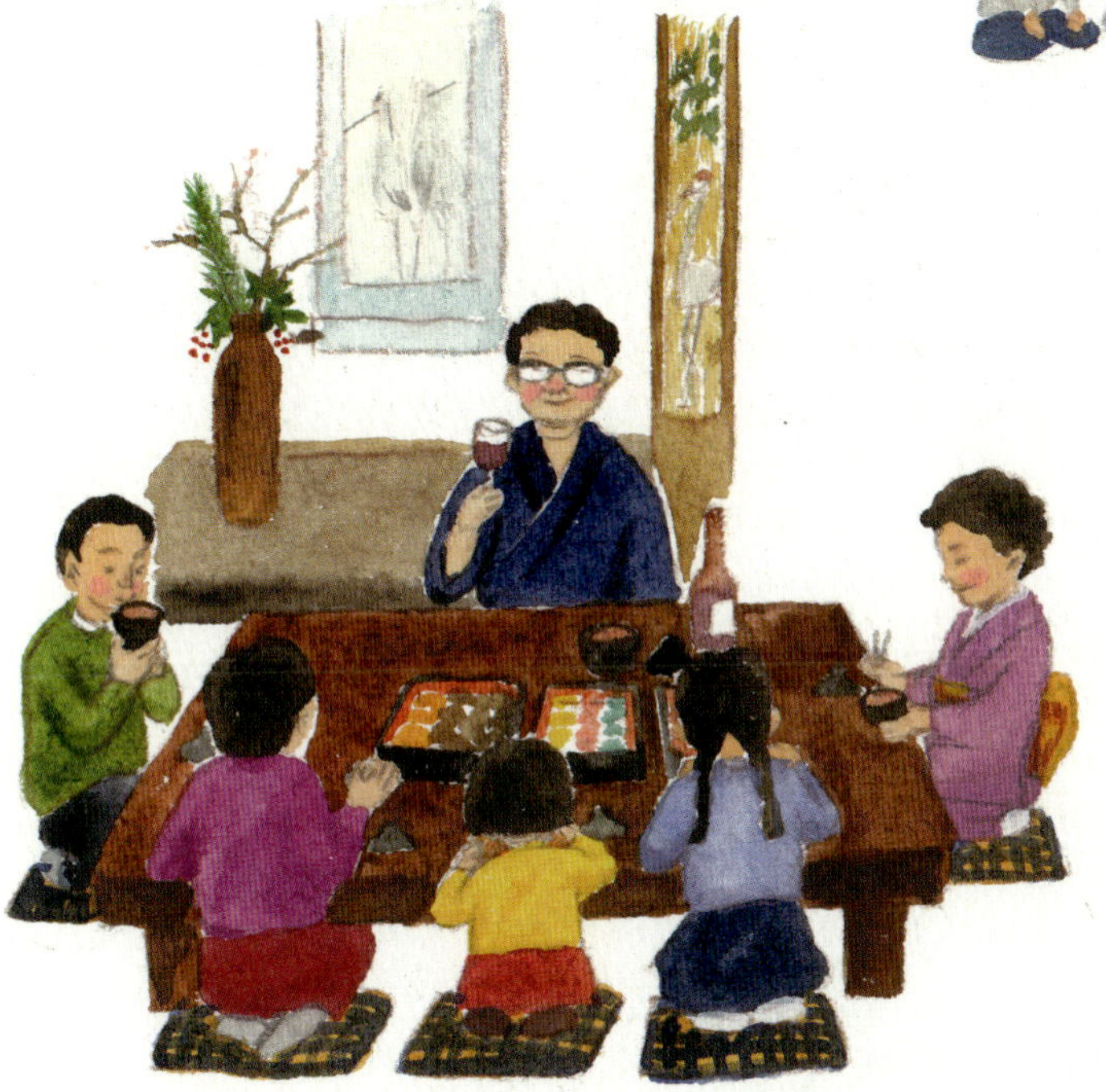

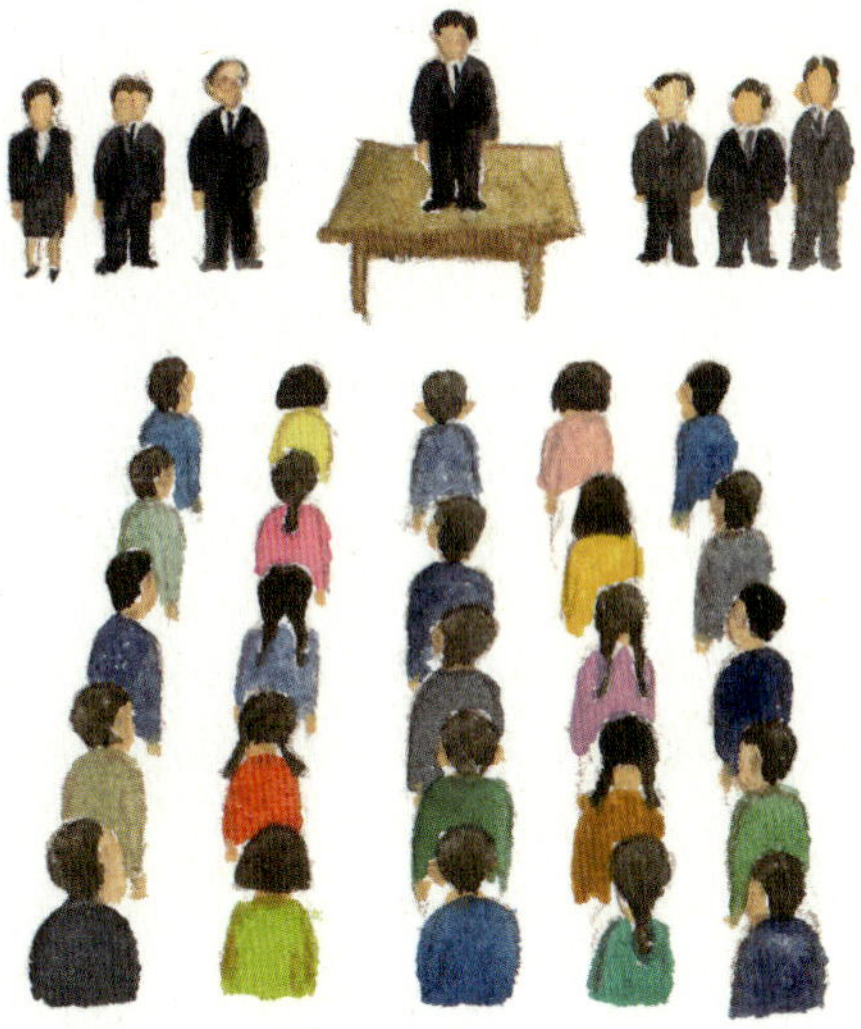

12 お正月

お正月は、一年の中でも特別な日であった。家の二階に家族全員揃《そろ》って卓《テーブル》を囲み、お屠蘇《とそ》や赤玉ポートワインを飲んで乾杯するのである。子どもの私にはそれはなかったが、あこがれの飲み物であった。大人になって赤玉ポートワインを飲んでみたら、甘いだけの薬草臭《くさ》いワインであった。大人になるのはつまらないものだ。

お雑煮を食べ、そのほかに煮物などがあっただろうか、今のような山海の珍味があるわけではなかった。

今年も数の子が高くて買えなかったというのが、毎年の話題だった。母のつくってくれた蜜柑《みかん》の寒天《かんてん》が、子どもには最高の贅沢《ぜいたく》だった。

それから学校に行った。みんなで整列して「年の初めの」を唄った。各家庭の門前には、日の丸の旗を飾っていた。凧《たこ》あげや羽子板《はごいた》のような洒落《しゃれ》た遊びは何もなかった。叔母の家に行って、みんなで福笑いをしたのは覚えている。

姉は、自分の家より豊かな食事に夢中になったと言っていた。最後に大事にとっておいたご馳走を、私にひょいと「食べないの?」と取られた、と今でも恨《うら》み言を言う。

赤玉ポートワイン　１９０７年（明治40年）に寿屋（サントリー）から発売された甘いワイン。高級品だったが宣伝が行き届き大ヒットした。

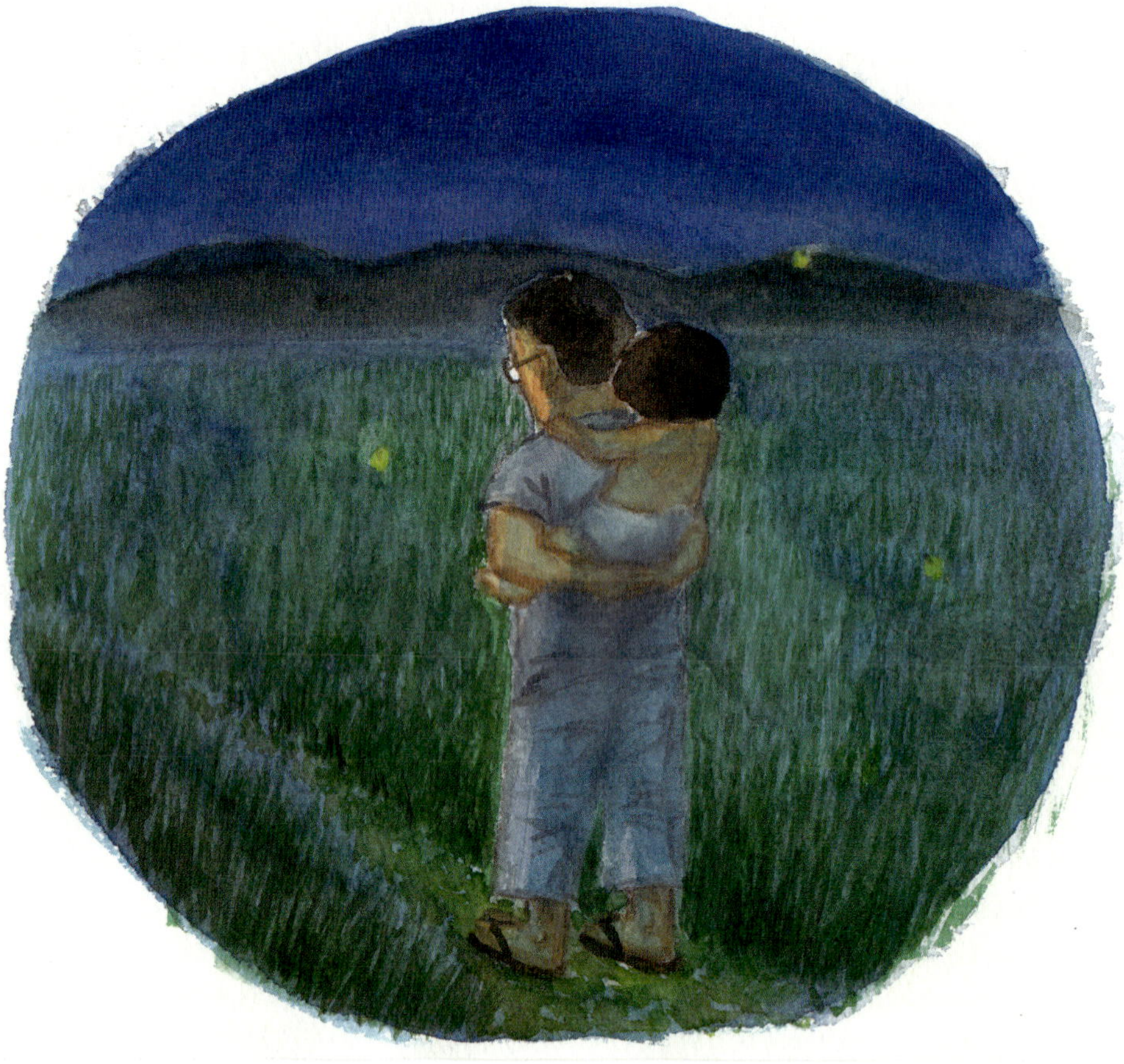

13
赤城《あかぎ》の子守歌

父は歌が好きで、よく鼻歌を歌っていた。

夏の夜、蒸し暑い家から外に出て、田んぼの畦道《あぜみち》を、私を背負って、あやしながら「赤城の子守歌」を唄っていたのを思い出す。

赤城の子守歌　昭和9年（1934年）、作詞、佐藤惣之助、歌・東海林《しょうじ》太郎

①泣くなよしよし　ねんねしな／山の鴉《からす》が　啼《な》いたとて／泣いちゃいけない　ねんねしな／泣けば鴉が　又さわぐ

②坊や男児《おとこ》だ　ねんねしな／親がないとて　泣くものか／お月様さえ　ただひとり／泣かずにいるから　ねんねしな

③にっこり笑って　ねんねしな／山の土産に　何をやろ／どうせやくざな　犬張子《いぬはりこ》＊／貰ってやるから　ねんねしな

＊犬張り子は、赤ん坊が生まれて一ヶ月目に行う「初宮参り」の際に神社に奉納する子犬の人形。三歳まで子どもの災厄《さいやく》の身代わりになるとされる。

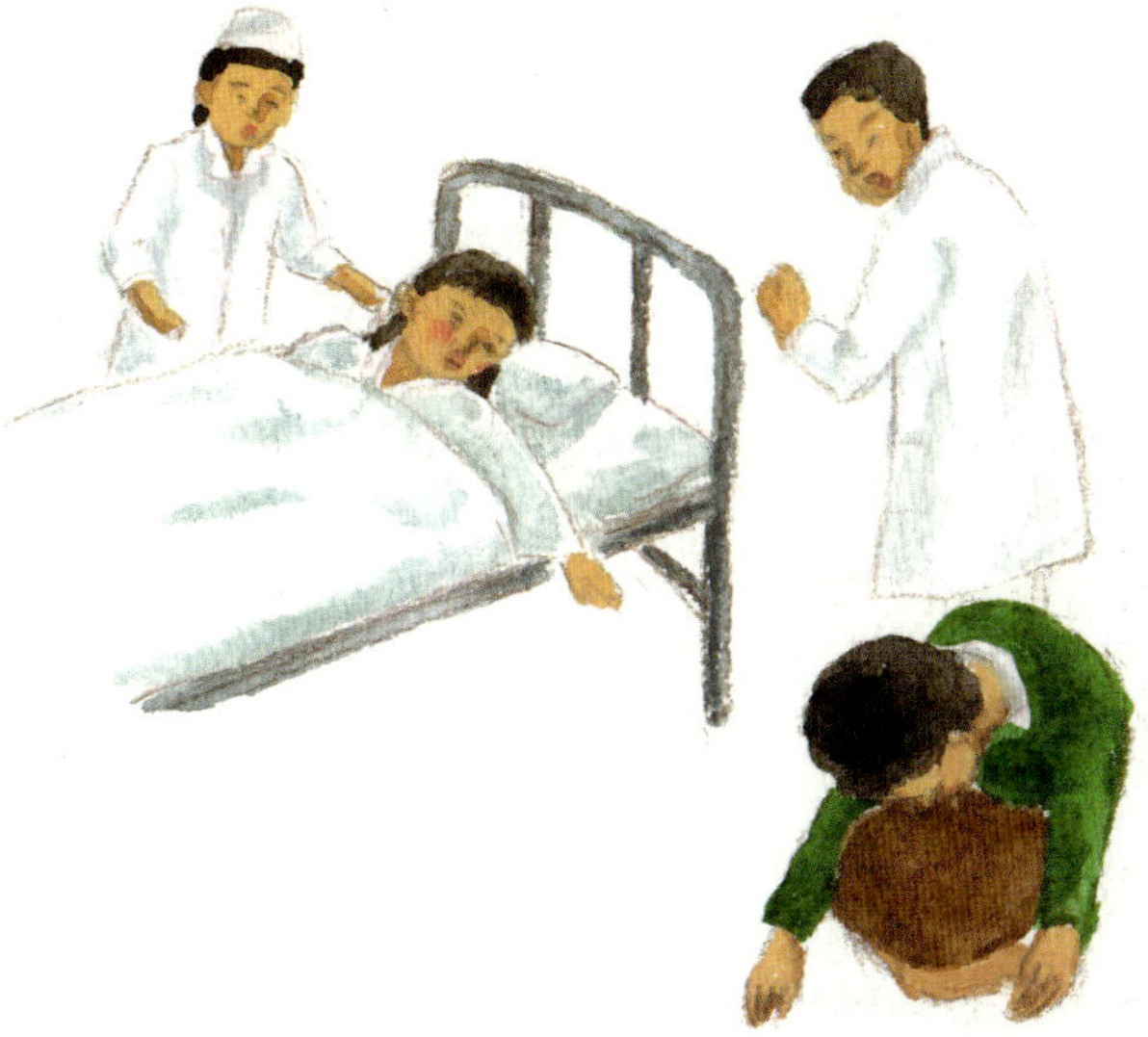

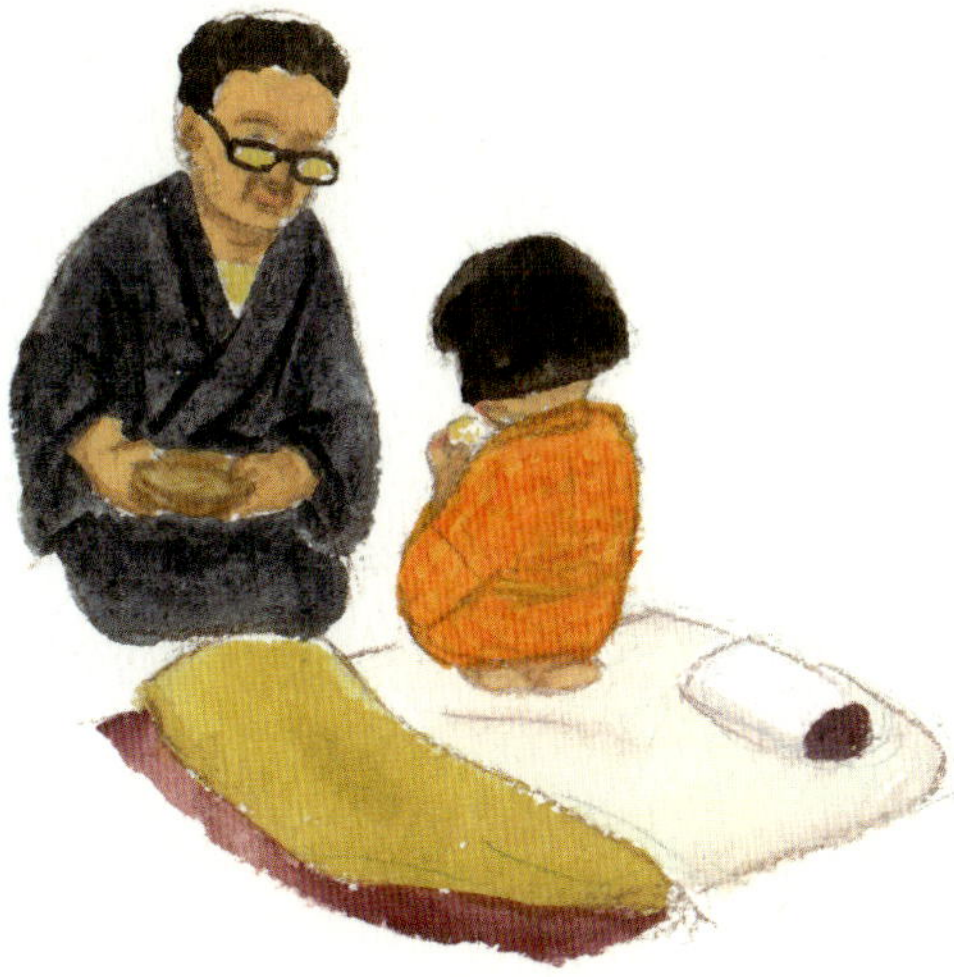

14 麻疹《はしか》

映像が残っているのだが、父が私におかゆを食べさせている。多分、はしかだったかな。身体中ブツブツができていた。口の中までできていた。

不器用な父がそんなことをするのは、極めて珍しい。母はいなかったのだろう。

姉の盲腸の手術の入院に、つきそっていたのだろうか。

姉の話によると、病院で母は麻酔にかかって気を失ったそうだ。鼻に吸引器をあてられた姉が、「変な臭いがする」と思って、息を止めていたので、傍《かたわら》にいた母がもれた麻酔を吸って気を失ったという次第。

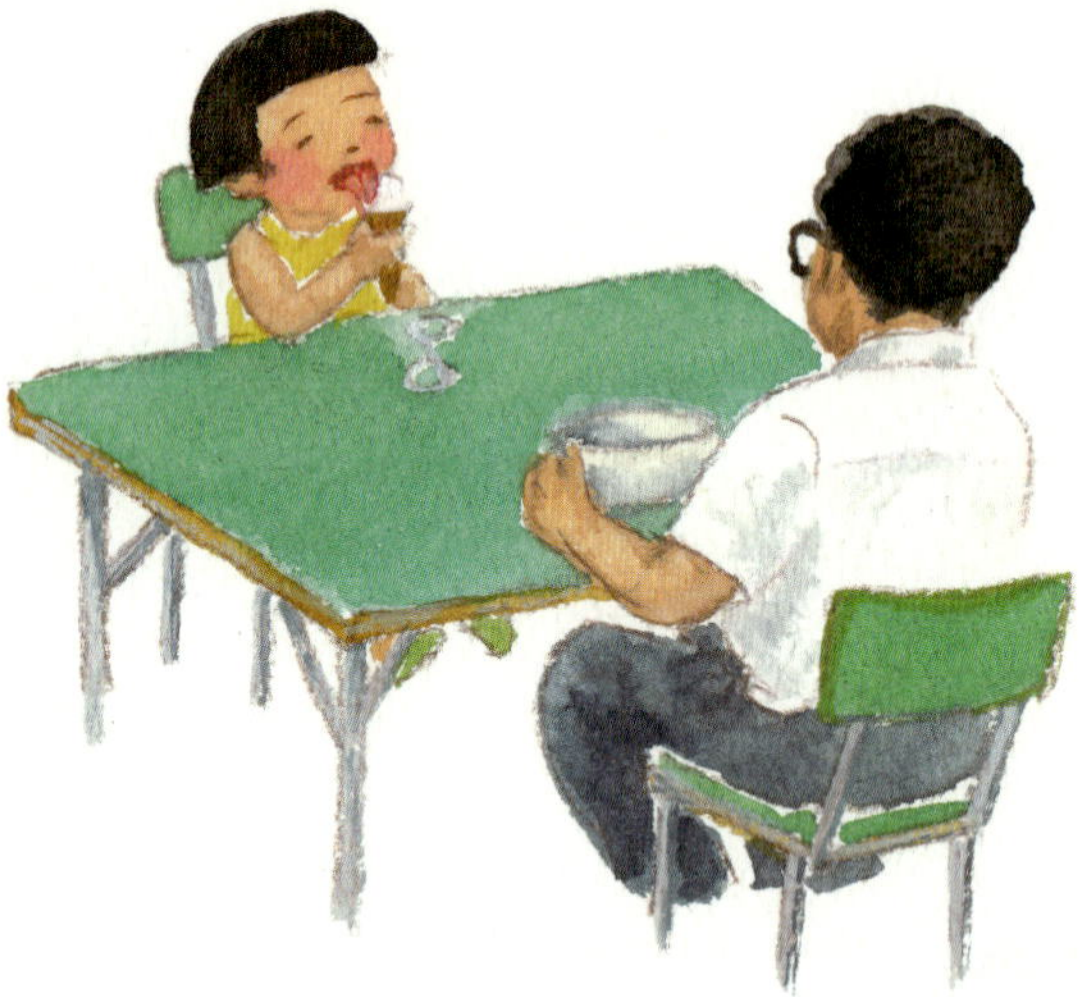

15 ソフトクリーム

串間《くしま》市の中心街は、映画館もある繁華街だった。ときどき父に連れられて、吉松《よしまつ》食堂でソフトクリームを食べさせてもらった。年に一度あるかないかの贅沢《ぜいたく》だった。

それは、この世のものとは思えない夢のような食べ物であった。今のように、食堂にクーラーが付いているわけではないので、見る間に暑さで溶けて行くのを惜しむように舐《な》めなければならなかった。コーンを齧《かじ》るところまで行くと、夢が終わっていくような切なさを感じたものだ。

遥《はる》かな昔になってしまった今、あの銀座通りは歯の抜けたようになって、夏の日差しに白々と骨を晒《さら》しているようだった。

第四章

遊び

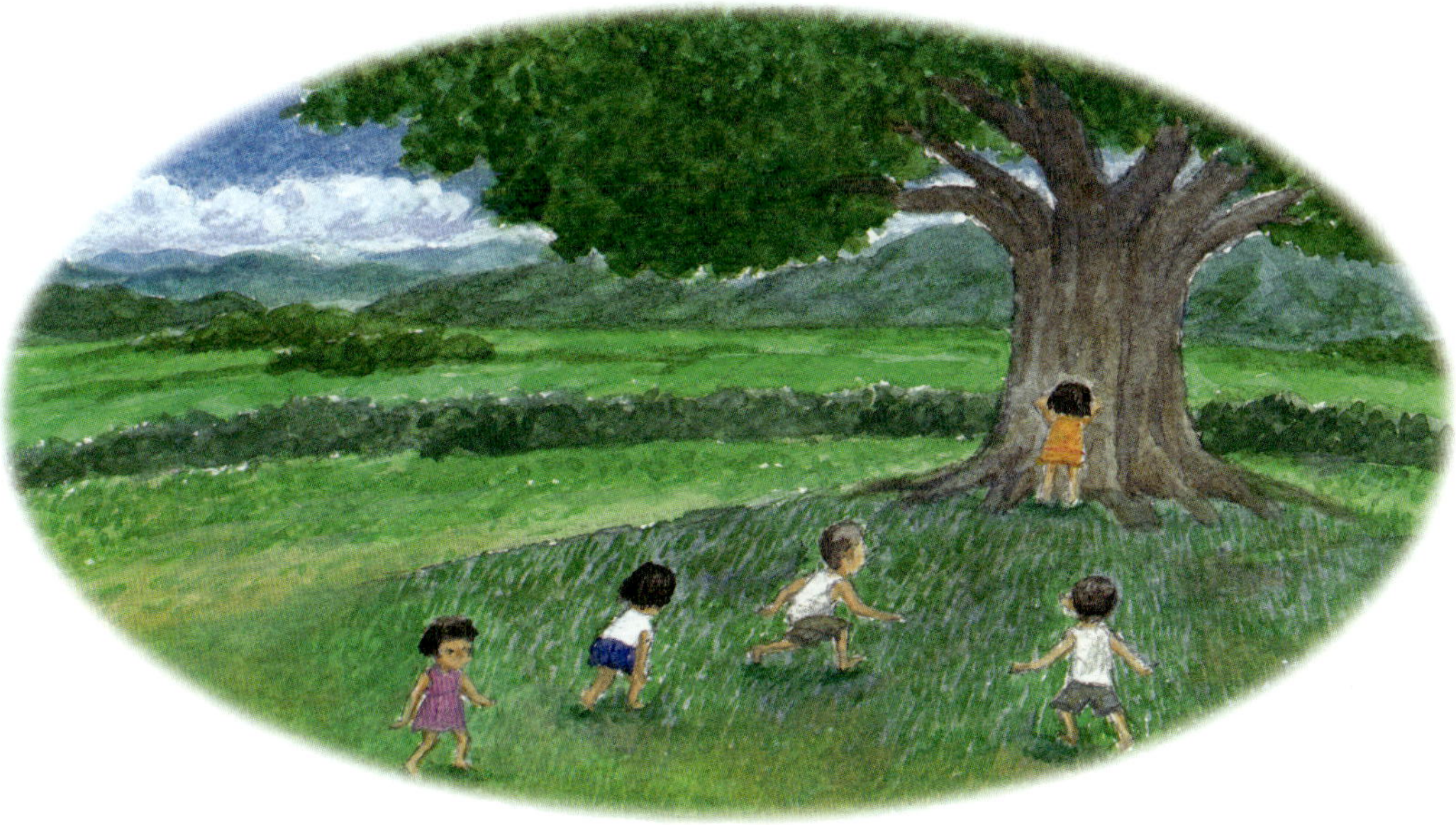

近所の中庭で遊んだり、
ときには小学校まで足をのばした。
子どもたちはどこにでもあふれていた。
校庭の真ん中には大きなせんだんの木があった。

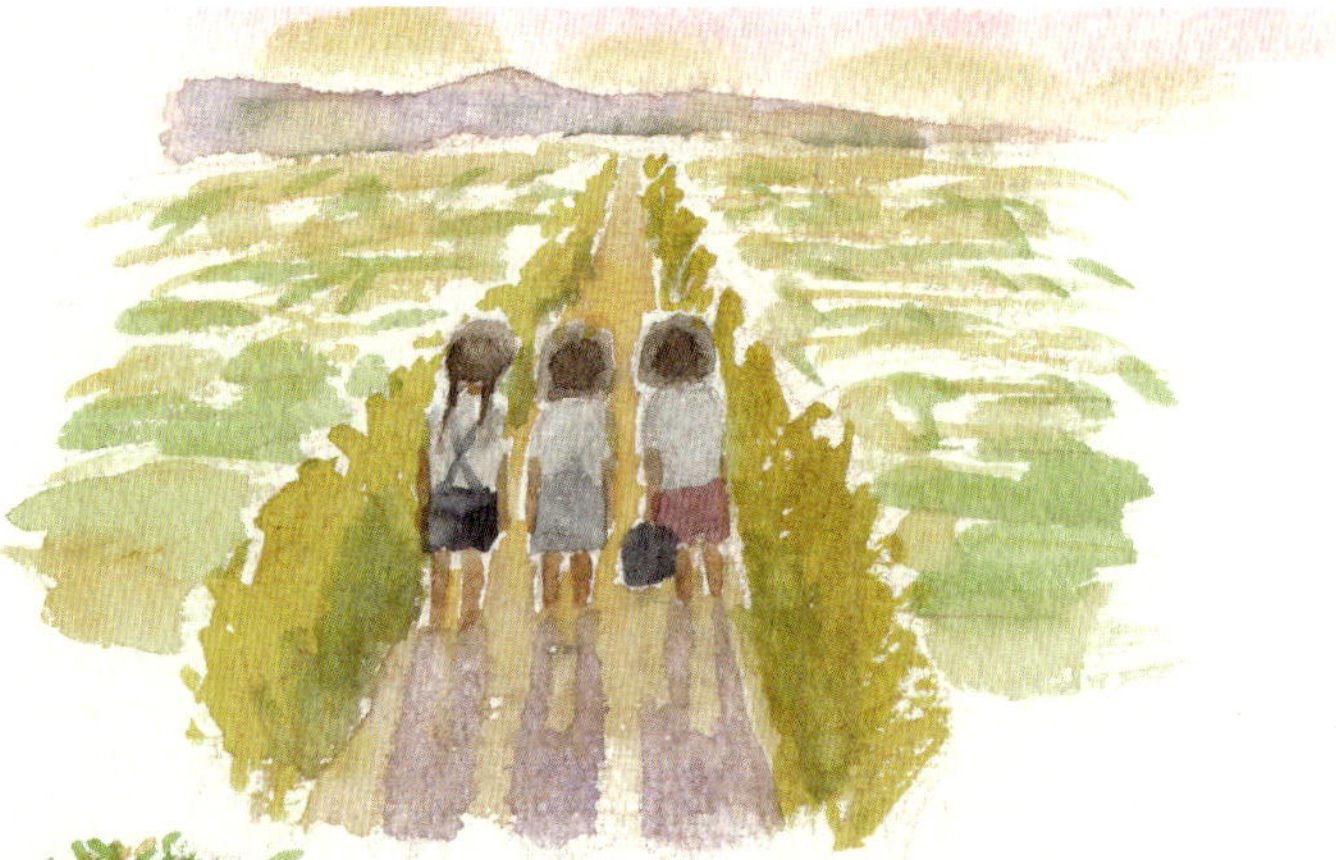

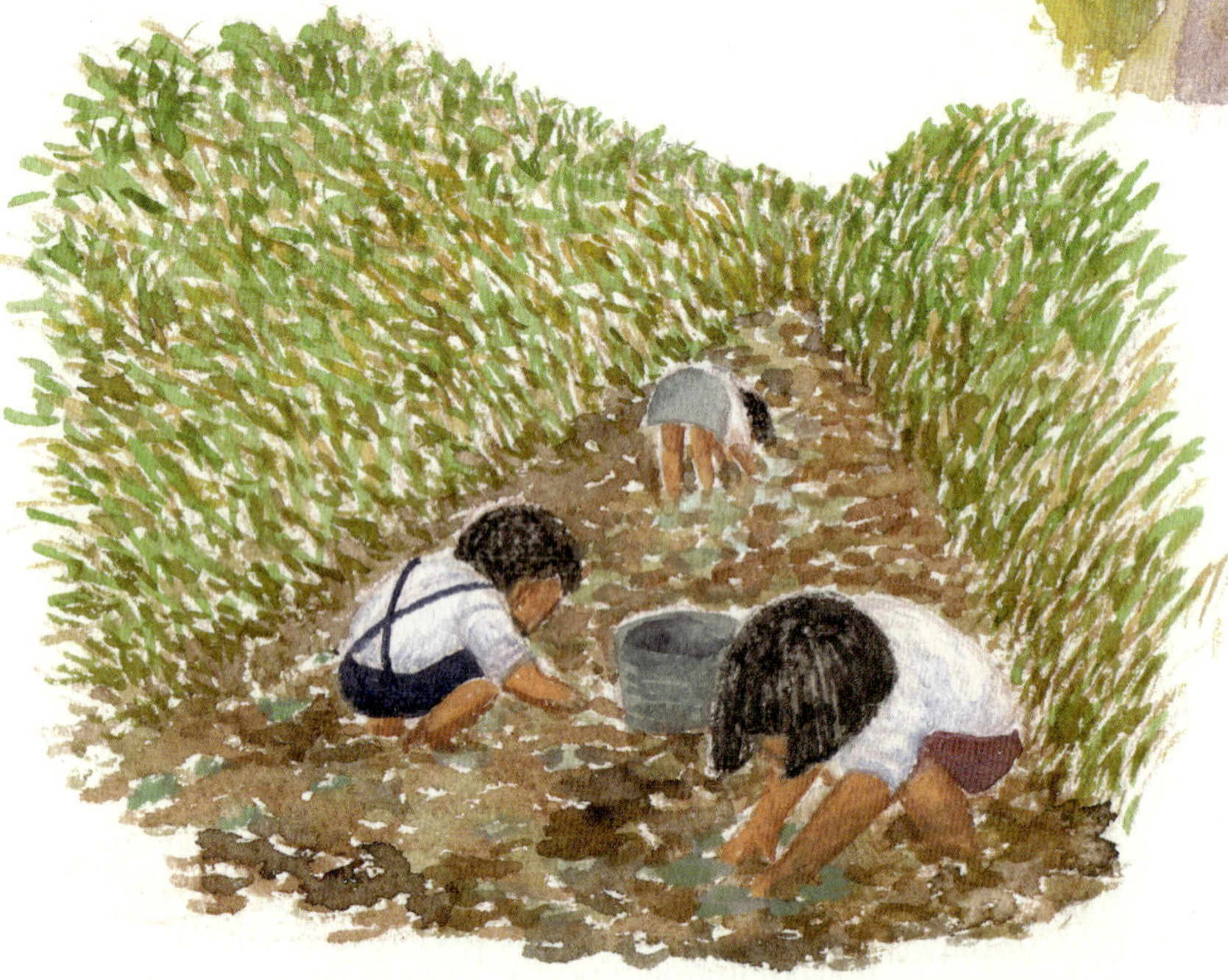

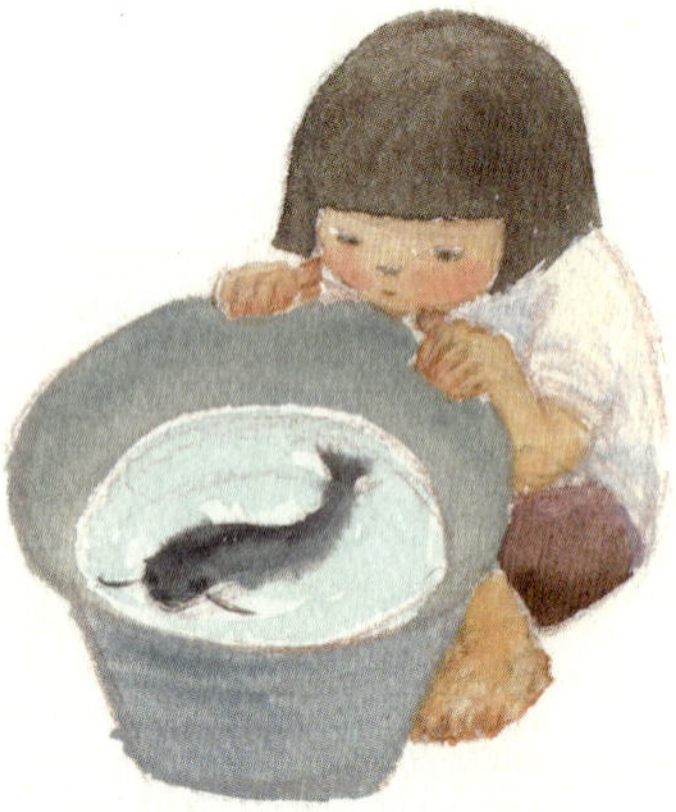

1　放課後にナマズ

稲刈りがはじまると田んぼの水を引く。
その情報が教室を駆け巡《めぐ》ると、放課後集合の合図だ。

授業が終わると大急ぎで学校を飛び出し、水の引いたばかりの小川に行く。

裸足でドロドロになりながら、僅《わず》かばかり残った水たまりに、逃げ遅れた小魚たちを、手づかみで取る。

みんな黙って熱中して進んで行く。気が付けばはるか遠くにランドセルを置いて来たことに気付く。

確かな手応《てごた》えにワクワクすると、ナマズだった。バケツに入れて意気揚々《いきようよう》と帰宅する。

あの可哀《かわい》そうなナマズはどうなったのか、今では思い出せない。食べた・・・記憶はないが。

家からも学校からも遥《はる》か遠くに来てしまったという密《ひそ》かな恐れの感情だけは、今も残っている。

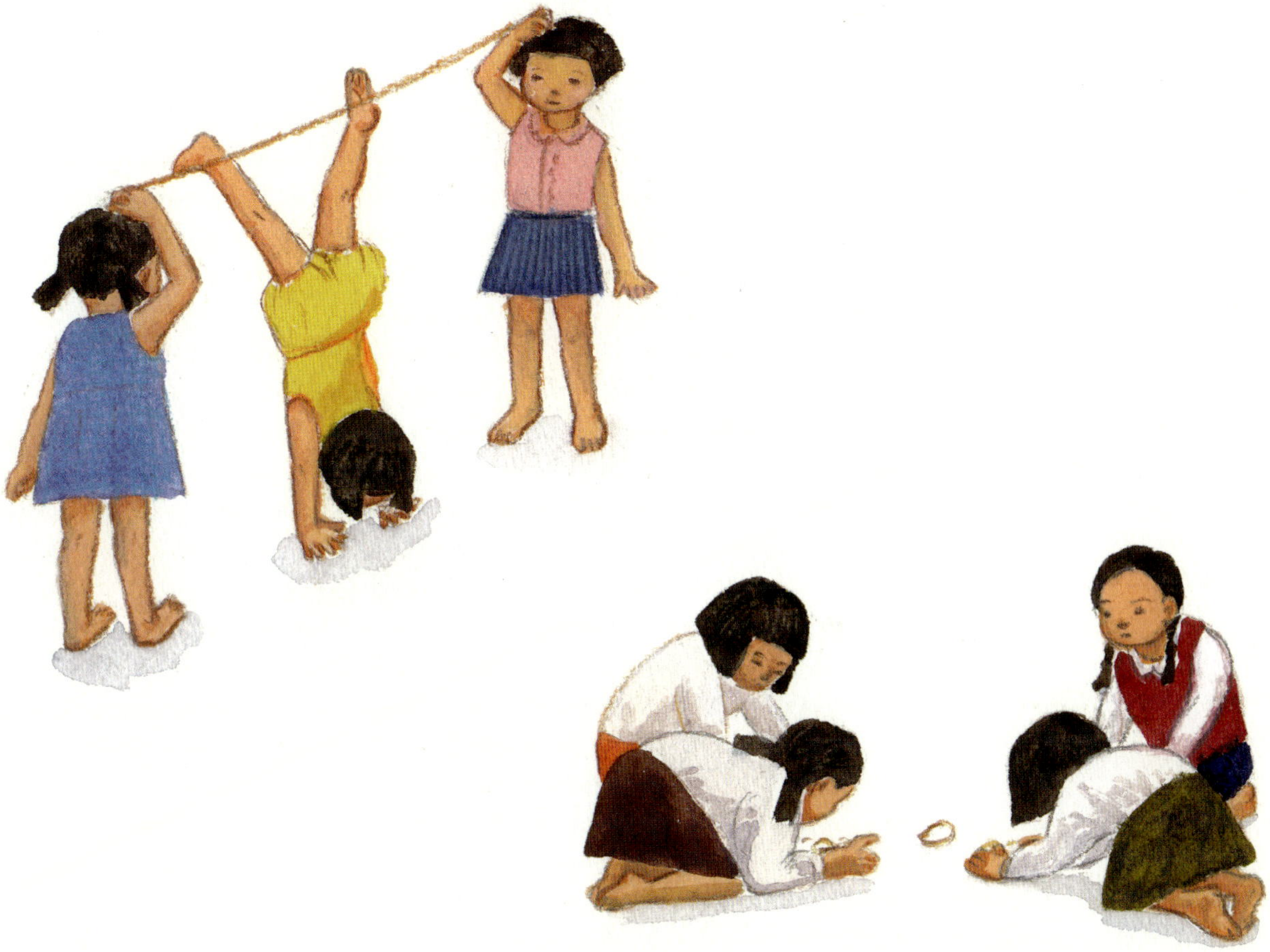

2 ゴム跳《と》び、ゴム飛ばし

輪ゴムはその頃身近な遊び道具であった。それを使っていろんな遊びをしていた。

教室の廊下では、休み時間になると輪ゴムを取り出して、人差し指でこすっては、遠くにどれだけ飛ばすか競争したものだ。

単純な遊びではあったが、輪ゴムの品質が競《きそ》われた。

また、輪ゴムを繋《つな》いで長くして、それを二人でもって伸ばし、だんだん高くしていって、走り高跳びのようにそれを飛び越える遊びもした。頭の上に行くと、逆立ちをして足に掛けて飛び越えた。スカートの裾《すそ》をパンツの中に入れ込んで、頭にかからないように工夫したものだ。

あるとき、逆立ちが勢《いきお》い余って、反対にこけたことがある。あまりの痛さに頭が真っ白になったが、そこは見栄《みえ》を張って何気ない顔で起き上がった。それ以来、ゴム飛びが嫌になった。

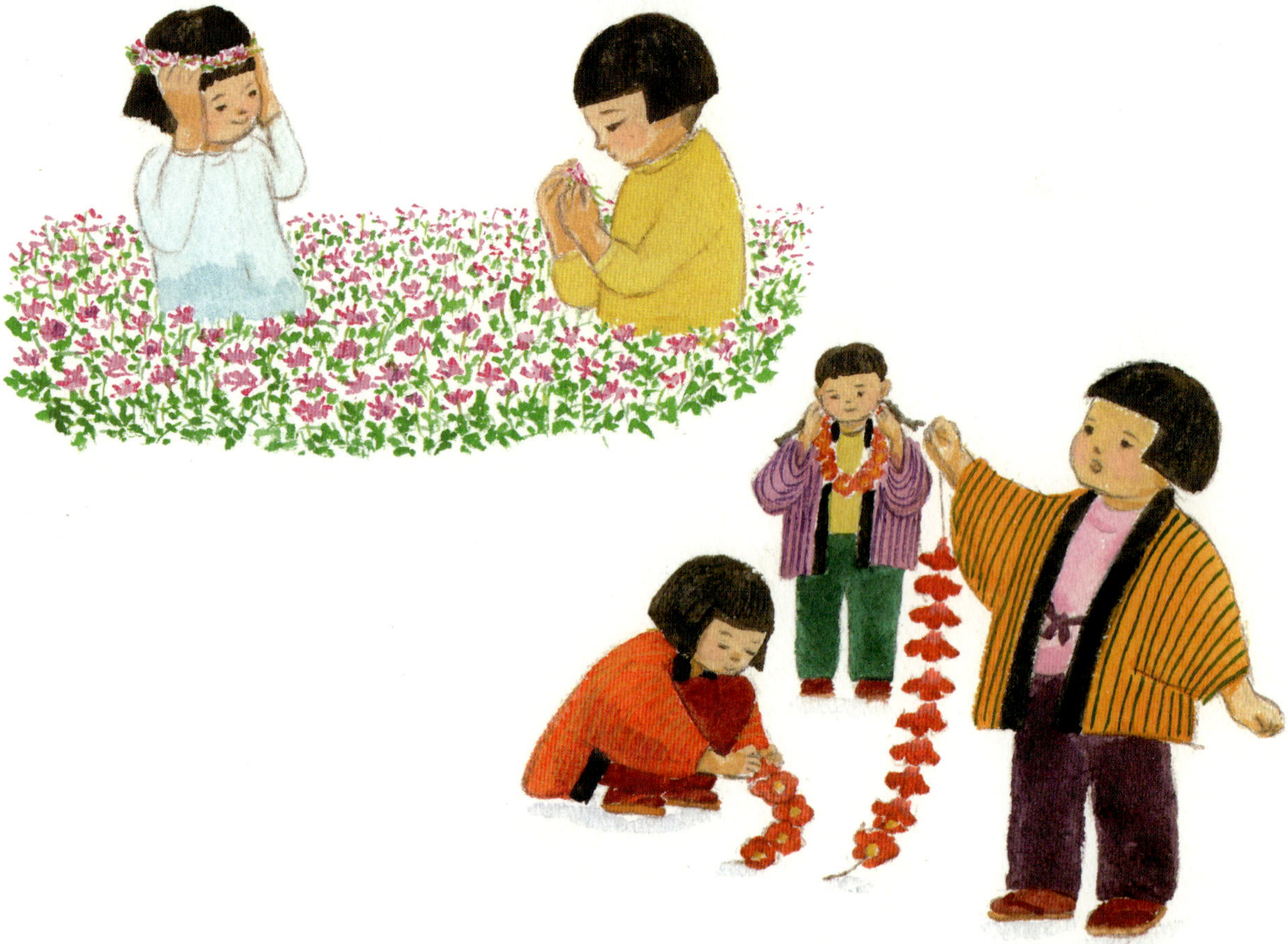

3　草花で遊ぶ

春になるとポカポカ陽気の中、あたり一面のレンゲ畑で鬼ごっこをしたり、かくれんぼをしたりして遊んだ。それにも飽《あ》きると、レンゲの花を摘《つ》んで冠《かんむり》をつくりお互いに頭にのせて笑いあった。あのむせるような甘い匂いが忘れられない。

初冬には垣根《かきね》の藪椿《やぶつばき》が真っ赤な花をつけ一気に華やぐのである。椿の花は枯《か》れないうちに、あっという間に落ちてしまう。もったいないので紐《ひも》でつないで首飾りをつくった。黄色のめしべで袢纏《はんてん》を染めながら。

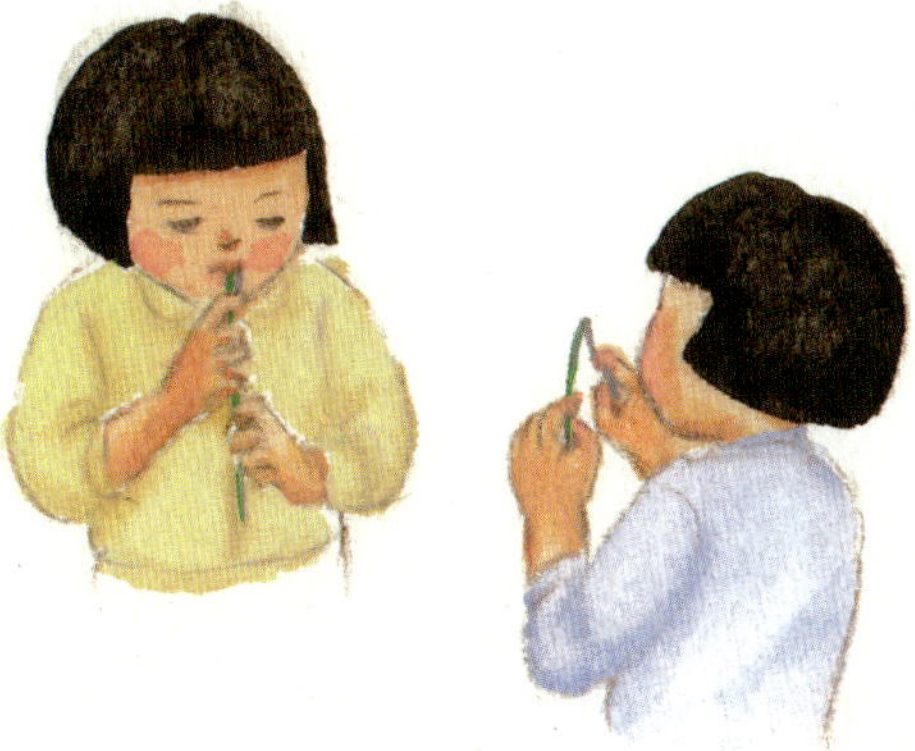

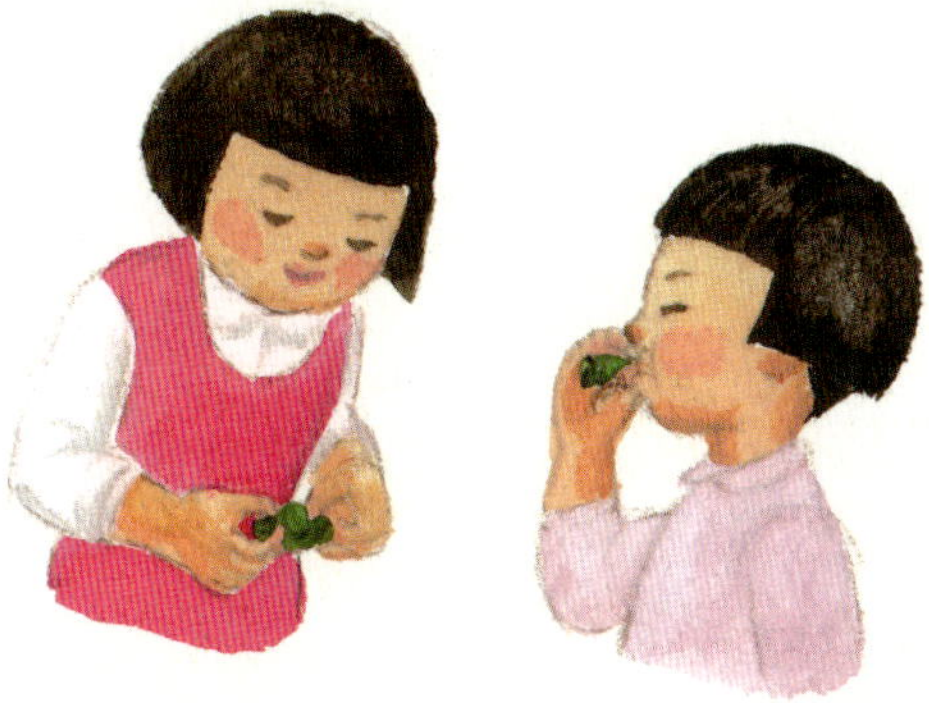

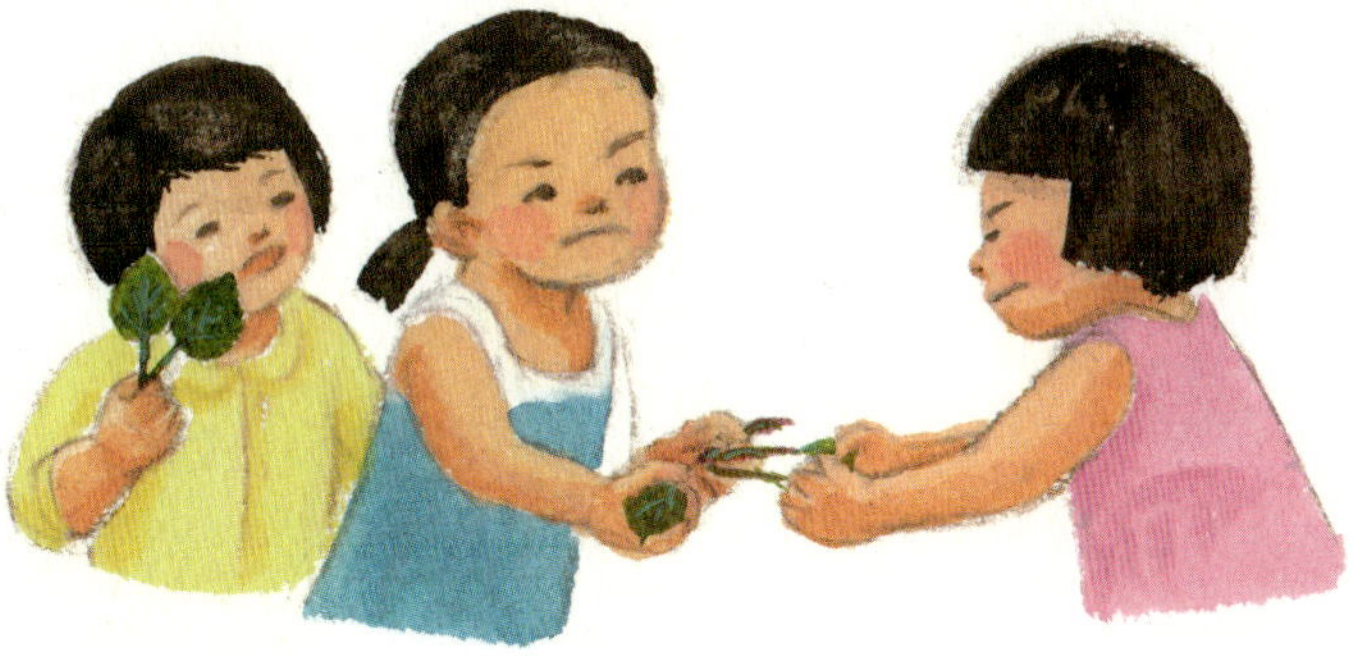

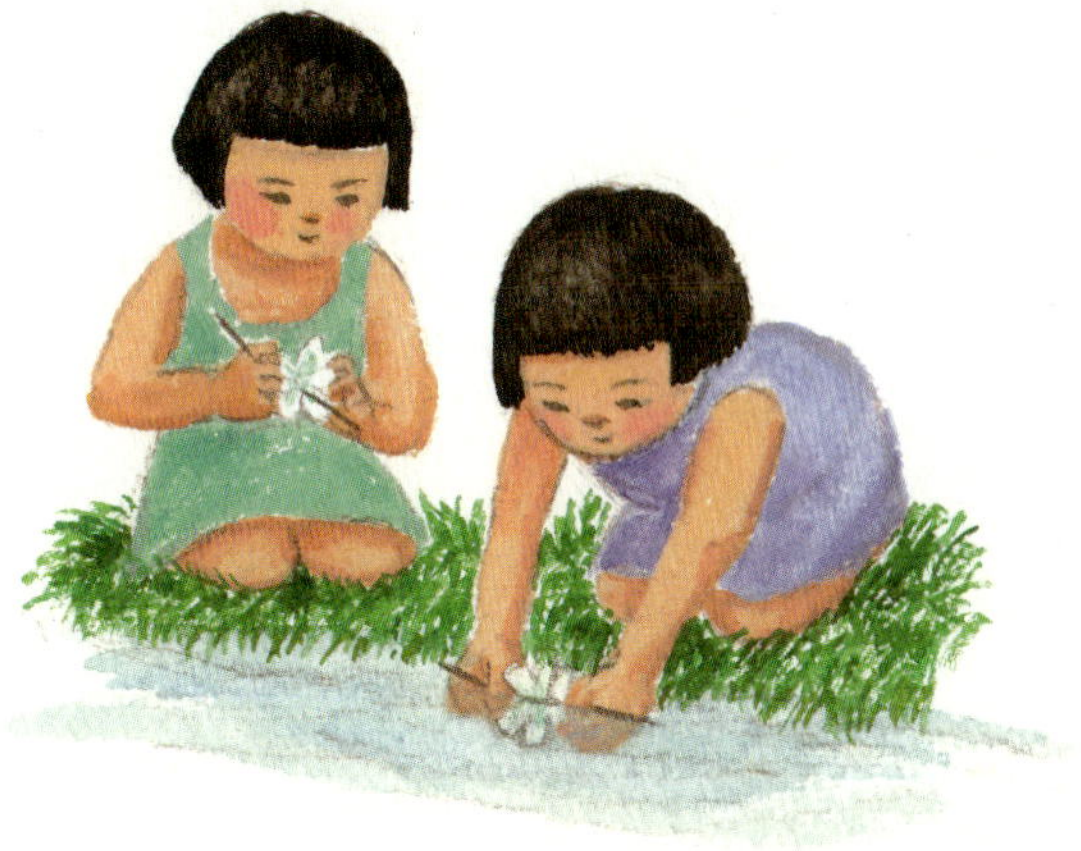

田んぼに鋤《すき》が入る前は、自由に出入りして遊んだ。草がたくさん生えていたが、それを摘んで茎を吹いてピューと音をだして遊んだ。

また垣根に緑が青々としてくると、若芽《わかめ》を摘んでくるくると丸め、端をつぶして口に咥《くわ》え、ぷっーと吹くと音が出るのを楽しんだ。

草がどんどん生えてくると大葉を摘んで、茎を絡《から》めて引っ張り合いをし、勝ち負けを争った。どれだけ丈夫な茎を見つけるかが勝負の分かれ目だった。

初夏になるとあちこちでくちなしの花がいい匂いを放って咲き出した。その花びらをおやつ代わりにむしゃむしゃと食べていた。たまには、木の枝を中に通して水辺で水車のように回して遊んだ。

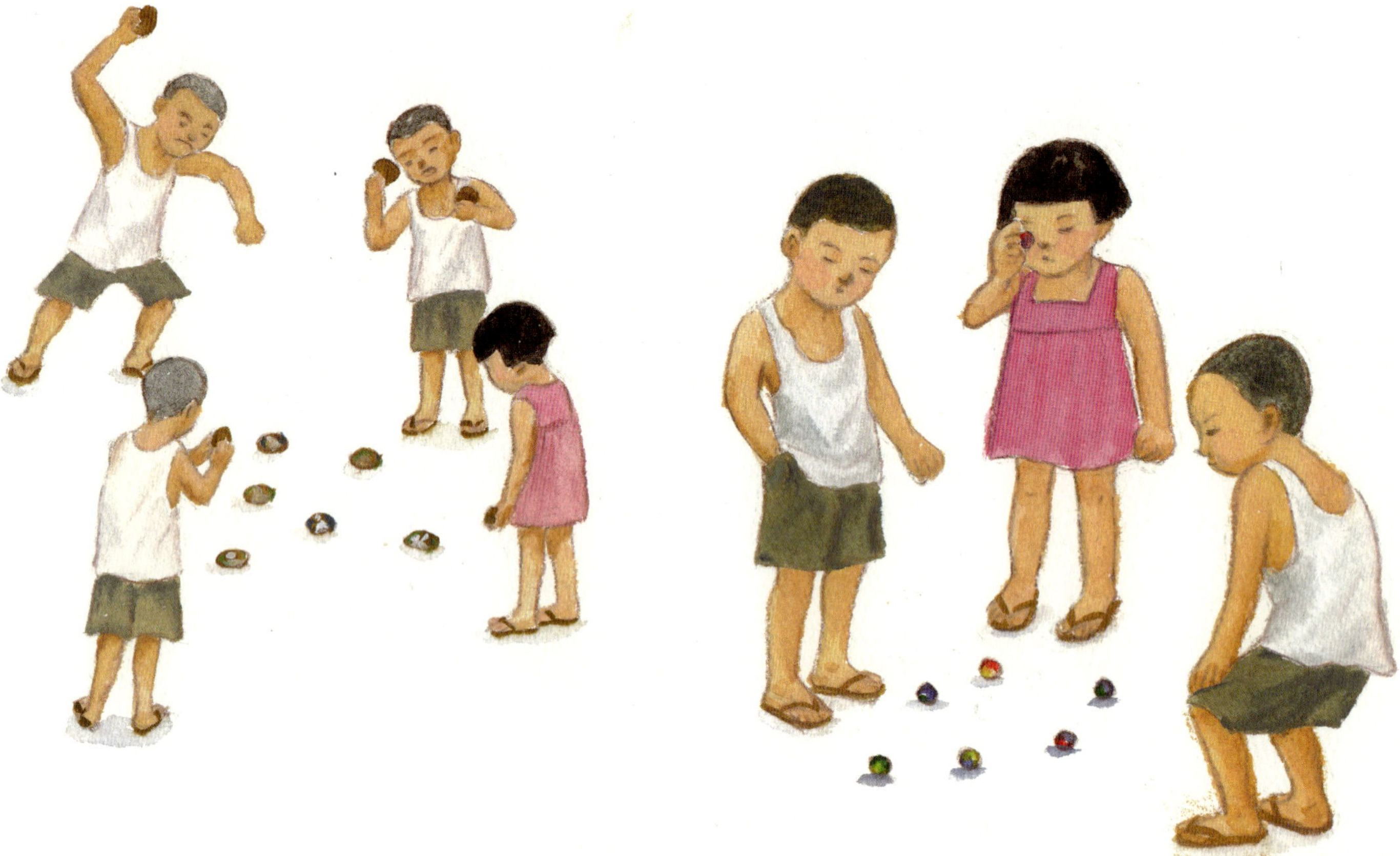

4 ビー玉・めんこ

ビー玉で遊んだ記憶があまりない。どちらかというと家の中に一人でいるのが好きだったので、近所の子とあまり遊ばなかった。ほんの数回ビー玉で当てっこして遊んだだけだ。

目で目測してビー玉を落として遊ぶのがたいして面白くなかったのかも知れない。

兄はビー玉を当てるのが得意で、沢山持って帰って来たそうだが、それを次姉がこっそり引き出しから取って使っていたと大人になって聞いた。のんきな兄は全然気が付かなかったそうだ。

めんこは「パッチン」と言って遊んでいた。馬糞紙《ばふんし》（今はそういう言葉も死語になった）に当時の流行《はや》りの野球の選手や漫画の主人公が印刷してあった。それを思いっきり投げて相手のパッチンをめくりあげると勝ちになり自分のものにできるというわけだ。

男の子の遊びだが、ときどきしたような気がする。

めんこ、パッチン　めんこ、ぱっちん、ぱーす、やっぺなど地方によっていろいろな呼び方がある。めんこの絵柄はブロマイドのように収集の対象になった。

馬糞紙　わら半紙などを原料にしてつくられる厚紙。本の表紙、箱などに使われた。

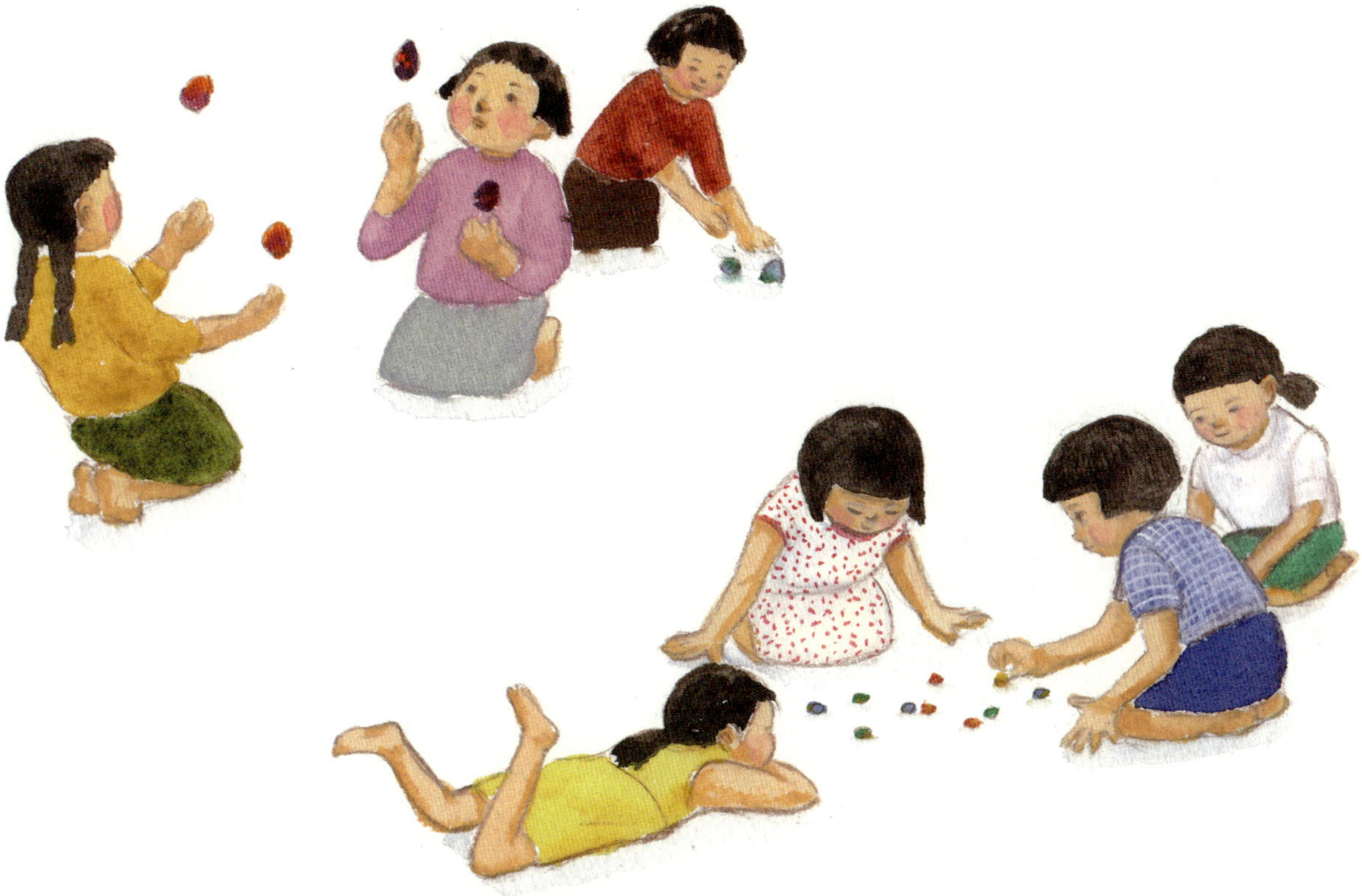

5 おはじき・お手玉

おはじき遊びは、女の子同士で床《ゆか》に寝そべったり、教室の机の上に並べて、指ではじいて勝負して取り合っていた。

いろんな技《わざ》を使って他人のものを取るのは快感だった。取られるのはとても嫌だった。こんな気持ちを味わうようになるのが大人になることだったのかな。

お手玉は、端切《はぎ》れを袋にして、その中に小豆《あずき》や大豆《だいず》を詰めてつくっていた。

歌に合わせて玉を左右の手で交互に回して遊ぶのだが、上手な子は、三つも回したりしてみんなに尊敬されていた。

♪一つ　二つ　三かけて　四かけて　五かけて
はしをかけ　はしのらんかん　こしをかけ
はるかむこうをながむれば　むすめごりょうが
ないている　わたしは　西郷隆盛の娘です♪

・・・・のような歌詞であったと思う。

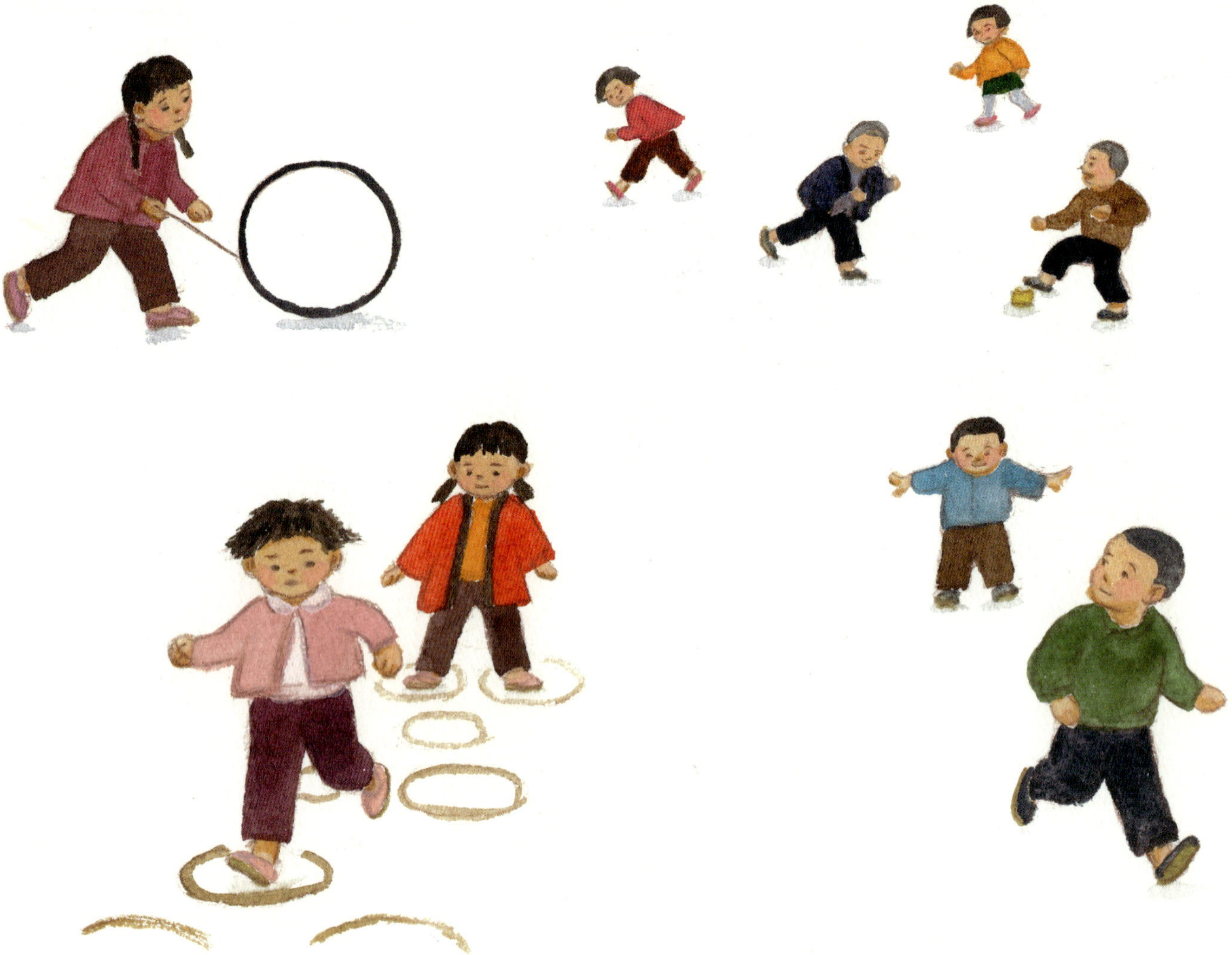

6 缶けり・けんけんぱ・輪回し

缶詰が出回るようになって、空き缶というものが出るようになった。それを道具にして、子どもたちはみんなで遊んだ。どれだけ遠くに缶をけるかで勝負がつくので、ける子でみんなの逃げ足が違うのである。

地面に棒で輪を書き、それを飛んだりして遊んだ。歌があったような気もするが覚えていない。

自転車の壊れた車輪を竹の棒で押しながら走る遊びもあった。大人になってキリコの絵の中でそれを見た時、なつかしい思いがした。

キリコ　１８８８年〜１９７８年。ギリシャで生まれ育ち、イタリアを中心に活躍した画家。90歳でフィレンツェで死去。無機的な町角の風景画で知られ、日本ではダリとともに人気が高い。

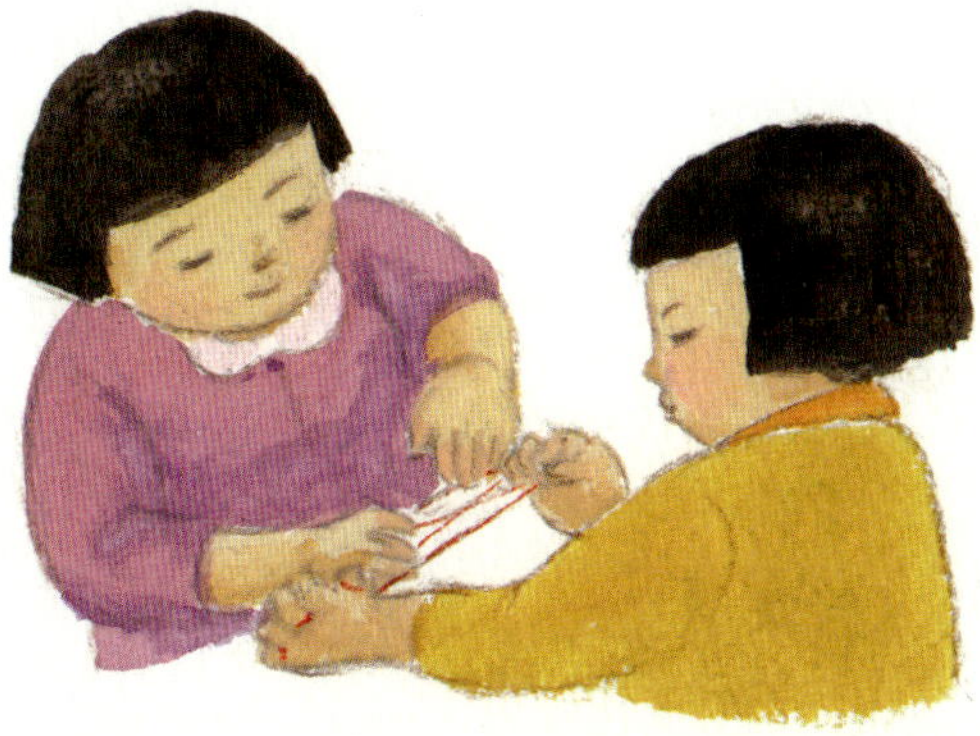

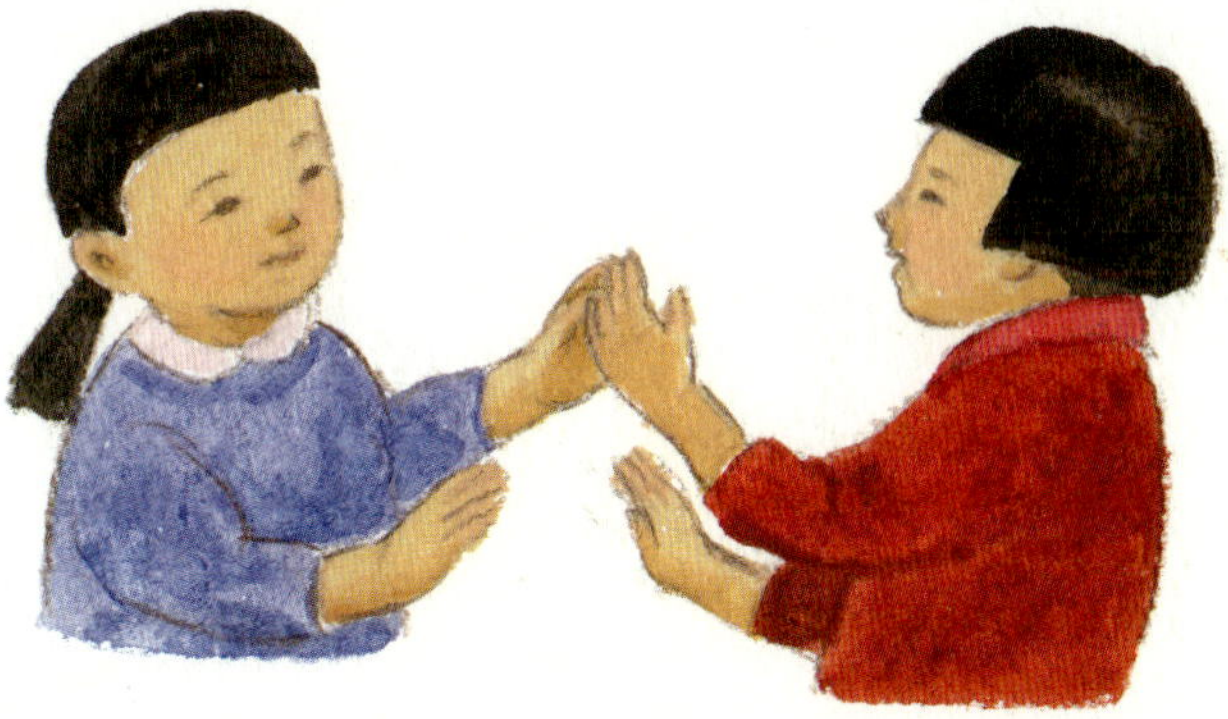

7 せっせっせ・あやとり

せっせっせは手遊びである。向かい合って二人で歌に合わせて手を叩《たた》くのだ。

夏も近づく八十八夜の茶つみの唄を歌いながら、ときどき替え歌にしたりして遊んだ。

あやとりは、毛糸や紐《ひも》を結んで手に通し、ほうきや橋などいろんな形をつくって遊んだ。向かい合わせになって二人で交互に取り合うのが楽しかった。

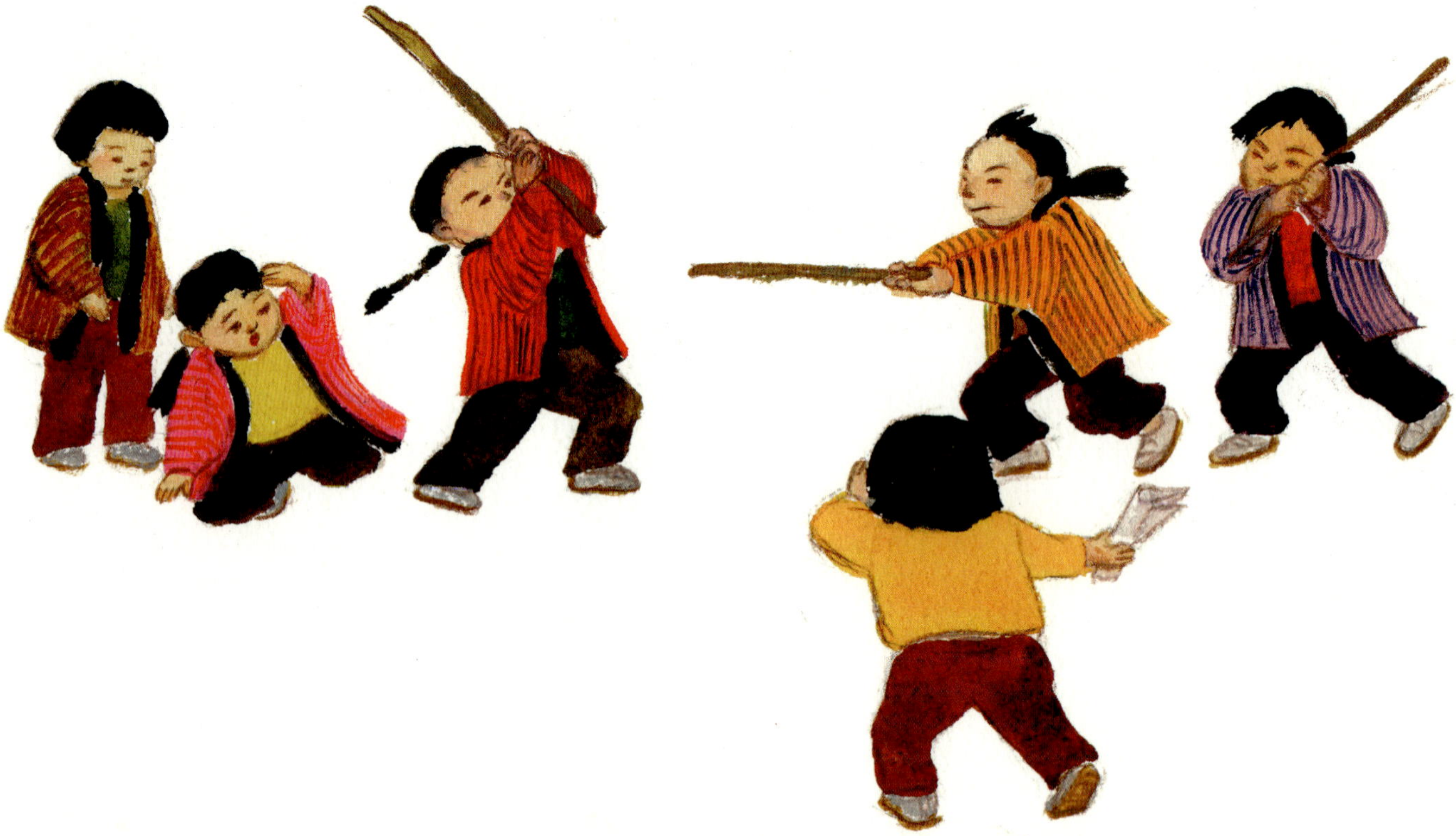

8 劇団ごっこ

その頃、流行《はや》った漫画は「赤胴鈴之助《あかどうすずのすけ》」だった。それを劇にして遊んでいた。なり切っていたのだ。

それが高じてついに劇団までつくった。友だちを集めて脚本をつくり、毎日練習した。脚本は日々更新なのだ。

それを聞きつけた先生が、是非見てみたいとおっしゃったので浴衣《ゆかた》などをかき集め、髪形や顔も化粧して勇《いさ》んで上演した。

子どものことなので大したことはないのだが、本人たちは真剣に勝負したのだ。

ところが先生から、化粧までしたのは行きすぎだとクレームをつけられた。それでジ・エンド。

あれから燃えることがなくなったなあ。

赤胴鈴之助　昭和29年（1954年）から、『少年画報』に連載された漫画の主人公の愛称。赤い胴の防具をつけたことからこの名がある。幕末の道場で剣を磨き、正義のために闘う少年の活躍を描いたもので、ラジオドラマ、映画、アニメになった。

第五章

家族のできごと

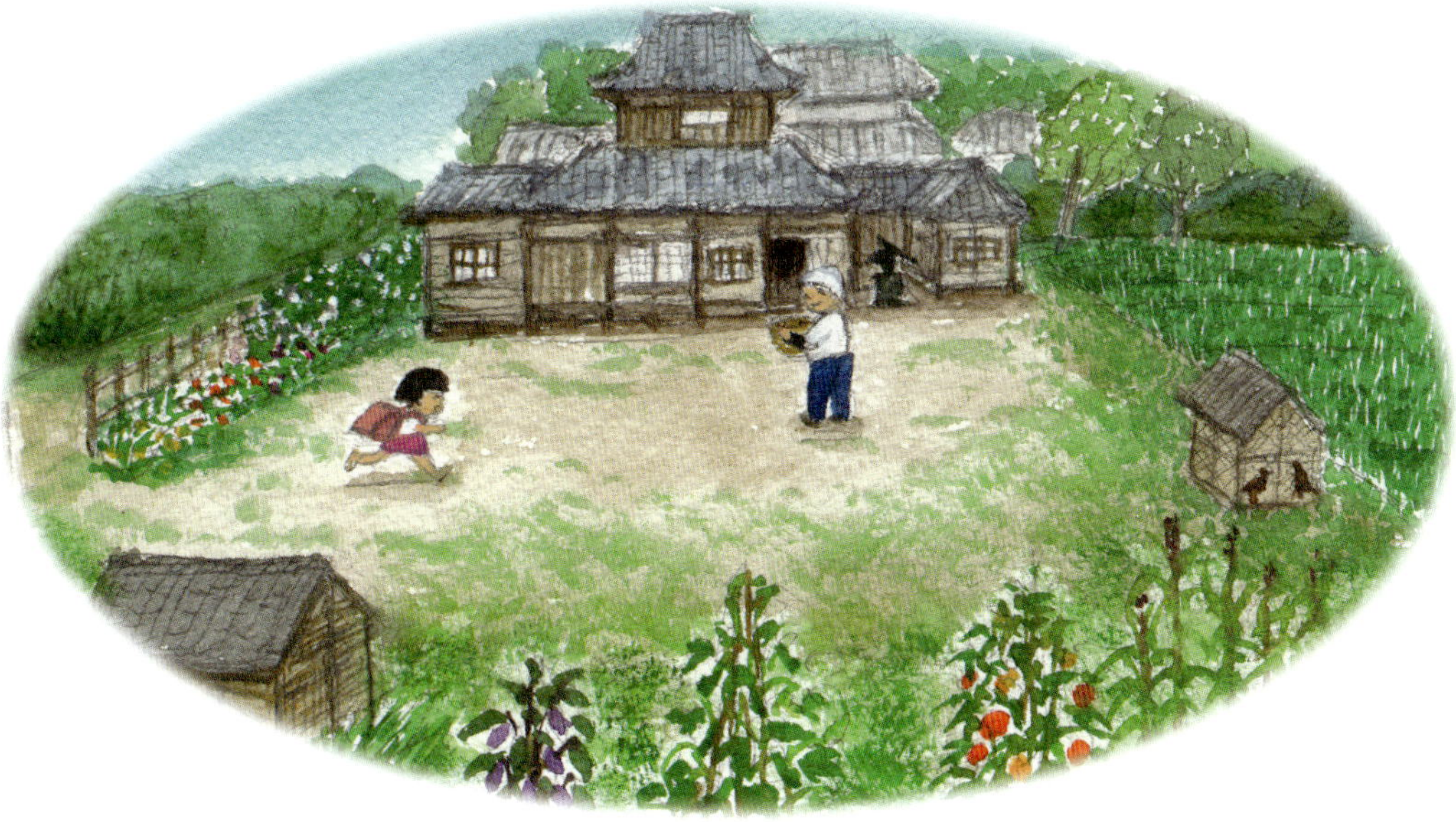

山番の家を移築したというわが家は、
素朴なつくりだった。
集落の真ん中にあり、
まわりは「本当」の農家ばかりだった。

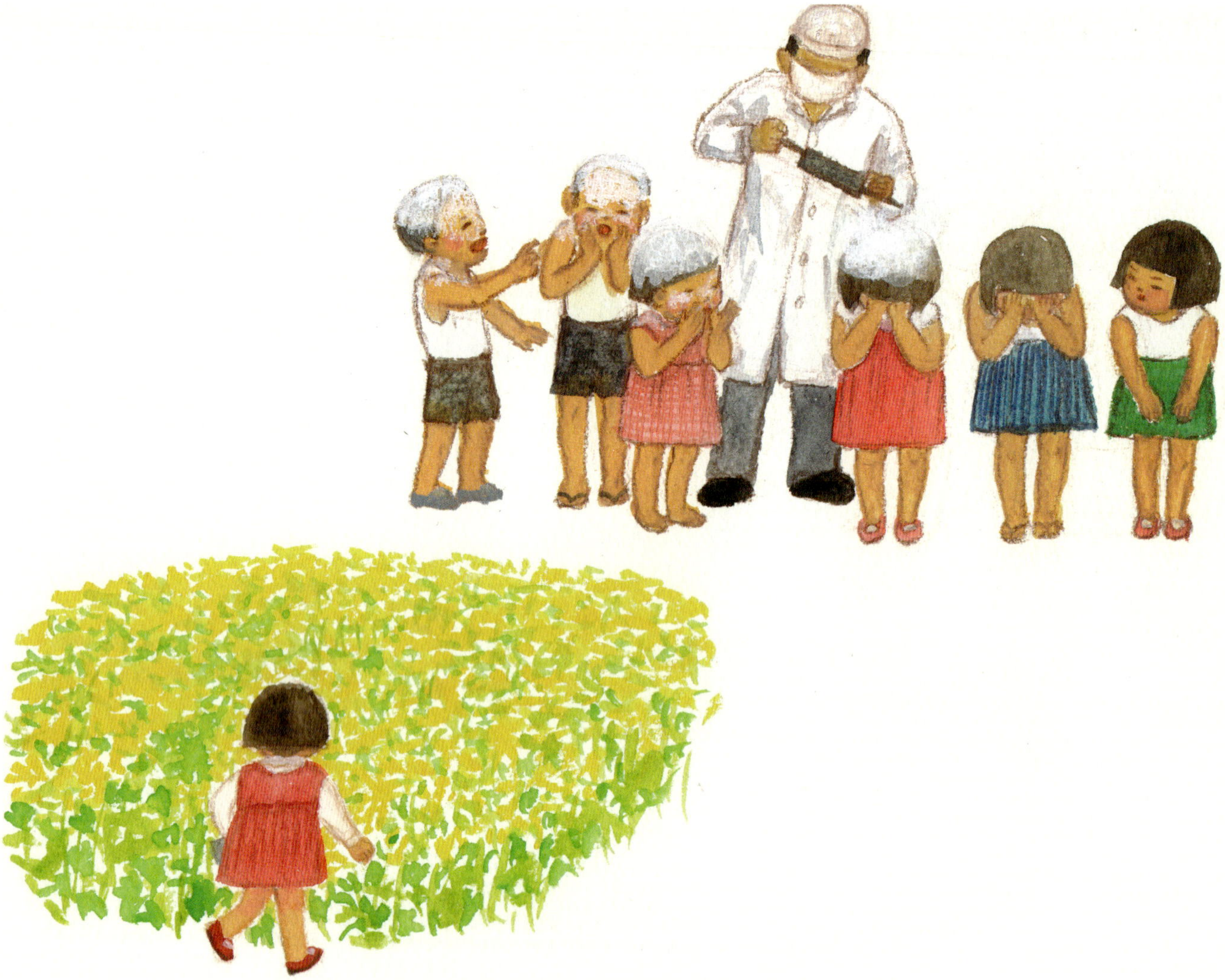

1　菜の花畑で

新学期になると検便や身体検査があった。

検便の容器は、自宅のマッチ箱であった。登校するときに持って行かなくてはならないので、朝から忙しい思いをした。菜の花畑に駆け込んで用を足し、マッチ箱に入れて持って行った。

その頃は、おなかの中にいろんな虫がいて、それを下すために薬が配られて飲んだりした。

顔色が悪い子は、虫のせいだと言われていた。

現代の超清潔社会では考えられないような生活である。これでよかったのだろうか。今では腹の虫でアレルギーが治るなどと言われたりしているのに。

虱《しらみ》を殺すために、学校でＤＤＴを頭から撒《ま》かれて、頭も顔もまっ白になったこともある。

有無《うむ》も言わさず。アメリカ進駐軍《しんちゅうぐん》の方針だったらしいというのは、大きくなって知った。アメリカから見たら、なんて汚い子どもたちだろうと思われていたのだろうなあ。

進駐軍　太平洋戦争敗戦後に、日本を占領するために上陸した米国軍。

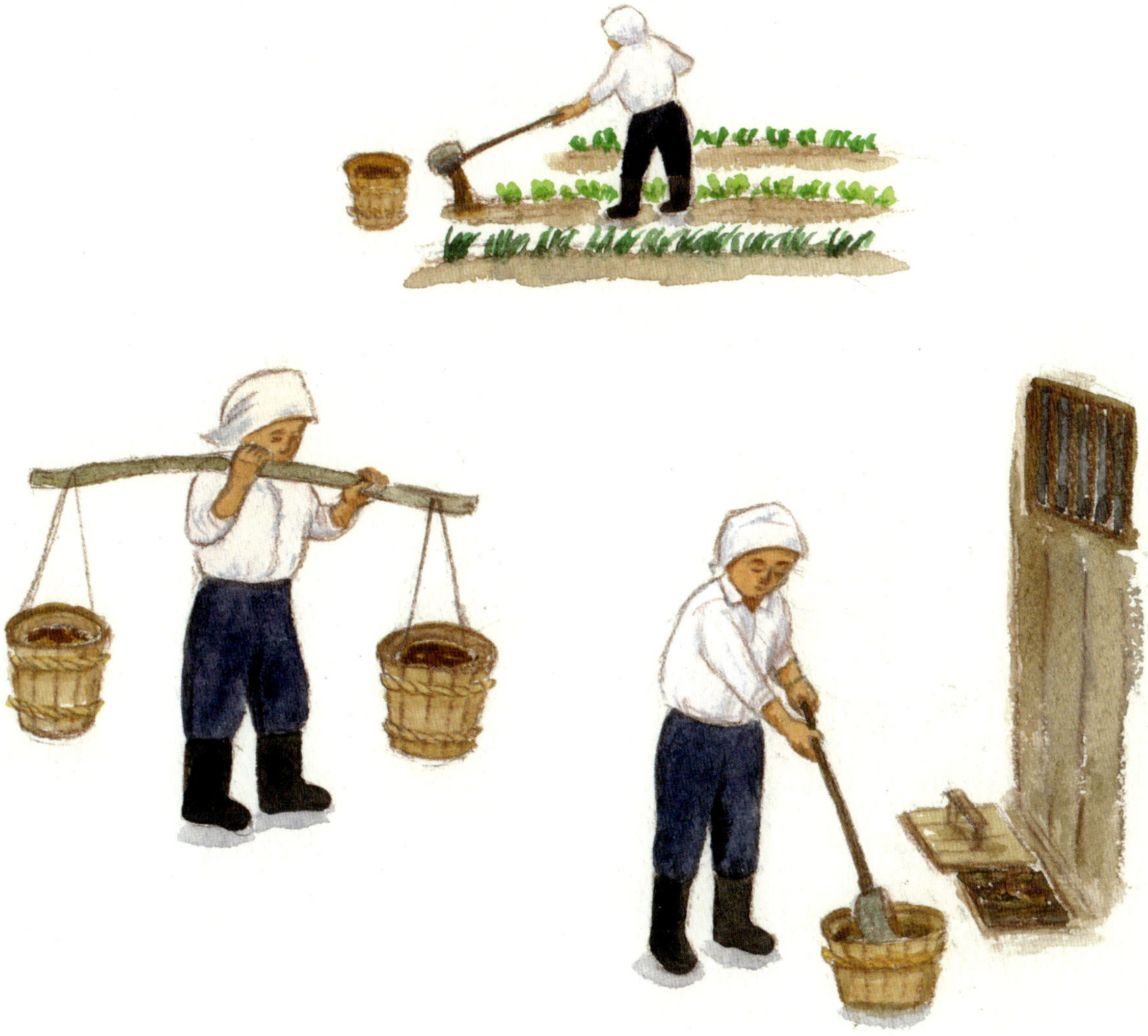

2 汲み取り

ポットン便所という言葉も死語になってしまった。

田舎では、自分たちの糞尿《ふんにょう》が肥料にリサイクルされていた。肥《こえ》たんごという木の桶《おけ》に糞尿を汲み、天秤棒《てんびんぼう》で二つの桶を、バランスを取りながら畑まで運び、柄《ひ》杓《しゃく》で撒《ま》いたものだ。

母は、お嬢様育ちだったのに、突然、田舎に住まなければならなくなり、そのうえ天秤棒を担《かつ》いで畑に糞尿を撒くという生活をするのが、どんなに不条理なことだったろう。

決して東京時代の友人には、見せたくない姿だったと思う。よくがんばったなあ。

そのうち化学肥料ができ、みんな糞尿の始末《しまつ》に困るようになっていった。循環型社会とはきれいごとでは済まないことは、田舎暮らしをした私にはよく分かる。

伝染病は減り、腹の虫は居なくなったが、今度は化学薬品による健康被害で苦しむようになってしまった。

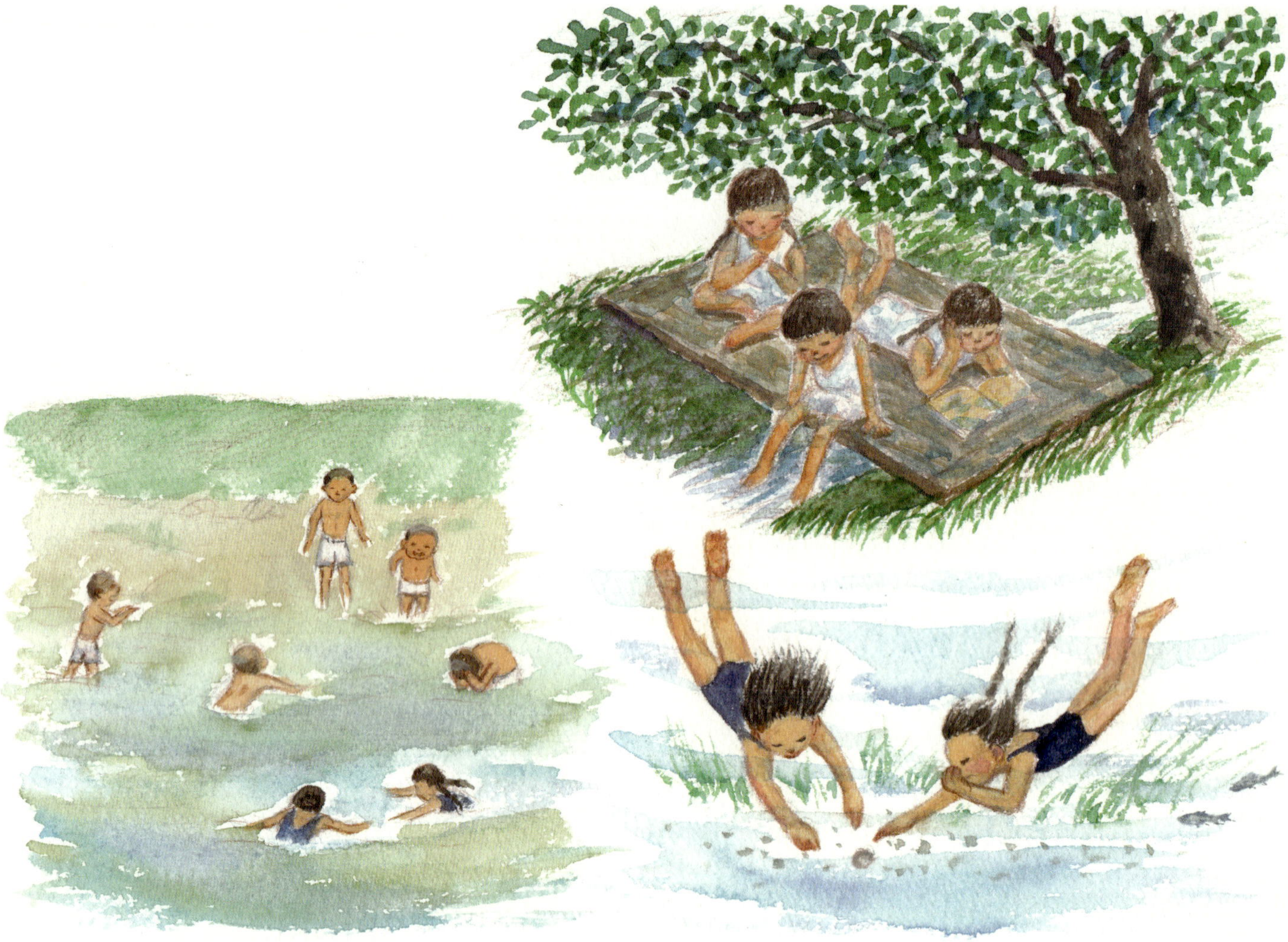

3 避暑

南の国だったので夏はとても暑かった。昼間は、裏の小川に掛けた板の上で避暑としゃれこんだ。木の葉が日陰になって、そよ風が気持ちよかった。

少女漫画雑誌を回し読みしたりした。本を買ってもらえる子どもは少なかったので、一冊がぐるぐると近くや遠くの集落の中を順番に行き来した。

近くの福島川で泳いだりもした。川底の石ころを拾《ひろ》いあったり、息が続く競争をしたり、水泳というより水遊びであった。

部落で、子どもたちが寄り合って、みんなで出掛けたものだ。下の子を面倒見るのが上の子の役目だった。

学校にはプールはなかったので、ときどき川まで体育の時間にみんなで行ったこともある。

小魚がいたり、藻《も》が繁《しげ》っていたり、川の中は面白いものがたくさんだった。

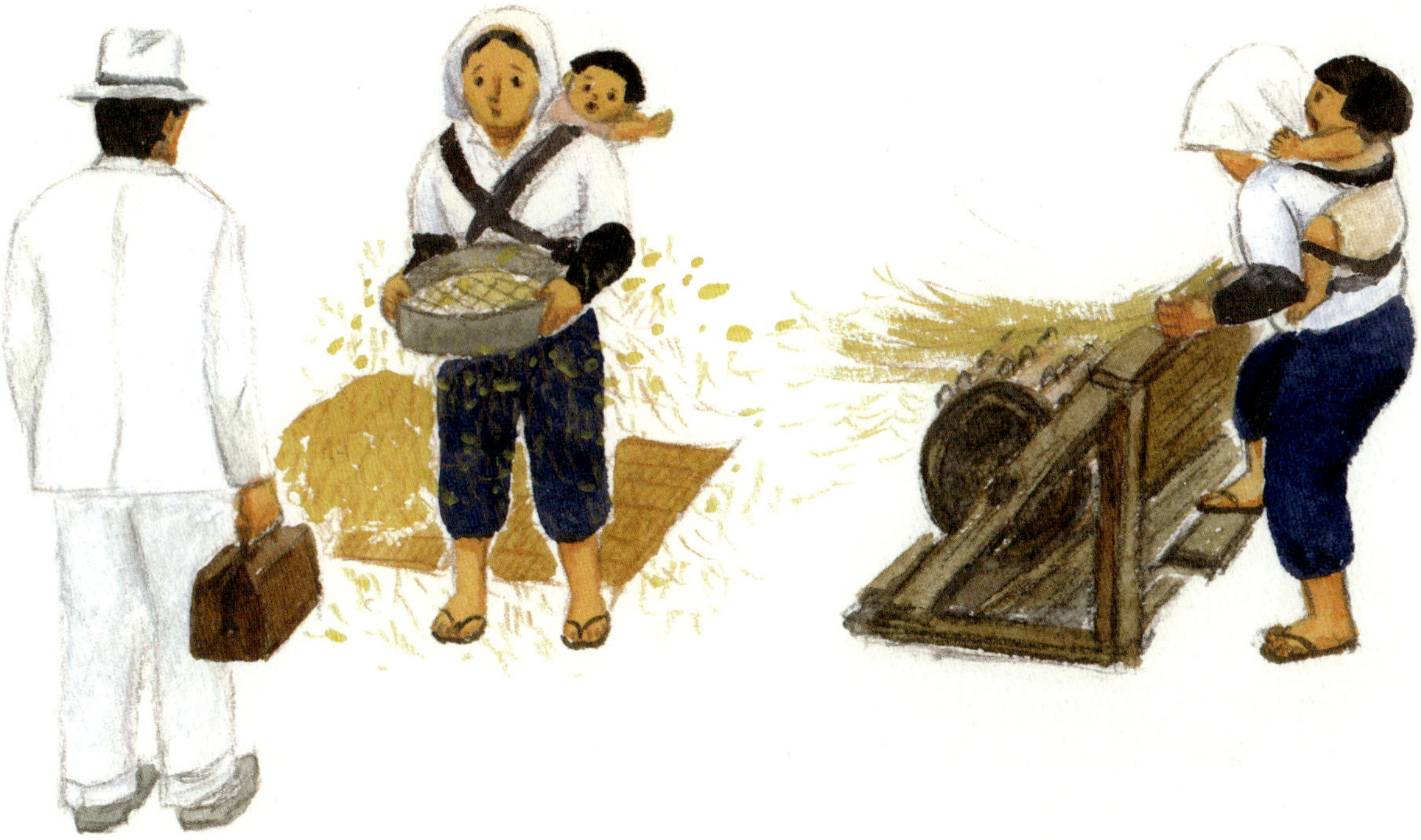

4　稲こぎ　籾《もみ》篩《ふる》い

私の母は、百姓仕事など一度もしたことのない人であったのに、戦後の農地改革でやむなく農作業をしなくてはならない立場になり、とても苦労したと思う。馴《な》れない農作業を見かねて、隣りの人たちが手助けや助言をしてくれたようだ。負けず嫌いの母は、なにくそと頑張ったことだろう。

幼い私を背中に背負って、道端で埃《ほこり》まみれになりながら籾《もみ》を篩《ふる》っているところに、東京から父の友だちがはるばる訪ねて来られたことがあったそうで、そのときの屈辱《くつじょく》感をたびたび聞かされた。東京では、外出時には、白いレースの手袋をするような洒落《しゃれ》た生活をしていたのに、と。

幼い私は、その籾篩いの振動が楽しくて、キャッキャと喜んでいたそうだ。

稲こぎ　籾篩《もみふるい》　稲こぎは、脱穀のことで、稲の穂から籾をこき落とすことをいう。「稲こき」ともいう。その籾から、外側の籾がらを落として、実（玄米）をとる作業を籾ふるいという。籾すりともいう。

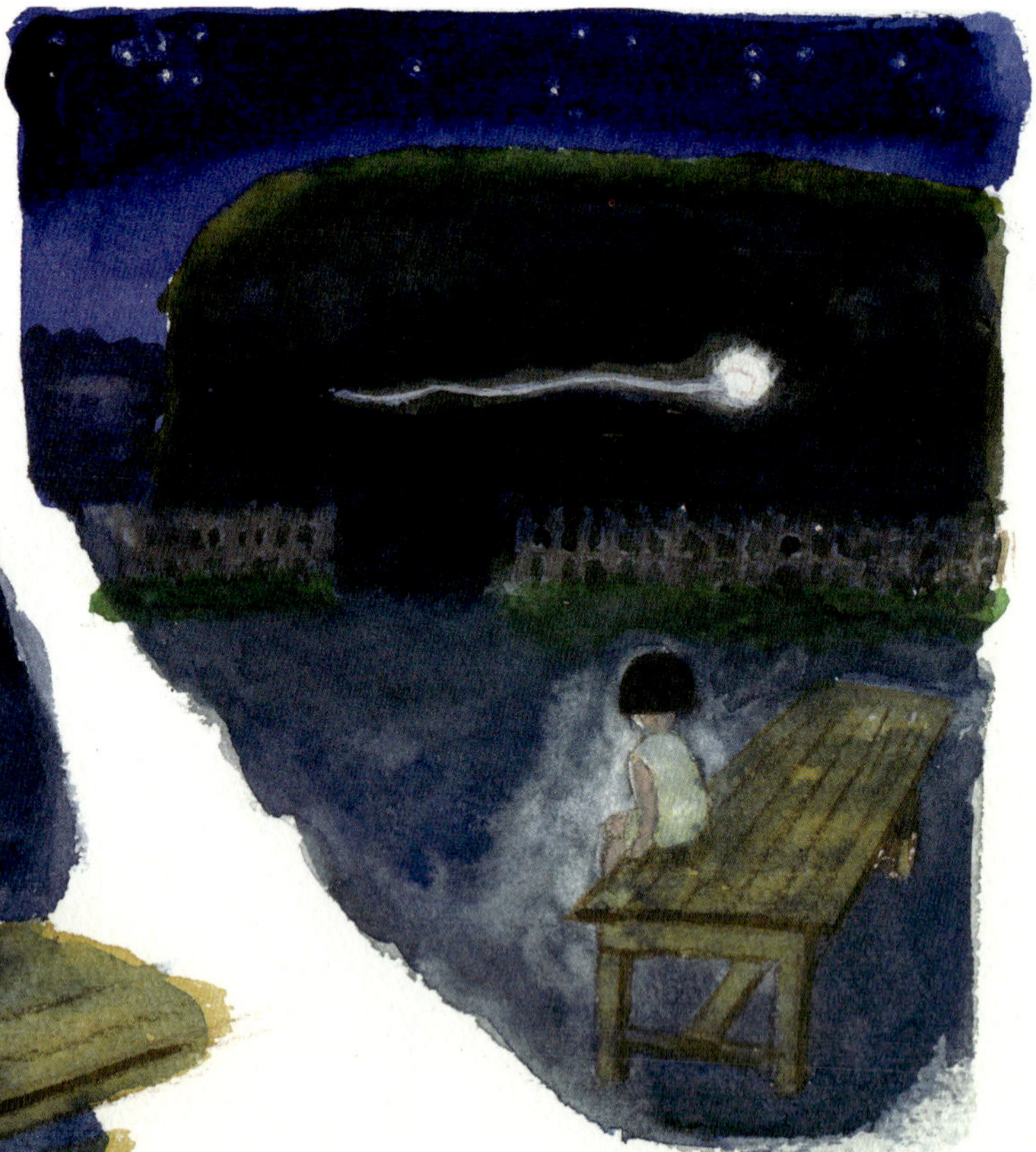

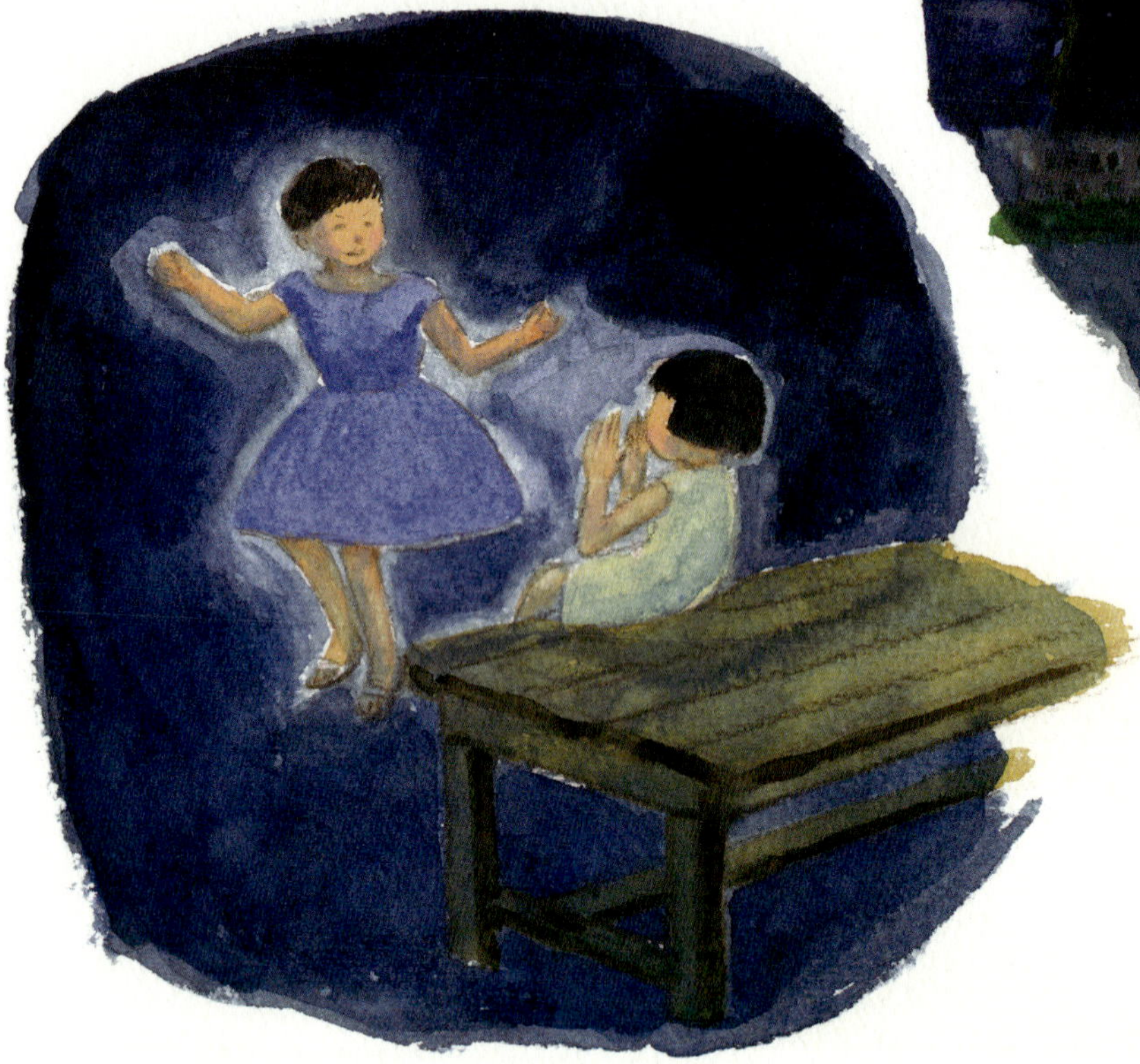

5 人魂《ひとだま》

夏の夜は、家の中は暑いので、外に出てバンコと呼ばれる木製の縁台に座って涼むのが習慣だった。家の明かり以外に街灯《がいとう》はないので、あたりは真の暗闇であった。

ある時、家族のみんなが家に入ってしまった後、一人でバンコに座って夜空を見ていた時、明かりも何もない生《い》け垣《がき》を横切る丸い明かりを見つけた。スーッと横切っていくのを茫然《ぼうぜん》と見ていた。

怖《こわ》いというより、何だろうなあと思って見続けた。姉に訊くと「それは人魂だよ」と当たり前の顔をして言われた。「墓に行くといっぱい飛んでるよ」と。

昔は土葬《どそう》だったので、科学的に言うとリンが発光しているのだと説明されたが、そうかなあと今でも不思議な気持ちは消えない。

バンコでは、姉のロカビリーを思い出す。その頃、流行っていたのだと思うが、田舎は演歌の世界だったので、とても新しい感じがした。

大人になって、あのような深い暗闇を思い出したのは、インドのシャンティニケタンだった。暗闇には、ビロードのような手触りとまとわりつくような匂いがあることを思い出した。

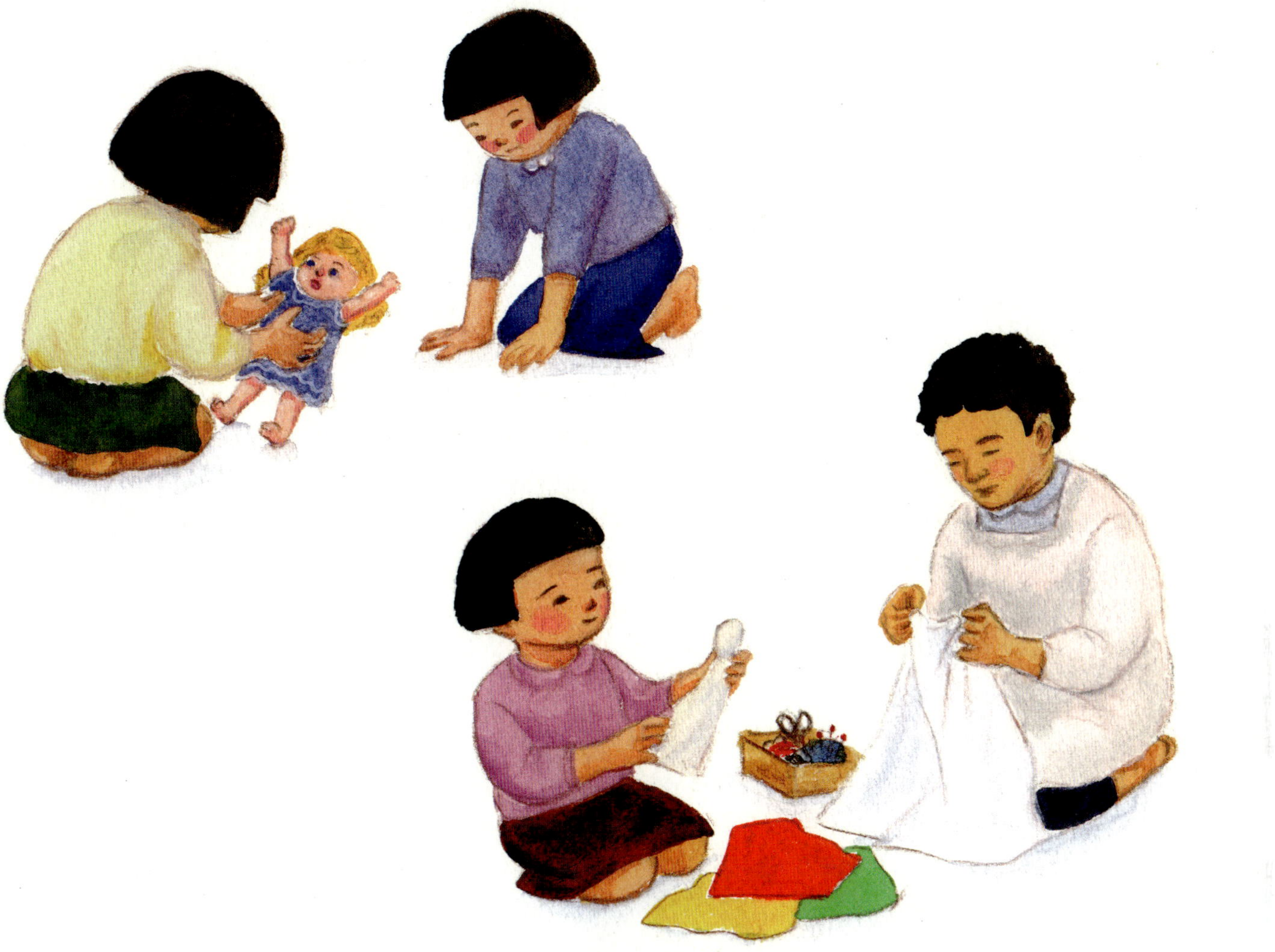

6 人形づくり

私は、外で遊ぶより家の中で絵を描いたり、人形をつくったりするのが好きだった。一生それればかりしてきたようだ。

雨の日は特に外ですることがないので、端切《はぎ》れを使って人形をつくった。服のデザインをするのが楽しかった。マンガで読んだお姫様の服を参考にした。その頃は時代劇に夢中だった。

そのうち西洋の人形が流行《はや》り出し、私もミルク飲み人形を買ってもらったが、つくった服の着せ替えをするのが面白かった。ミルクの代わりに水を飲ませるのだが、そんなことはどうでもよかった。すぐに飽きて後はどうなったのか覚えていない。

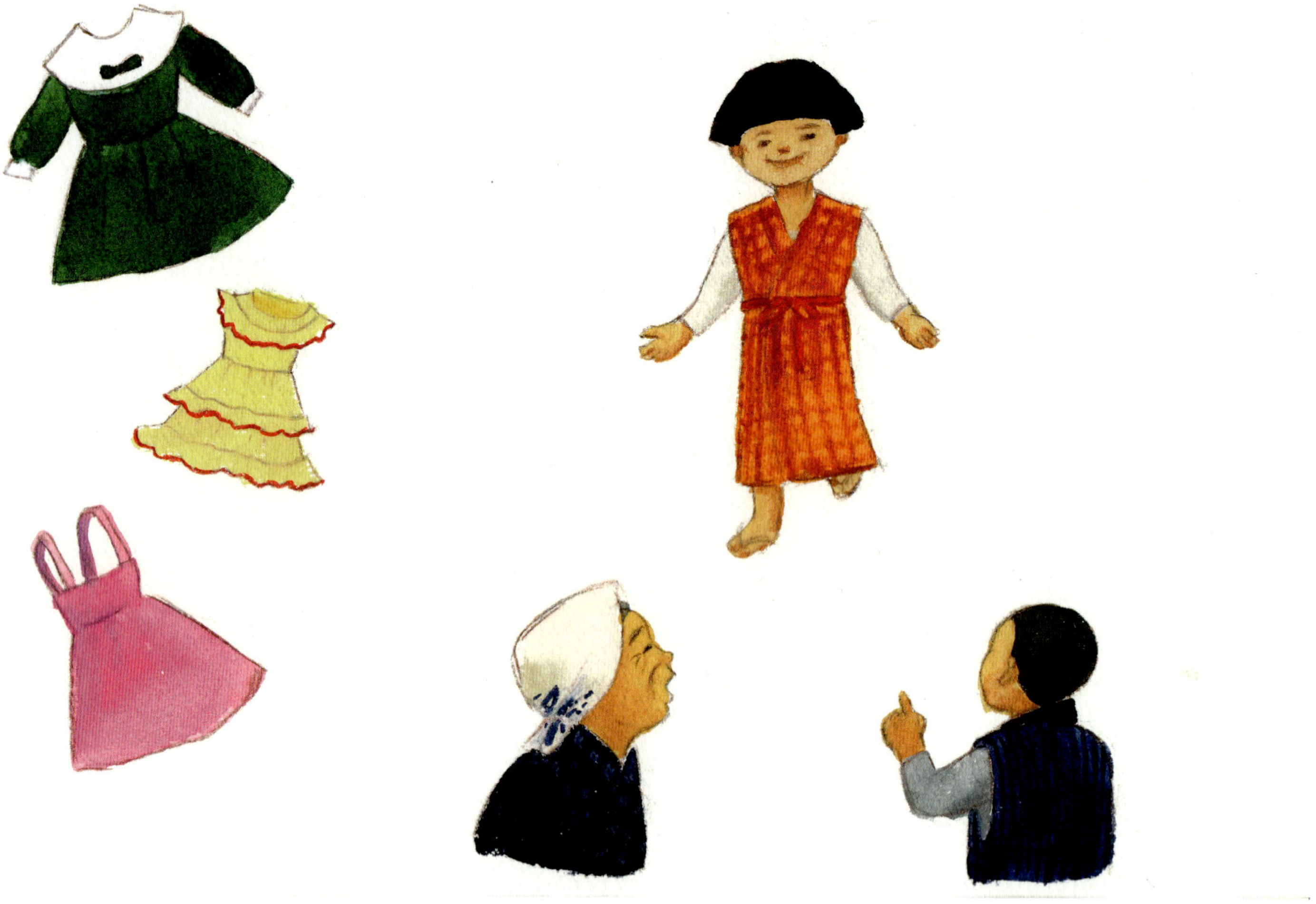

7 袖《そで》なし着物

私は着るものにとても関心があった。今でも同じ。三つ子の魂《たましい》百まで。

新しい服は正月とお盆にしかつくってもらえなかったので、そのときはどんなデザインがいいか真剣に検討した。昔は、子ども服は売ってなかったのだ。

あるとき、ネルの寝間着を新調してもらったことがある。あまりの嬉しさに、まだ袖もついていない寝間着を外に着て行って見せびらかしたものだ。近所のおばあちゃんが「まあ、るみちゃんはまだ袖もついとらんもんば着とるよ」と呆《あき》れられた。

今でもあの服たちを鮮《あざ》やかに思い出す。つましい給料の中から、両親が私のためによく服を新調してくれたなあと感謝するばかりだ。

三《み》つ子《ご》の魂《たましい》百《ひゃく》まで　小さいときに身につけた性格、考え方、技術、クセは死ぬまで抜けないという意味の成語。

ネル　フランネルの略。柔らかく軽い毛織物で、衣類、シーツなどに使われる。

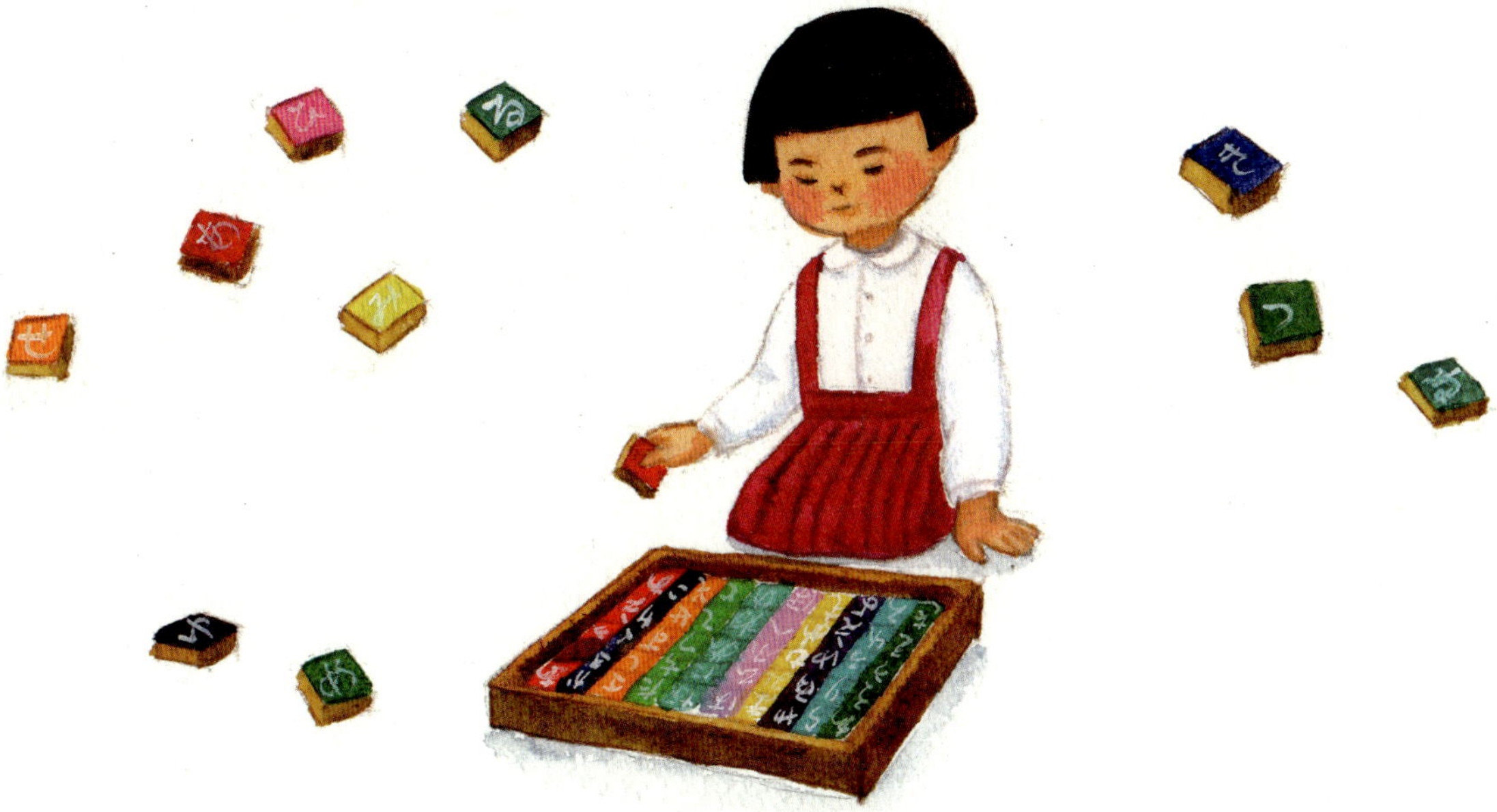

8 ツミキのプレゼント

小学校に入学するまで、幼稚園にはいかなかった（ひと月くらい行ったことがあるが、毎日いじめられてすぐにやめた）。

その私に、父の同僚が木切れに、「あいうえお」の五十音が書いてあるツミキをプレゼントしてくれた。カラフルにペンキが塗ってあって、私は喜んで毎日遊んでいた。

小学校に入る頃は、五十音のひらがなは全部覚えていた。

今でいう英才教育になったのだろう。父母はとてもその同僚に感謝していた。百姓仕事に忙しくて、子どもの面倒をみる暇《ひま》もなかったから。

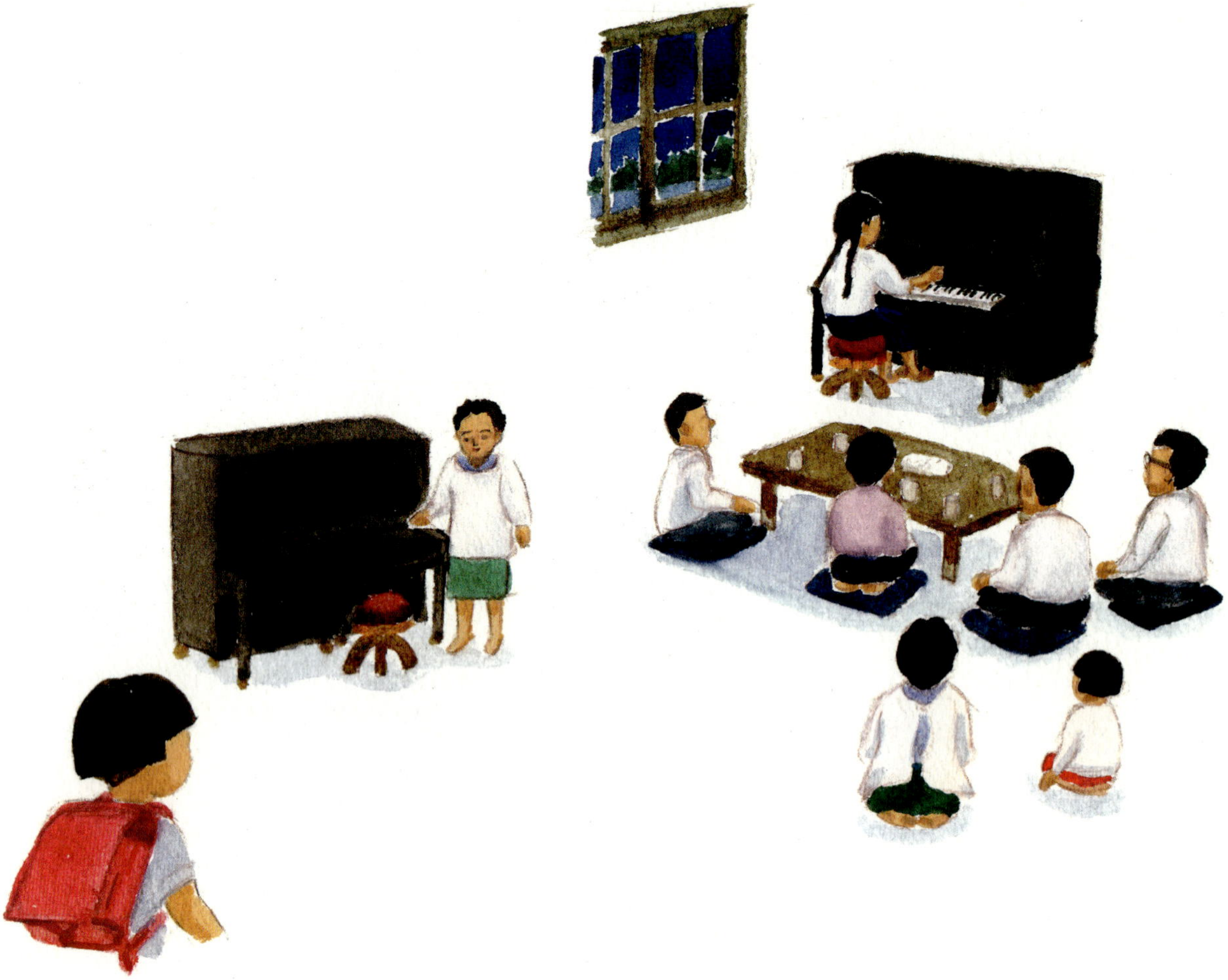

9 月夜《つきよ》のピアノ

ある日、学校から帰ると、家にピアノがあった。姉がピアノを習っていたので、音楽大学まで行かせるために奮発したのだろう。高校の先生の給料では大変な買い物だったと思う。

当時の学校の新任の先生たちは、3年間は僻地《へきち》に行かされる慣習だった。夜ともなれば真っ暗な田んぼしかない土地で、寂《さび》しい心持ちだっただろう。家にピアノが来てからは、その先生たちが訪ねて来ては俄《にわか》の演奏会がときどき催された。

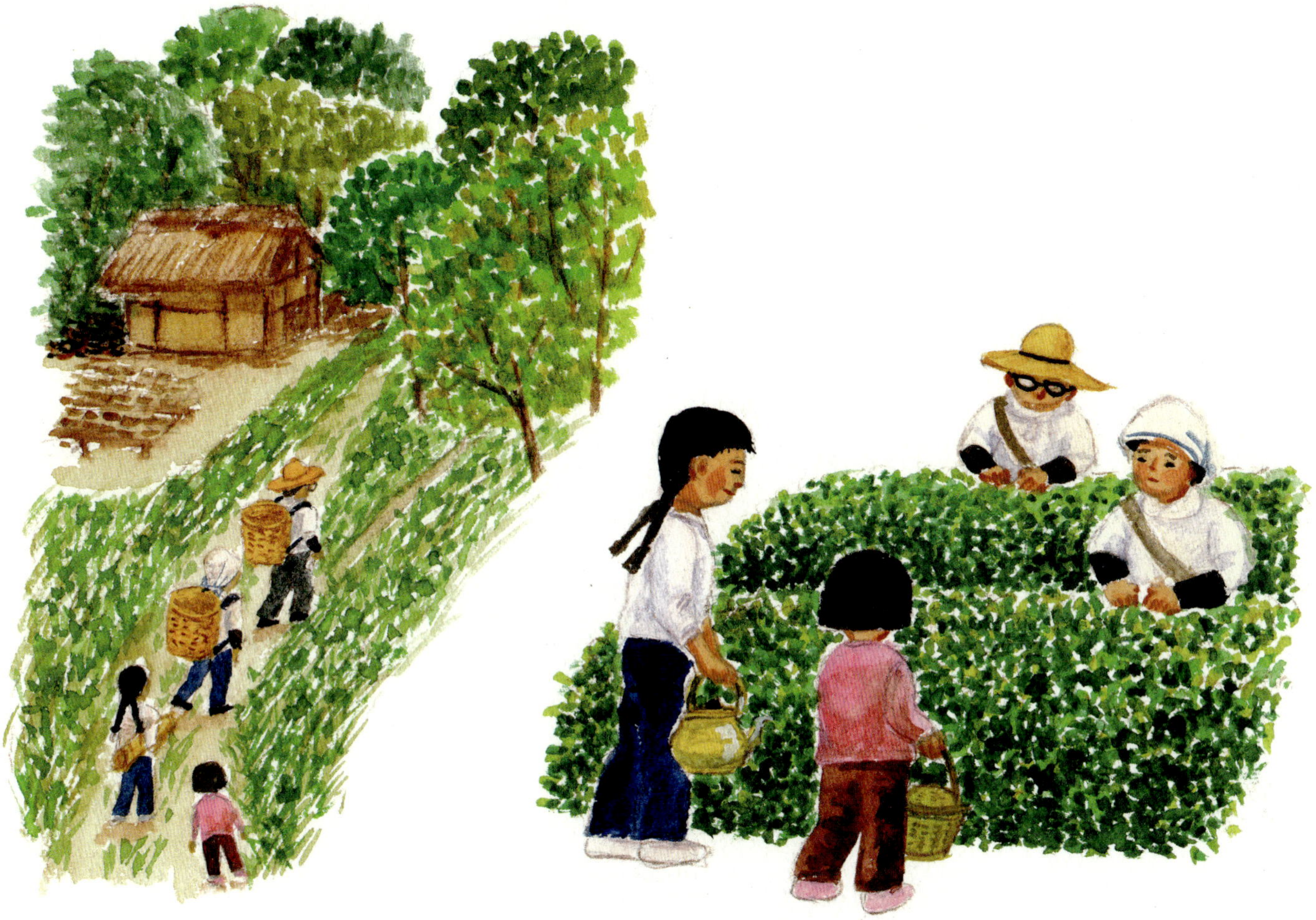

10 茶摘《ちゃつ》み

初夏になると、妙見原《みょうけんはら》というところに、家族総出《そうで》で茶摘みに行った。一年間使うお茶を摘むのだ。

穏《おだ》やかな日差しの中で、みんなで茶摘みをするのは楽しかった。昼時になると、竹の籠《かご》に入れたおにぎりを食べ、薬缶《やかん》に入ったお茶を飲んだ。

今は誰も行く人もなく、雑木林《ぞうきばやし》になってしまった。途中にあった瓦《かわら》焼きの工場もなくなってしまった。人がいなくなるとすぐに原野に還《もど》ってしまうのだ。

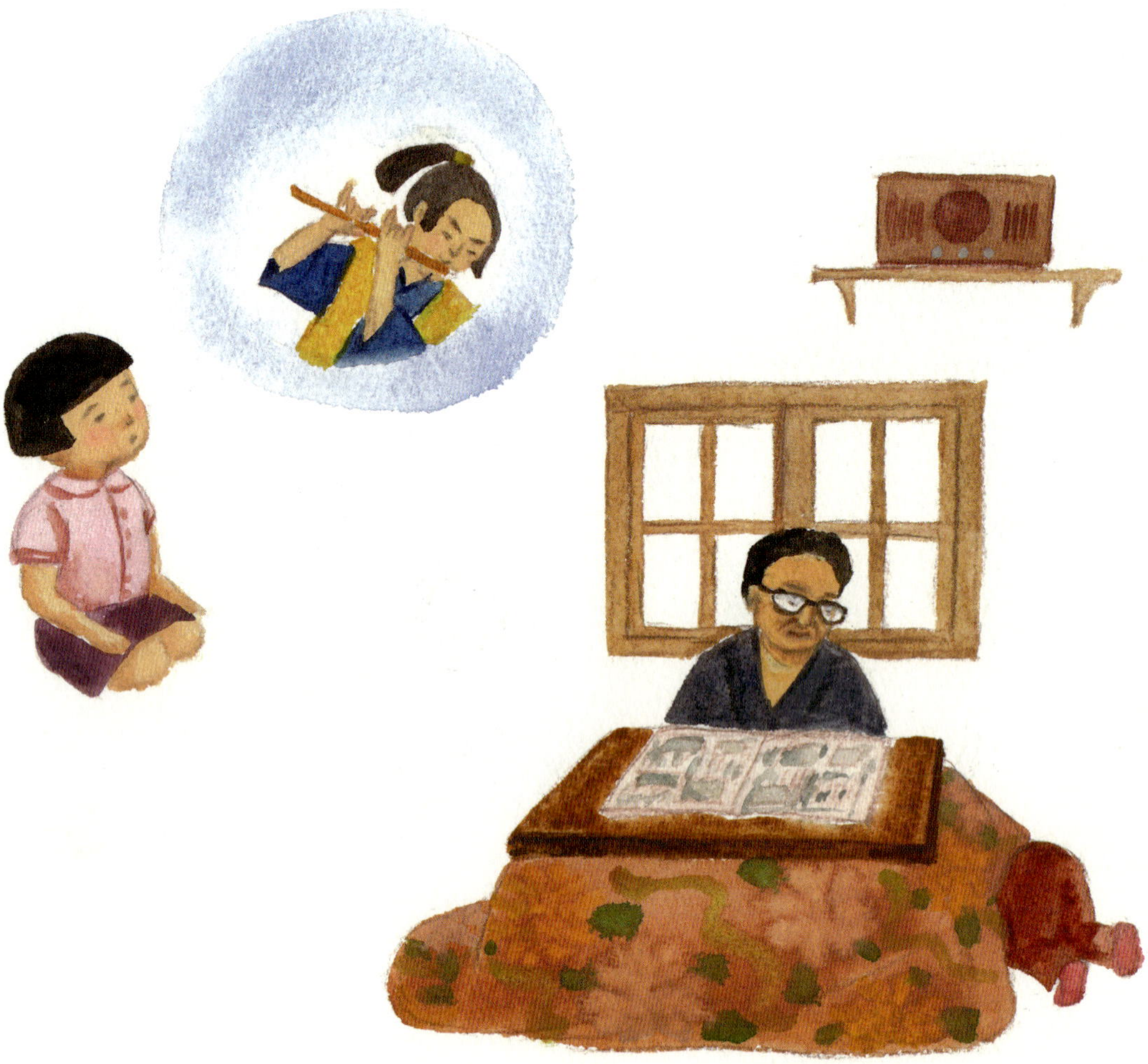

11 ラジオ

その頃、テレビはなく、ラジオは、台風情報を聞くための必需品だった。

ラジオから歌謡曲や浪曲なども流れていた。何故かあの頃はマドロスものが流行っていた。その頃の日本は海外へ移民で行く人が多かったのだろうか。

「新諸国物語」というドラマがお気に入りだった。今でもあのテーマ曲は歌える。「ひゃりーこひゃらりーこ」の笛吹き童子《どうじ》。「ルソン　アンナン　カンボジア」はどんなところか、あこがれたものだ。大きくなったら行ってみたいと思っていた。

大相撲の若乃花《わかのはな》と栃錦《とちにしき》の千秋楽《せんしゅうらく》の最後の一番は、緊張のあまり、こたつに潜《もぐ》り込んで聞かないようにしたりしていた。

それで私の大相撲熱はおしまい。

マドロスもの　マドロスは船乗りの意のオランダ語。「マドロスもの」とは、世界の海を漂白する男と港の女の淡い恋を扱った物語をいう。

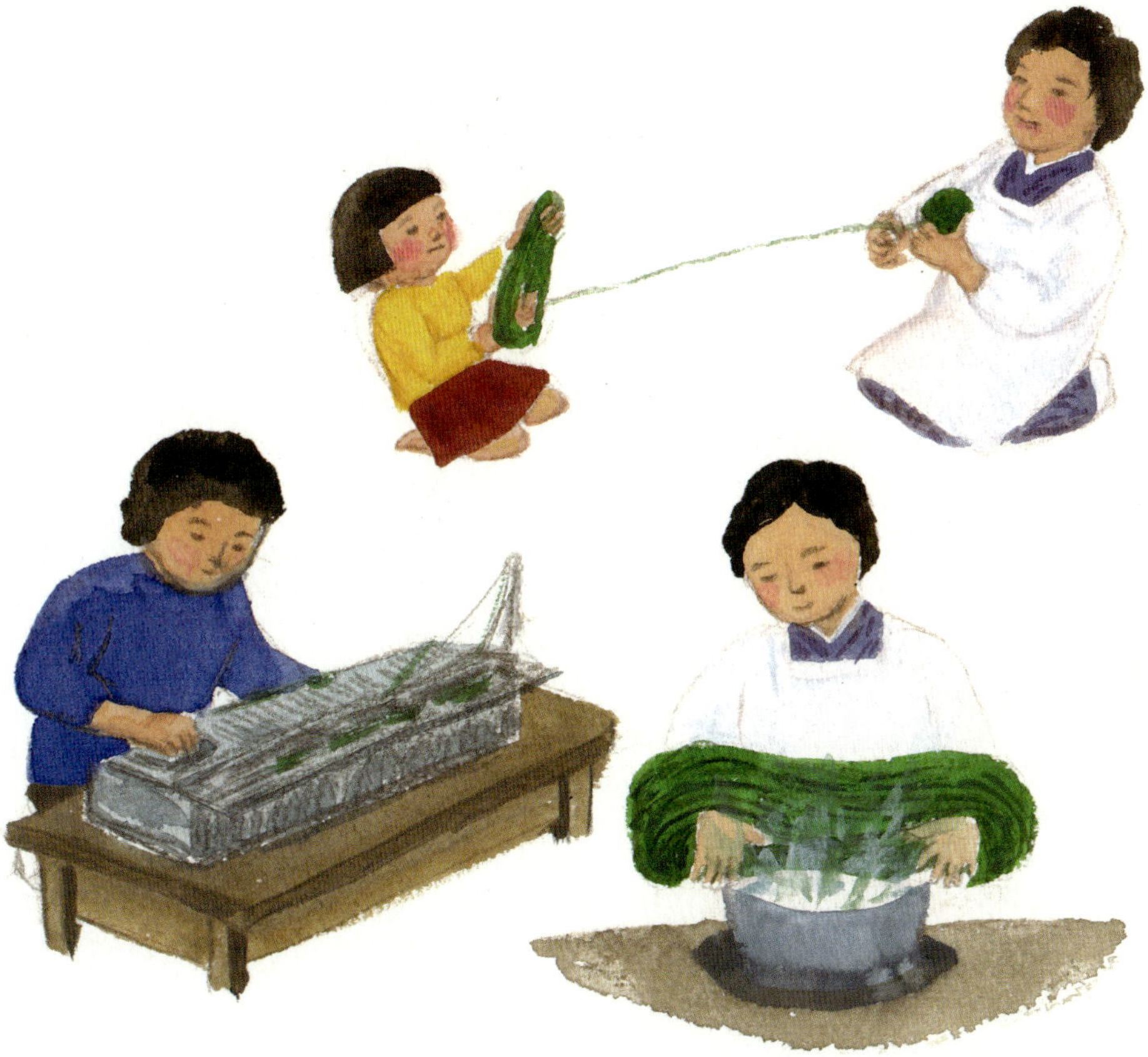

12
編み直しのセーター

その頃は、お下がりが当然だった。セーターは、兄や姉の小さくなって着られなくなったものを解いて、湯伸ばしした毛糸で、また母が編んでくれた。

それを縁側で、日向ぼっこしながら、毛糸球《けいとだま》にする母の手伝いで、両手に糸をかけてぐるぐる回すのが私の役目だった。

少し大きくなると、母が機械を買って編むようになった。ジャージャーという音が珍しかった。格段《かくだん》に早くなって、見る間にセーターが出来上がった。

今は、量販店で何でも安く買えて、手づくりで子どもの服やセーターをつくる人が少なくなった。

知らない外国の人が、自分のためにつくってくれていると想像する人は誰もいないだろう。

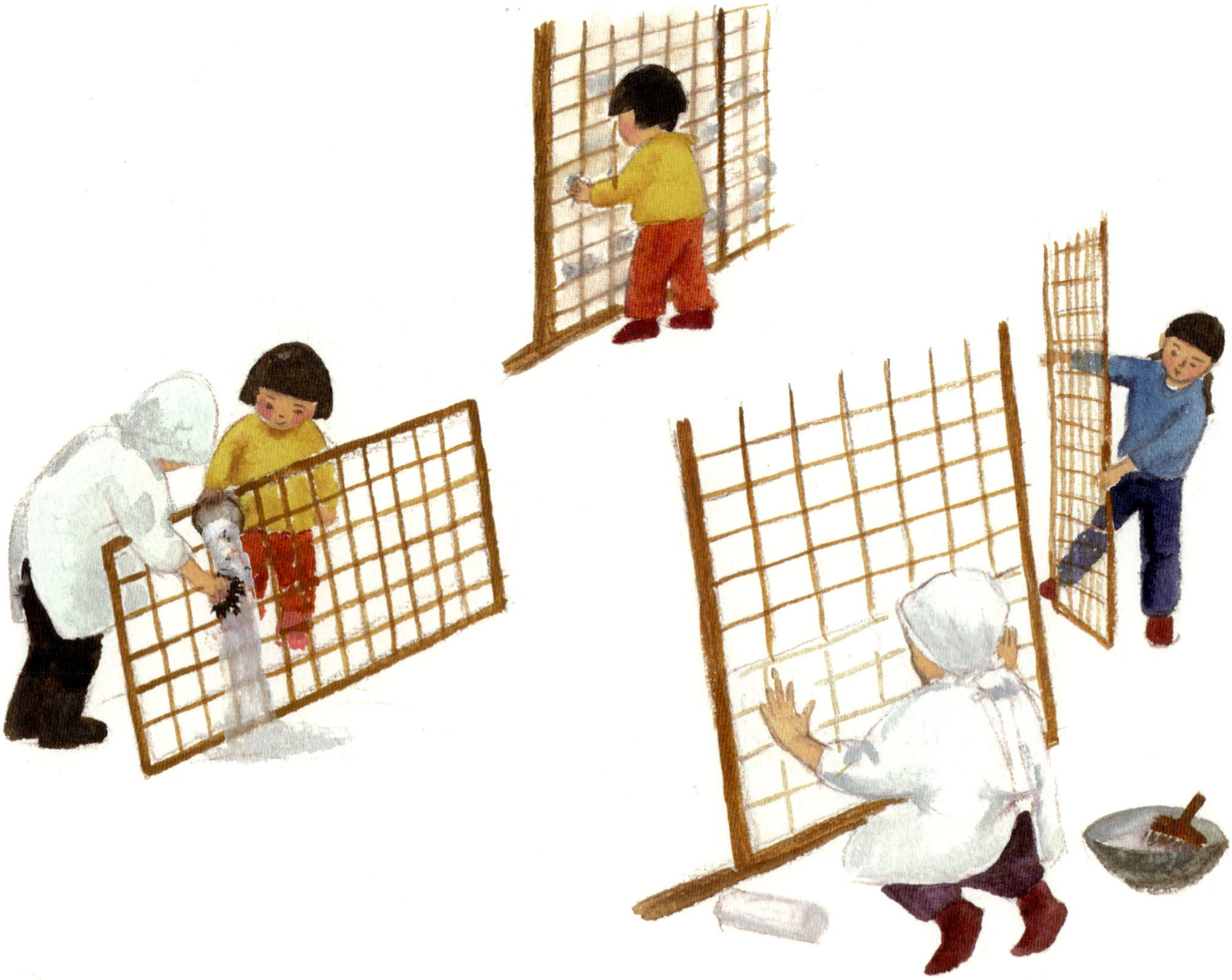

13 障子の張り替え

　年末になると、家中の障子の張り替えをした。張り替える前の障子に、ぽこぽこと穴をあけるのが楽しかった。いつもは、障子を破《やぶ》くと怒られるのに。

　水で洗って糊《のり》を落とし、乾《かわ》くのを待って、また紙を張っていくのだ。下から順にしないと埃《ほこり》がたまると言われた。

　この大事業が終わると、見違えるように陽の光がきれいになって白く部屋が輝いていた。

　今は張り替える障子もなくなって、年中、同じ景色の室内である。昨日も今日も代わり映えしない。

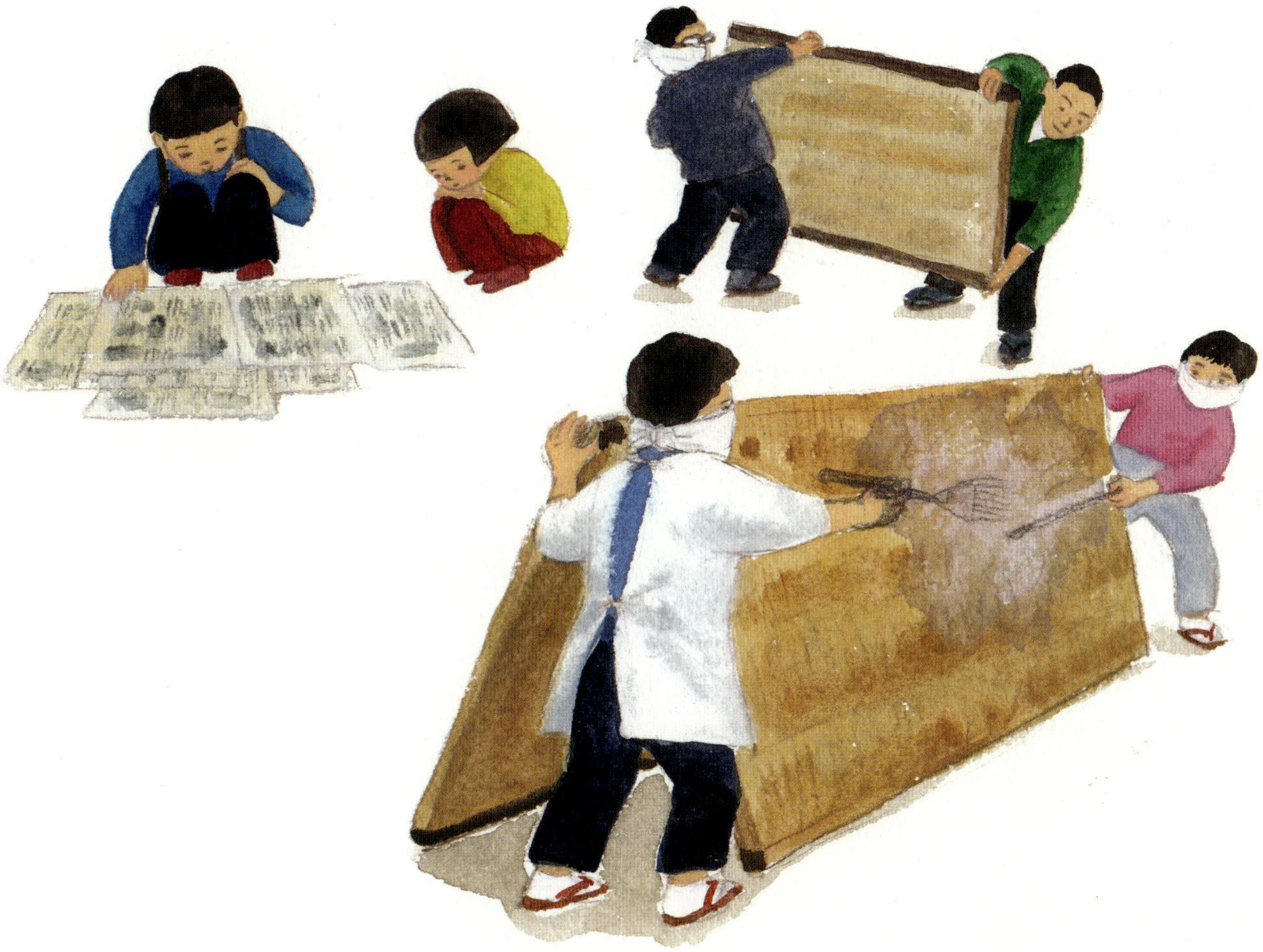

14 大掃除

年末の大掃除は、大ごとであった。畳を全部外に出して、日光に当てるのだ。虫がわくのを退治する意味があったのかな。

下に敷いてある新聞紙が、黄色くなって懐かしい感じがした。昔のニュースが載っているのだが、そうだったなあという遥《はる》かな感じが何とも言えない郷愁《きょうしゅう》を誘った。

思わず読みふけって母に注意されたりしていた。

確かＤＤＴを撒《ま》いてから畳を敷き直したと思う。

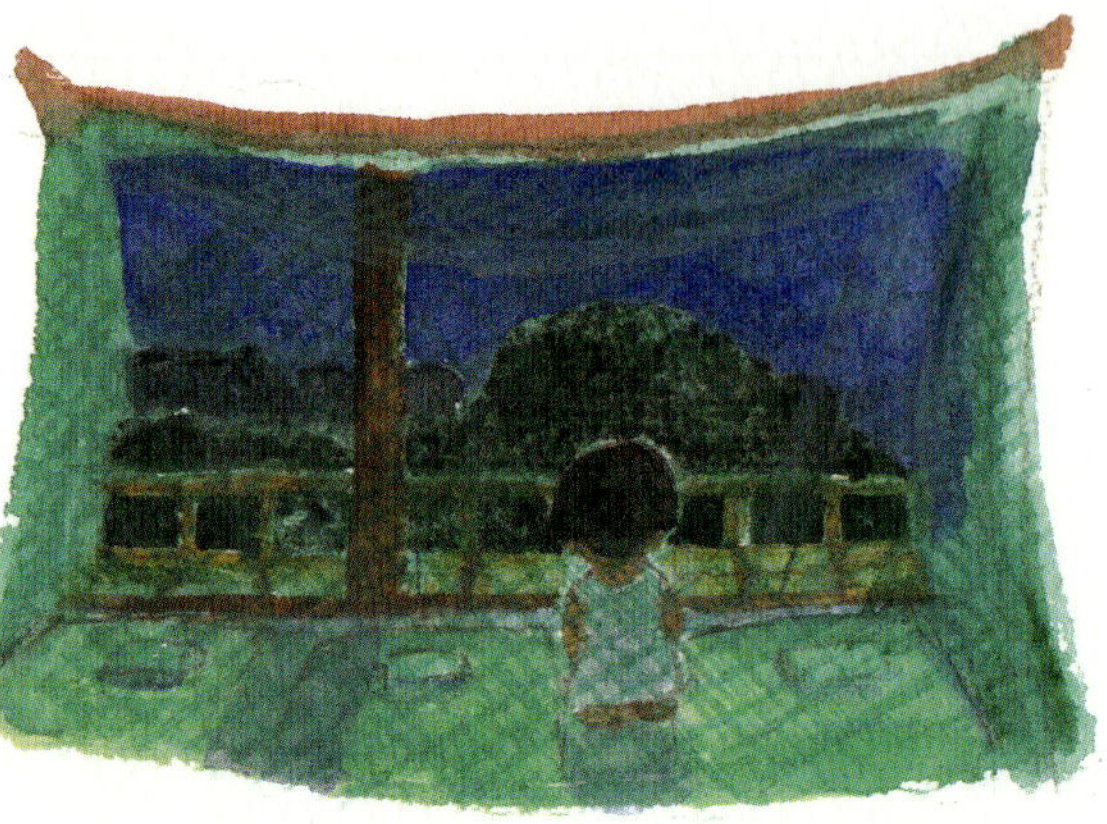

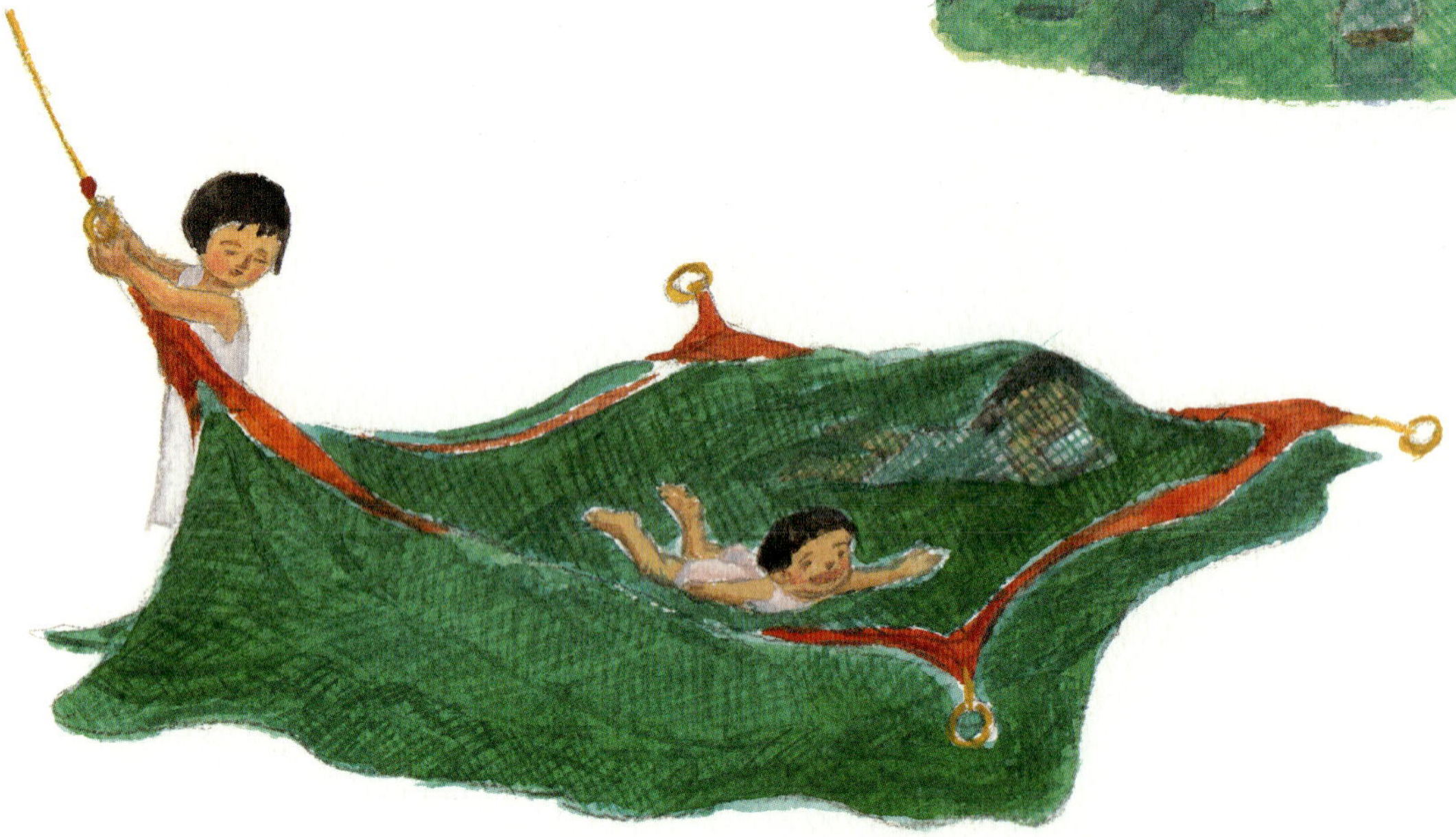

15
蚊帳《かや》

夏は蚊帳を吊《つ》って寝た。緑色の網目《あみめ》の生地《きじ》に赤い帯が付いているものだ。自然がいっぱいの生活だから蚊に刺されるのは当たり前である。蚊取り線香もなかったので、みんな蚊帳を吊って寝ていた。

朝になると、姉が吊り金具を外してから、私を起こすのだが、それが青海原《あおうなばら》のように見えて、ふざけて泳ぐ真似をして遊んでいた。

夜も暑いので、夜風がひんやりして気持ちが良いと雨戸も開けたまま寝ていた。(鍵などないのが当たり前の田舎の生活だった)

電気を消すと漆黒《しっこく》の闇で、月明かりに浮かび上がる隣の家や田んぼ、小川が神秘的だった。

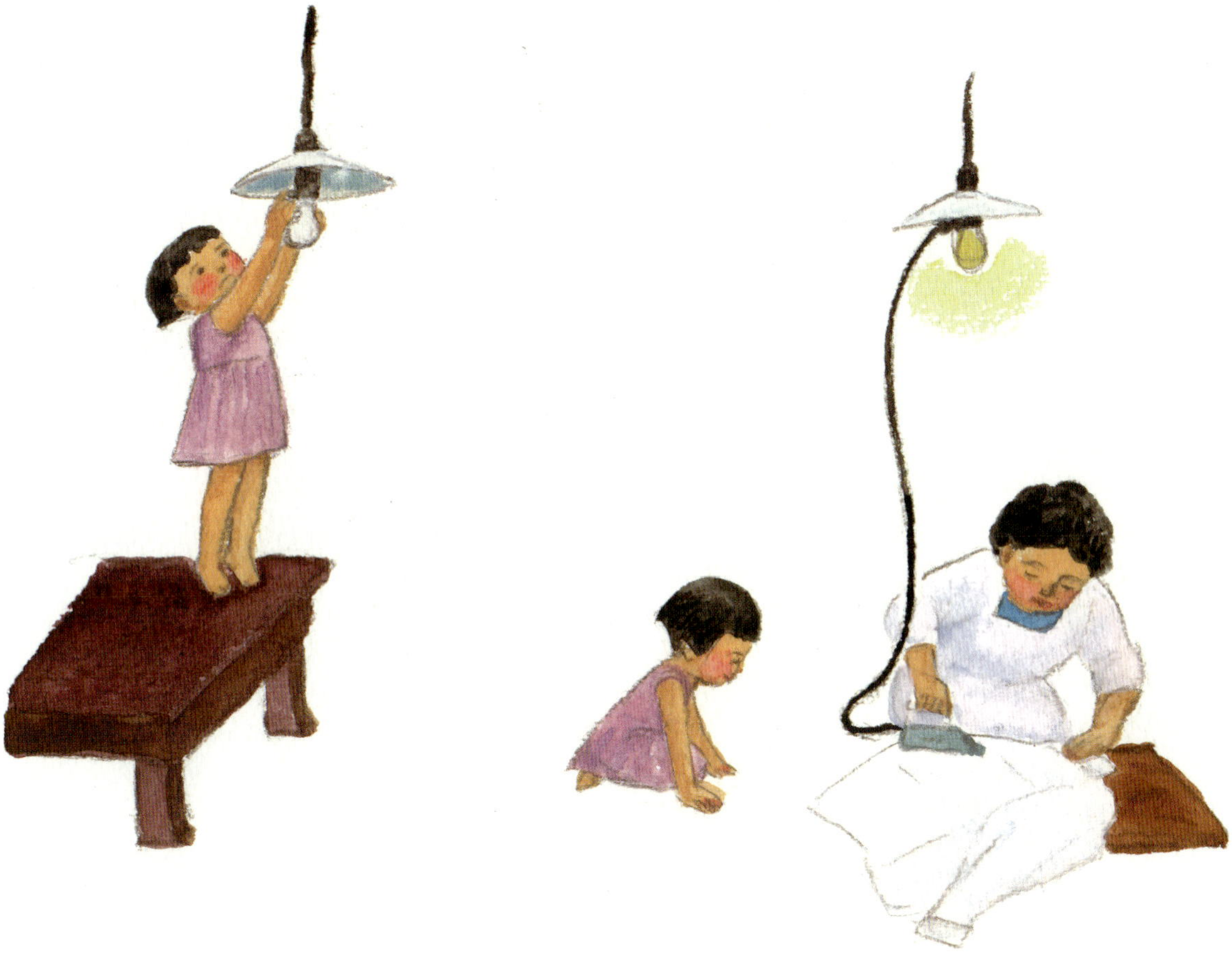

16 電気ビリリ

ランプをつけた経験がないから、生まれたときから電気はあったのだろう。

布製《ぬの》の太いコードにプラグが付いていて、電球を点けるときは、ソケットのネジをカチッと捻《ひね》るのだが、ビリっと来ることがよくあった。そこからアイロンのコードを付けたりしていた。

ビリッが怖《こわ》くて電気は嫌いだった。

家の中の電気製品は、電灯とアイロン、ラジオぐらいだった。

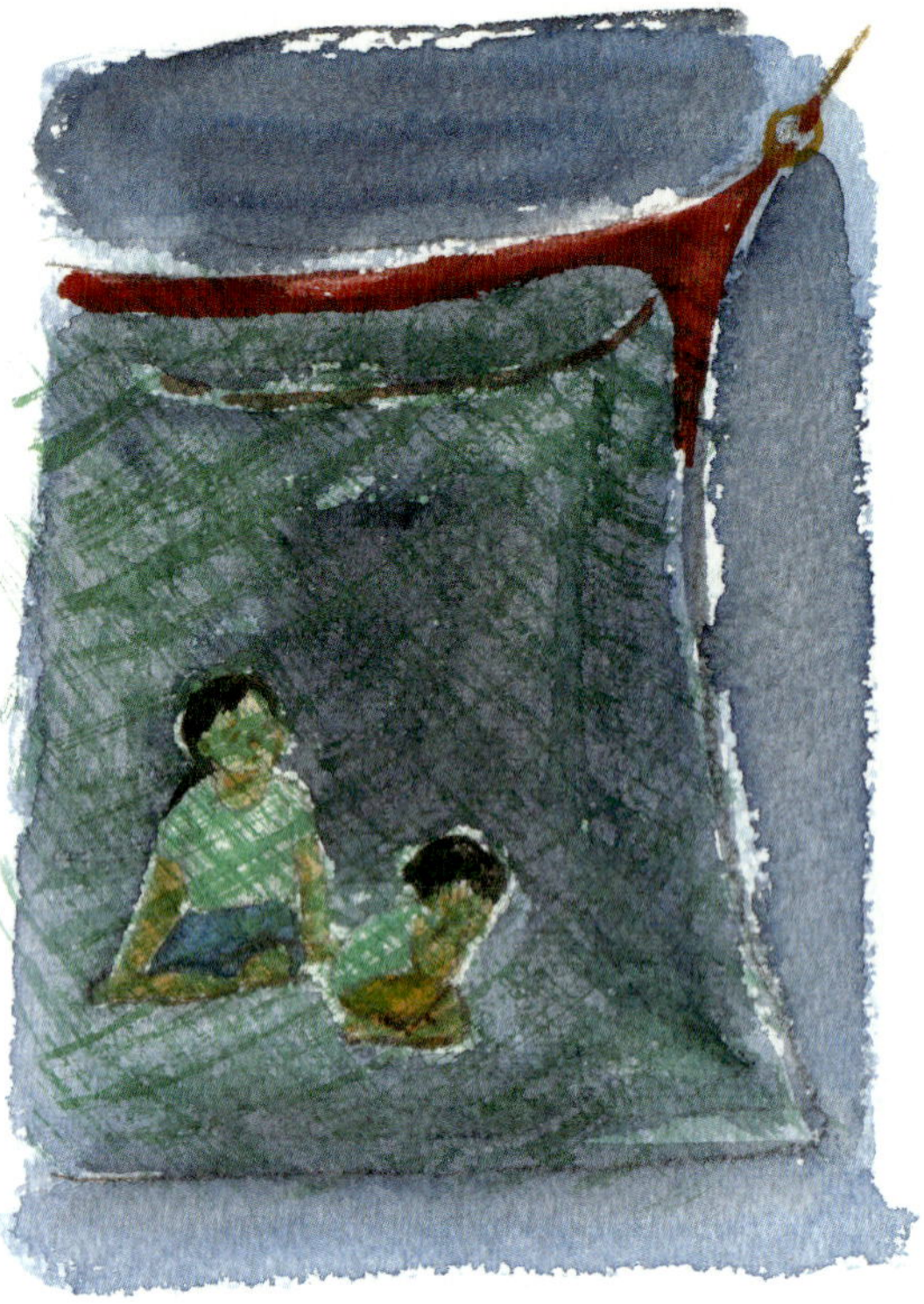

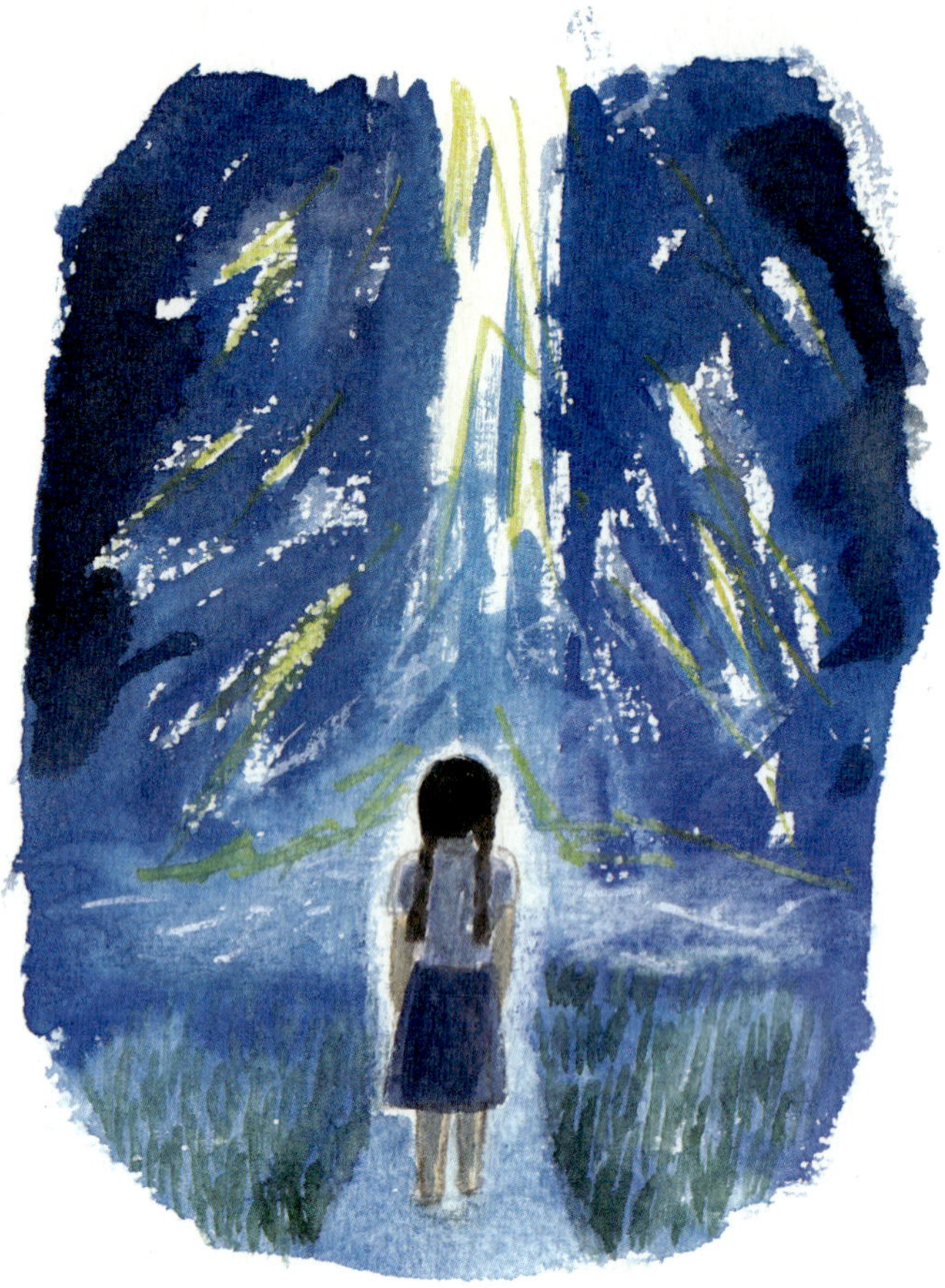

17 雷

私は雷が大嫌いである。というより怖《こわ》い。

田舎の一本道で雷鳴《らいめい》が聞こえたら、生きた心地がしなかった。

いつも蚊帳《かや》の中に入って、耳を塞《ふさ》いでいた。そこには落ちないと言われていたから。

姉は怖いもの知らずで、雷が鳴ると気分がウキウキすると言っていた（伯母の節子さんも同じ）。そんな人たちがこの世にいることが不可思議。

あるとき、父も母も不在で、近くの家の蚊帳の中に避難したことがある。そこのお姉さんと一緒だったと思う。

後で帰宅した姉の話によると、学校帰りの田んぼの真ん中の一本道で火柱《ひばしら》が何本も立ったそうだ。雷がすぐ近くで鳴ったらしゃがむとかいう常識もその頃はなかった（今は、天気予報の人が、事細《ことこま》かにこうしなさいと教えてくれるけど）。

それでも、今も生きている。

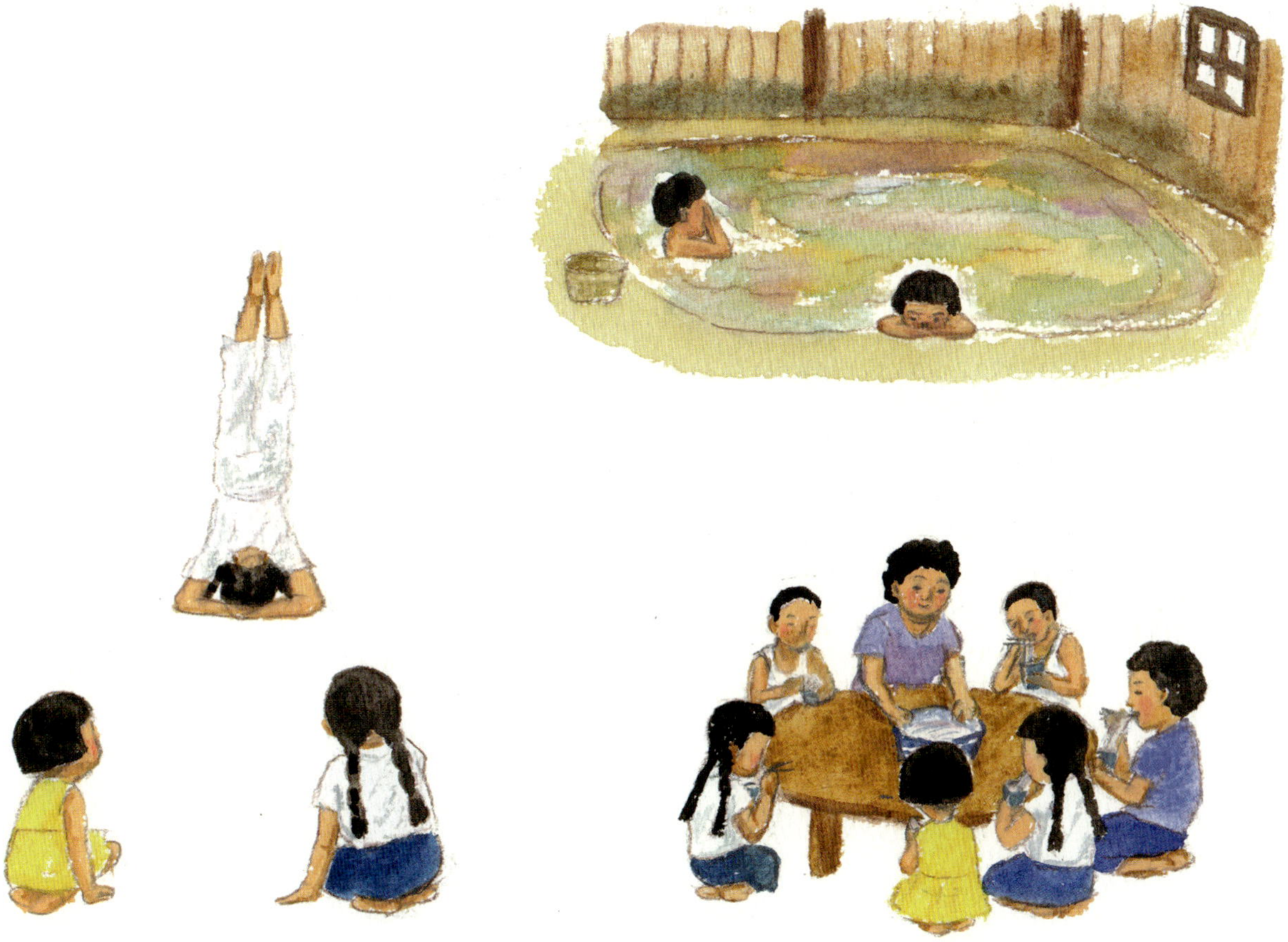

18 いとこが来た

母方の従兄妹《いとこ》が遊びに来たことがある。鉄道が通ったからだと思う。

母子家庭だった。父親は満州で病死したそうだ。叔母が三人の子どもを抱えて、どうにか引き上げて来て、祖父のところに身を寄せていた。落ち着くと、叔母は薬屋を始めた。（勉強が大変だったろうな）

小川の横の薬屋に、私たちも遊びに行った。裏が共同温泉だったのを覚えている。

叔母のそうめんの汁が絶品だった。今でも、そうめんを食べると、あれが食べたくなる。当時は、青蜜柑《みかん》の皮を擦《す》って薬味にしていた。

我が家に来たときに、いとこが逆立ちをしてくれた。頭を下にして、そろそろと足を延《の》ばしていくのだ。サーカスの人みたいにうまかった。

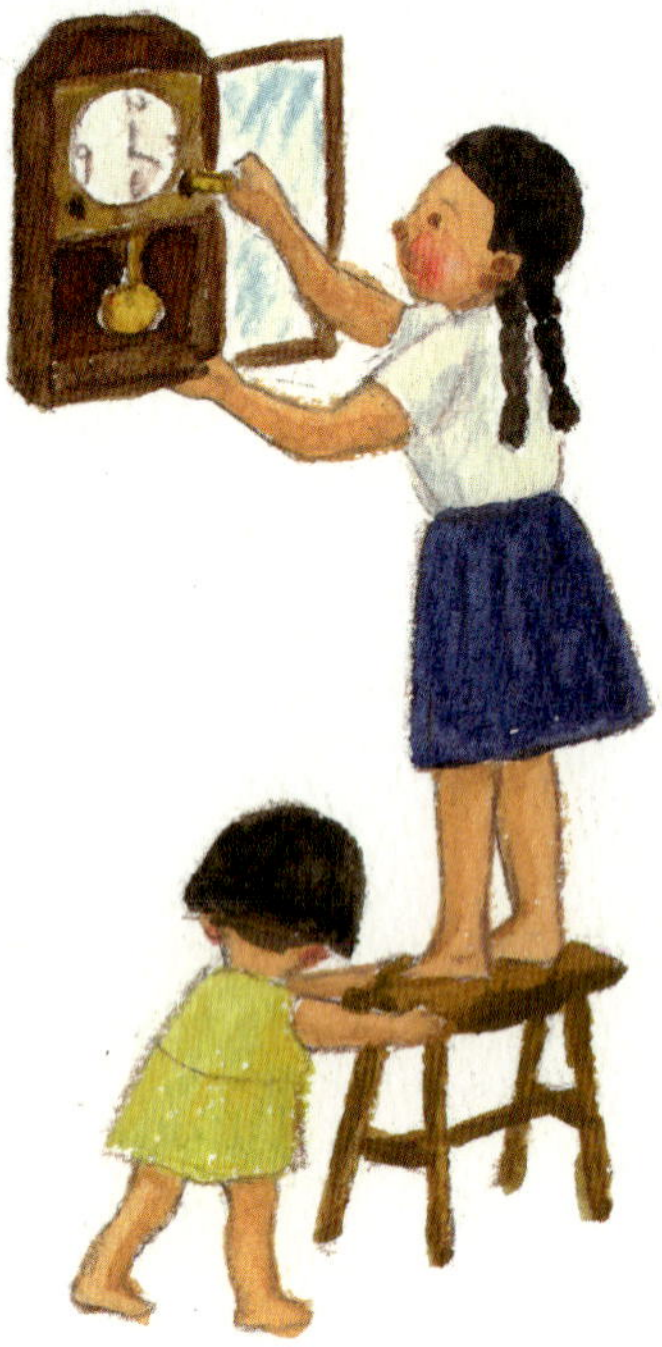

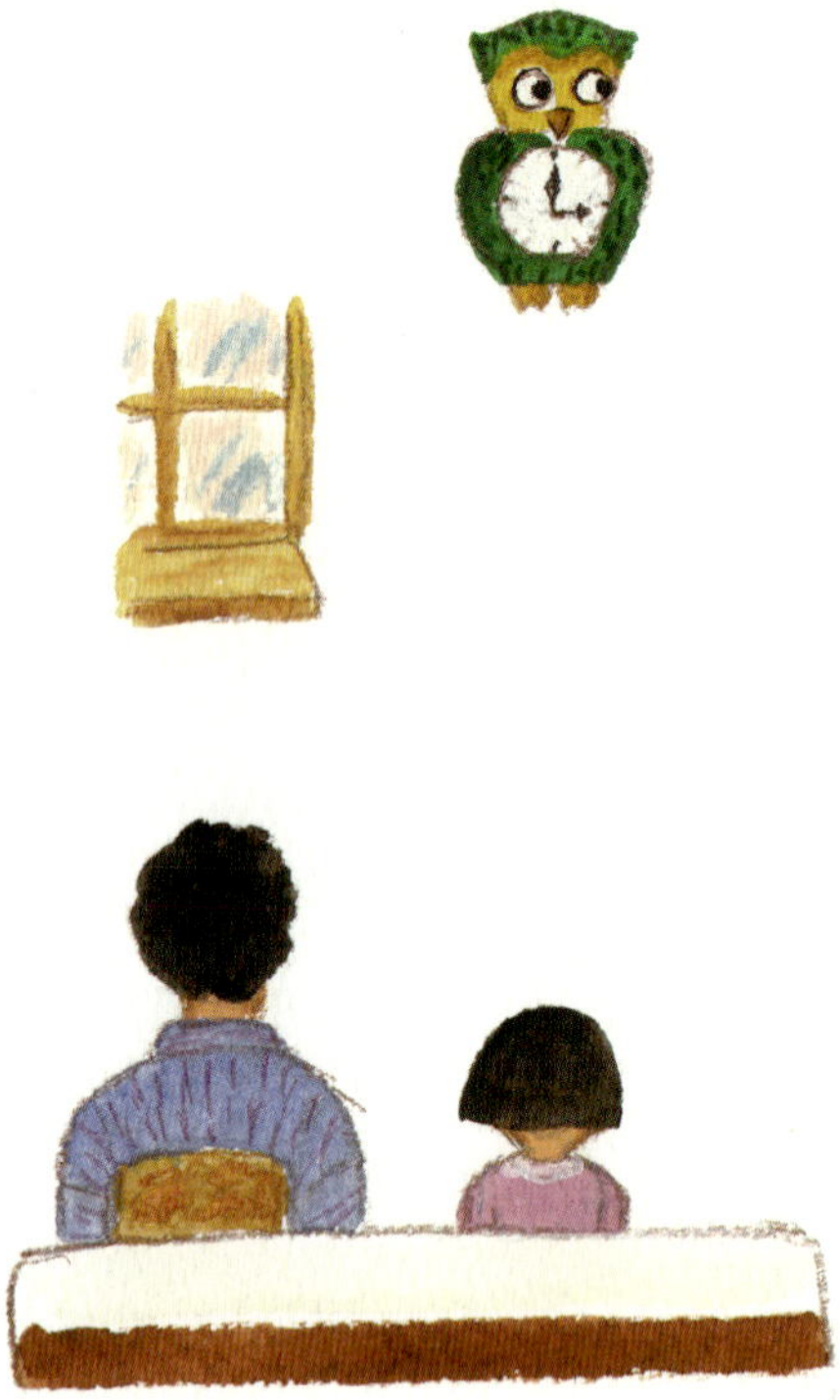

19 チクタク

橋のたもとに歯医者があった。田舎の一本道をずーっと歩いて行った。

待合室には、フクロウの柱時計が掛かっていた。チクタクと目を左右に動かしているのが珍しくて、今でもはっきり覚えている。

みんなの家にあるのは、振り子が左右に揺れる柱時計だったので、ビックリしたのかもしれない。時報を「ボーン　ボーン」と打つ音が懐かしい。ゼンマイ式だったので、あるときパタっと止まってしまうのである。ネジを巻くのが子どもの仕事だった。ラジオの時報で針を合わせた。

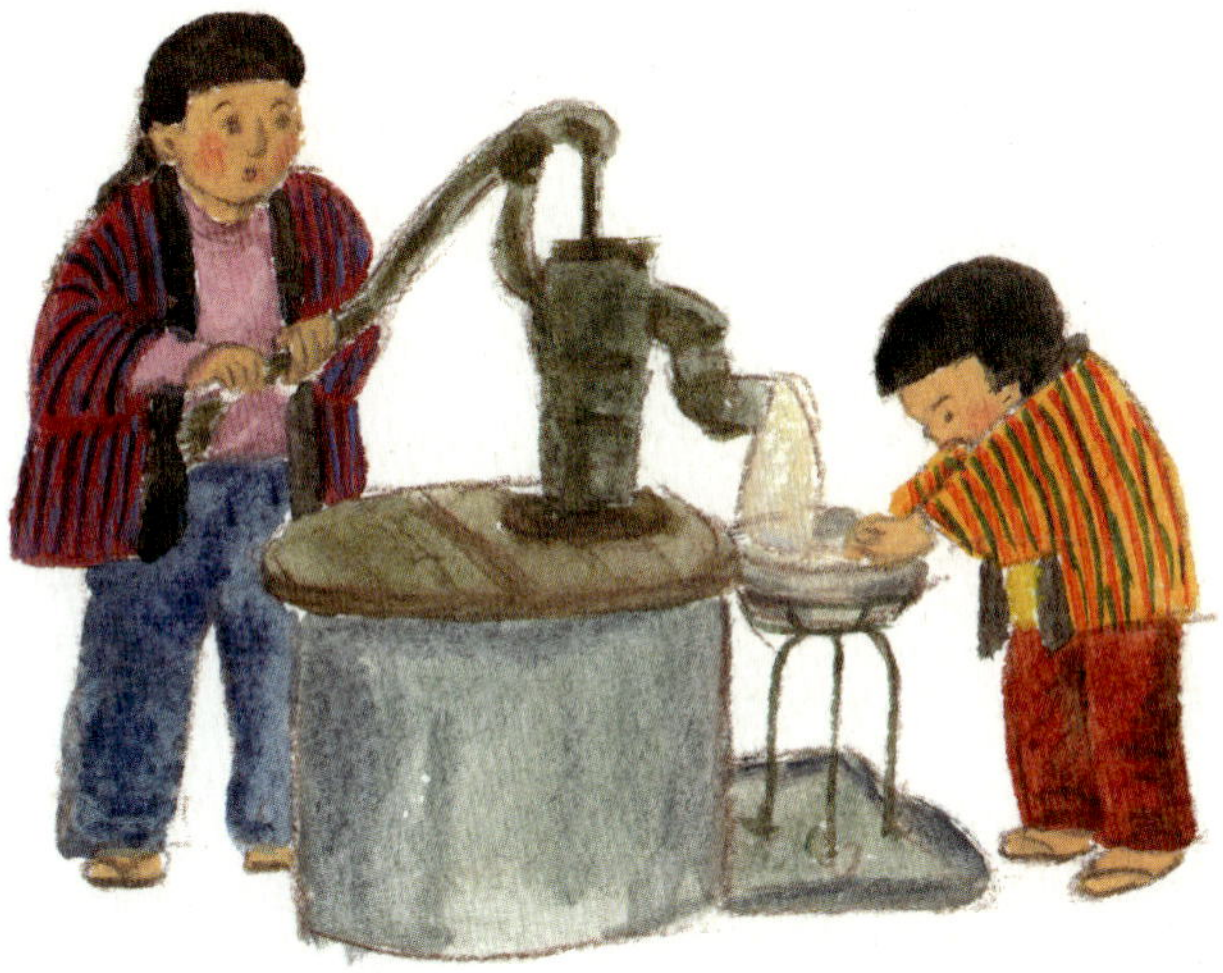

20 井戸

水道はなかった。各家《かくいえ》に井戸があった。

我が家の井戸は外にあったので、冬になると汲みに行くのが寒いし冷たかった。顔を洗うときは、猫のようにちょっと水を付けて顔をこするだけだった。

ポンプを押してジャージャー水を出すのがひと仕事だった。夏はヒンヤリ冷たいので、バケツに水を入れてスイカをつけて冷やしたりした。

姉の記憶では、ポンプはなくて釣瓶《つるべ》だったとか。あとから文明開化でポンプに変わったのか。水の出る口には、木綿《もめん》の古切れを被《かぶ》せていた。水を漉《こ》すためか。

ポンプ井戸、つるべ井戸　ポンプ井戸はポンプを上下させて水を汲み上げるもので、古い井戸は、井戸につるべを落として汲み上げた。

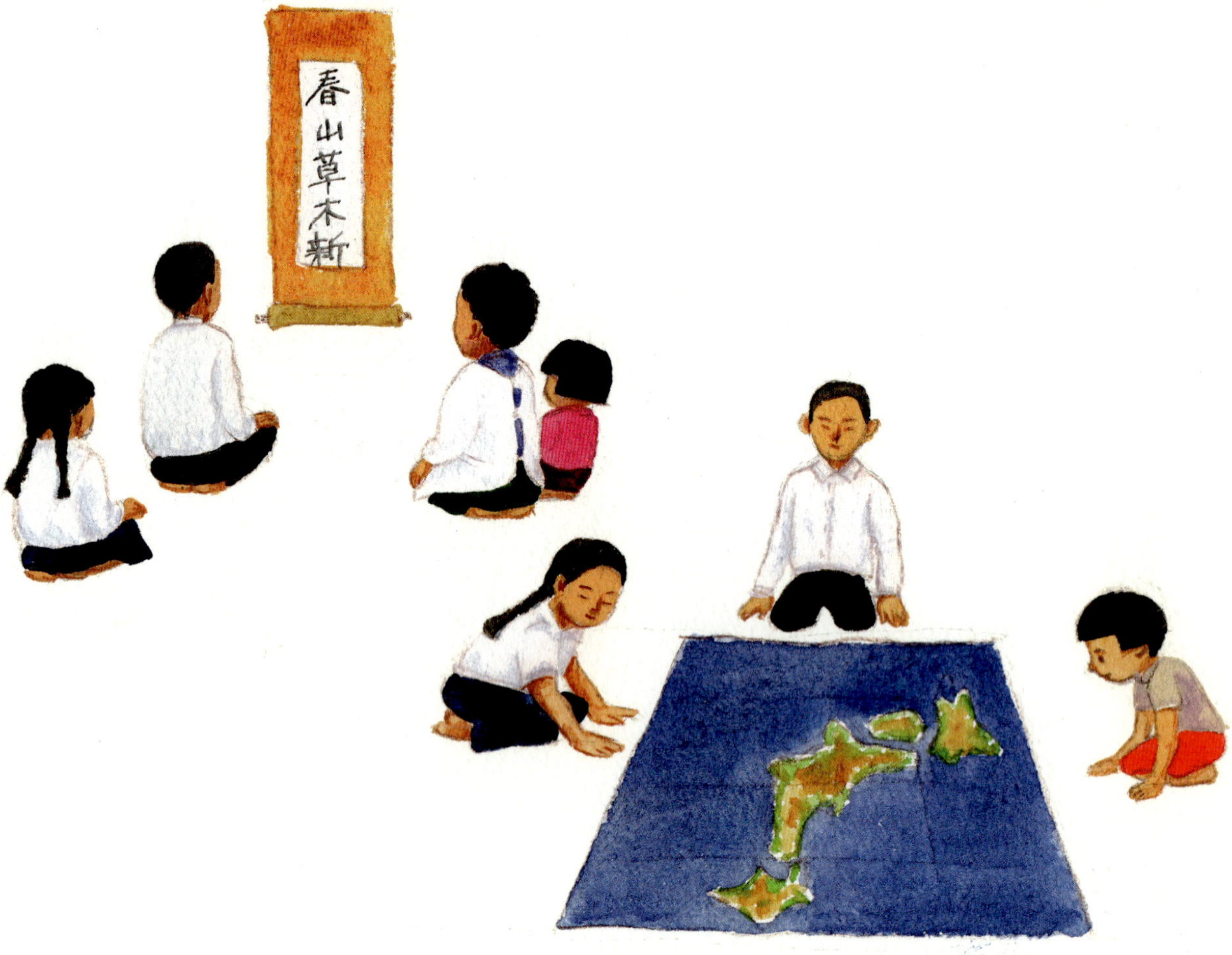

21 習字

兄は、習字がうまかった。今でも、家に中学時代の掛け軸が残っている。両親は、記念にと表装したのだろう。

姉は、宿題の習字を書くのに、兄の作品の上に紙を乗せて、上からなぞって出したことがあったらしい。すぐに先生に見破られて、こっぴどく叱られたと言っていた。

また、兄は、細かい作業が得意で、夏休みの作品で日本地図を書いたときは、家族みんなが驚くぐらい細《さい》密《みつ》で正確で、素晴らしかった。幼い私には、日本も地図も分からなかったが、とてもきれいだったことは覚えている。

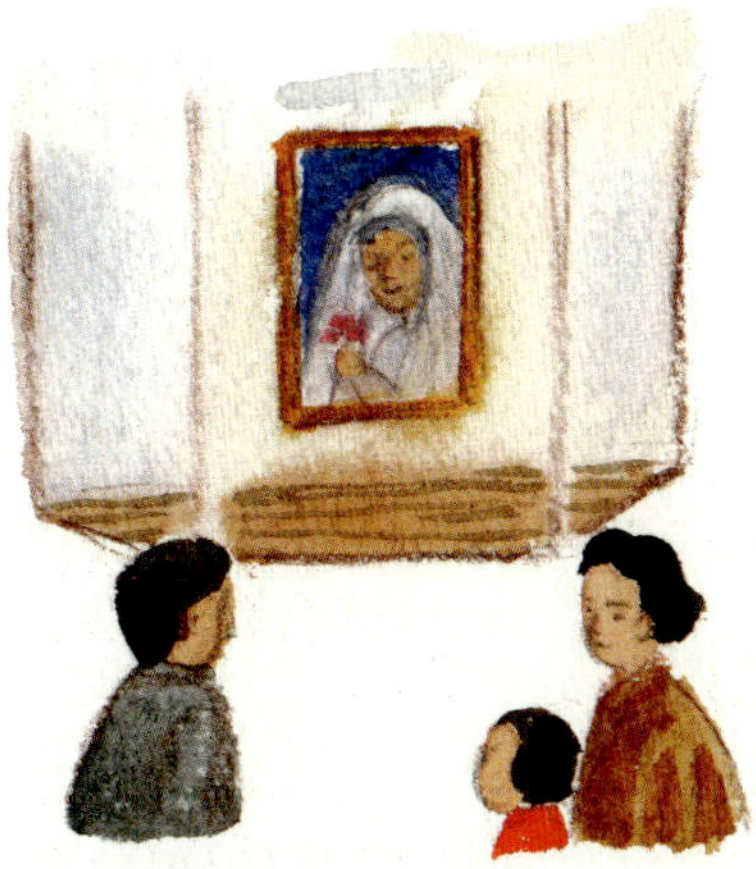

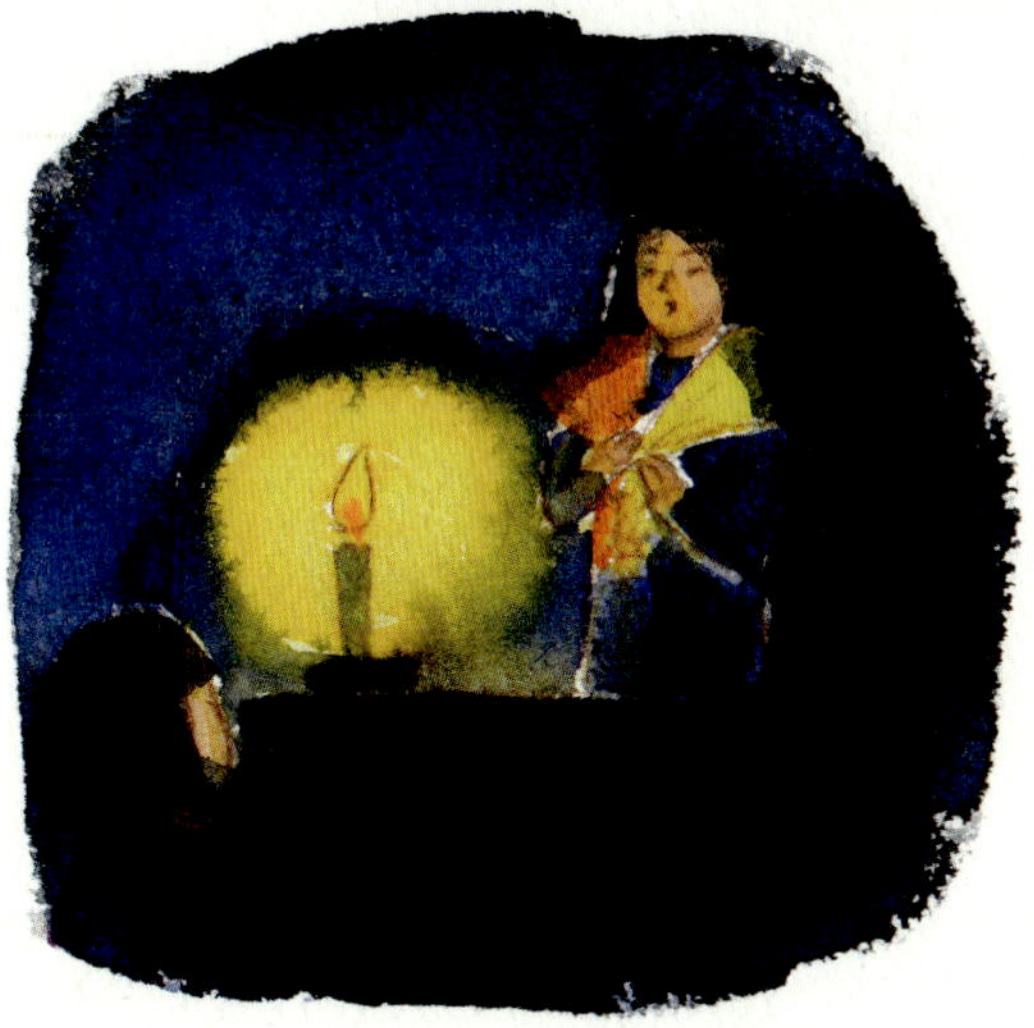

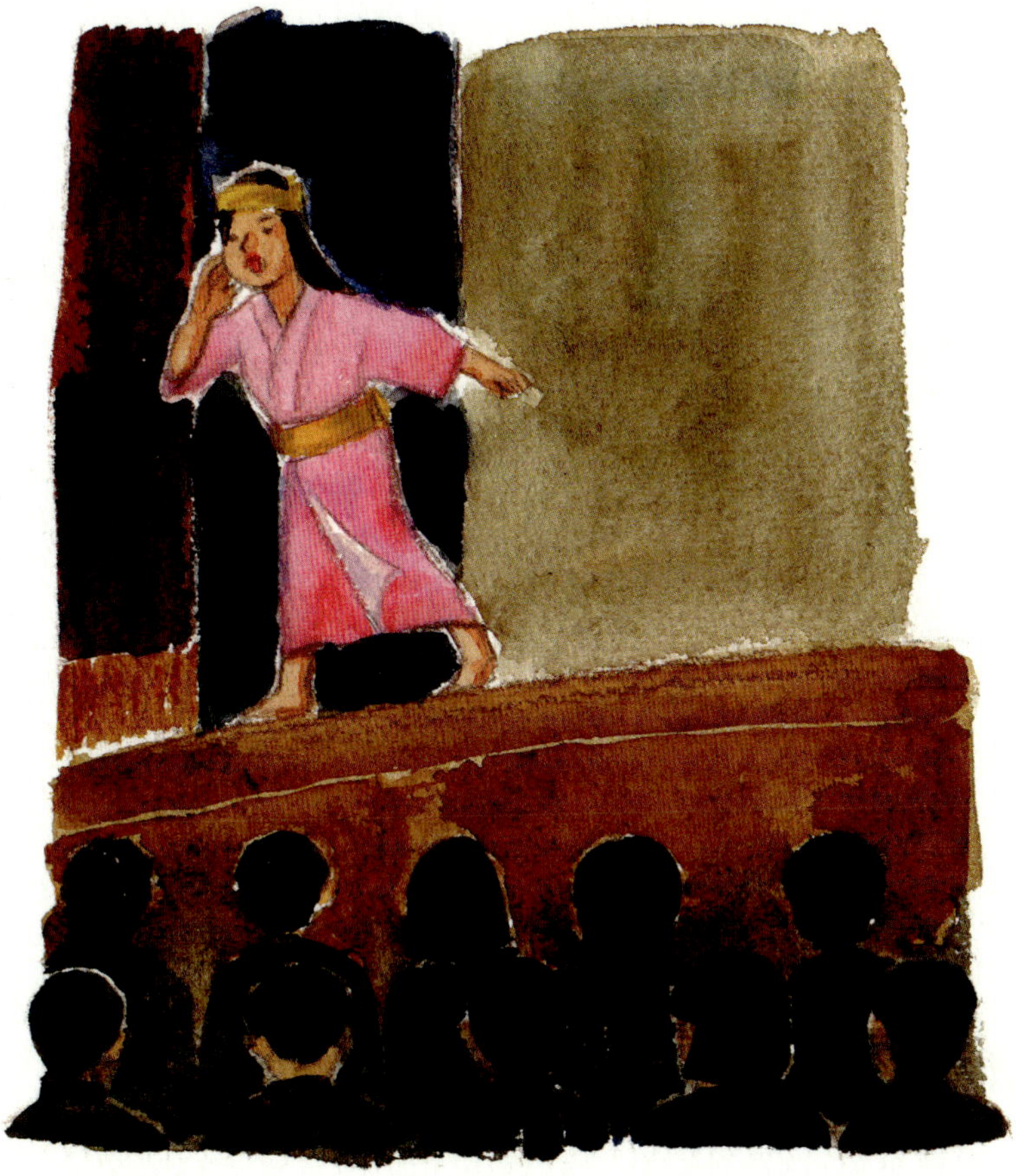

22
瓜子姫《うりこひめ》

長姉は、高校の文化祭で「瓜子姫」の主役をやった。舞台の上で「弥平　やへーい」と呼ぶ姿を覚えている。短い着物に頭巾《ずきん》を被《かぶ》って、みんなに見られていた。

えらいもんだなあと感心した。

その後、結婚して花嫁になったときは、街の写真館の見本で飾られていた。母が自慢そうに他人に話していた。鼻すじが通っていてウェディング衣装を着た姿はきれいだった。

そのせいか、どんなときもきちんとおしゃれをする癖《くせ》は抜けていない。大きくなって一緒にチベットに旅行したときは、停電で真っ暗なのに、食事に行くからスカーフはどれがいいかと聞かれて、さすがに驚いた。

東京生まれの長姉は、お嬢様育ちで、子どもの頃、東大病院に入院したときは、白いレースのカーテンの揺《ゆ》れる個室で、白い帽子を被ったきれいな若い看護婦さんたちにお世話をされたと言っていた。「私の上流生活はそこまでだった」そうだ。

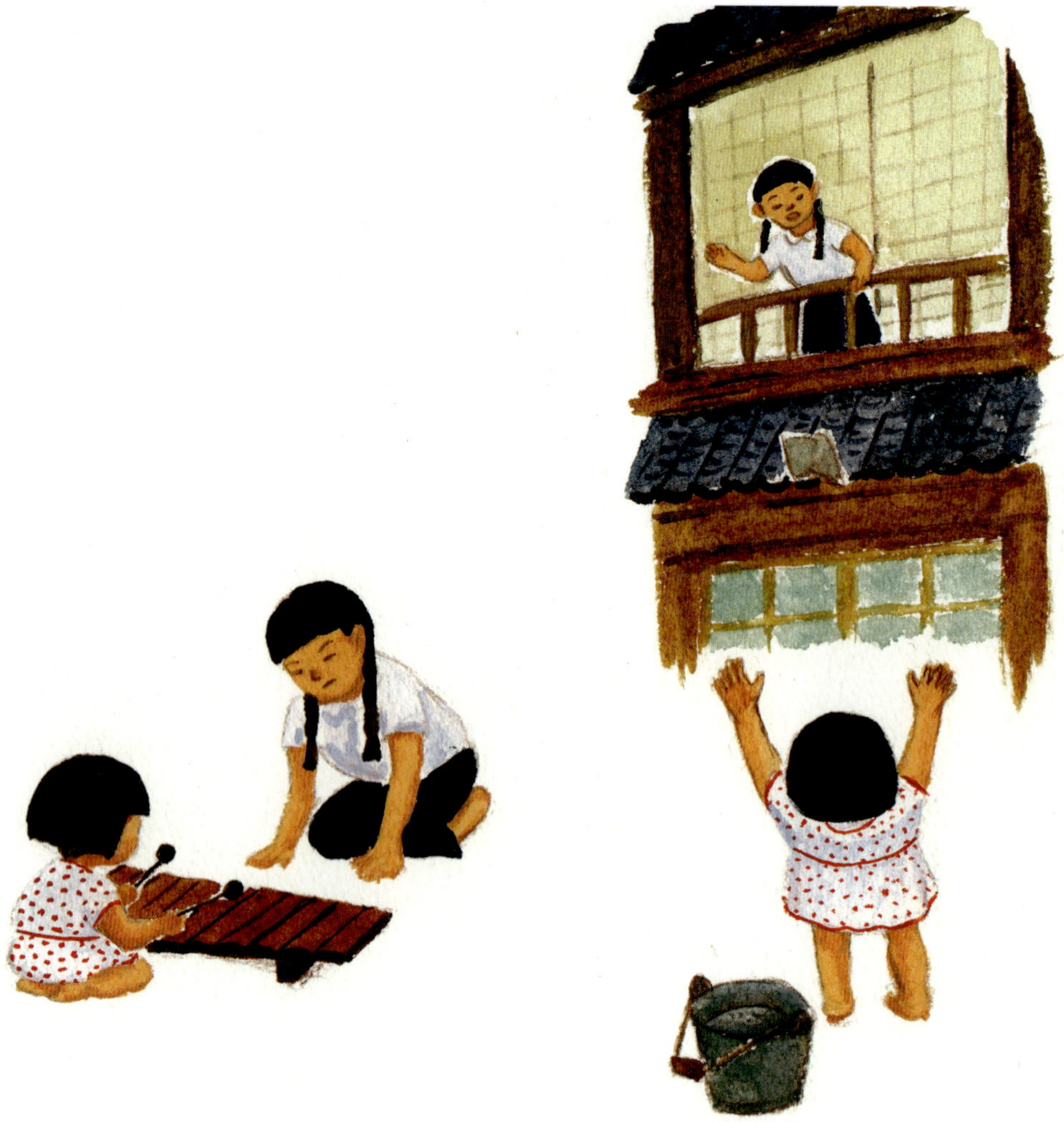

23 末っ子の哀歓《あいかん》

次姉は、私と六つ違いで、生活形態がまるで違っていたので一緒に遊んだことはない。

覚えているのは、掃除をしているとき、雑巾《ぞうきん》を二階から下にいる私に投げて、「洗ってー」と言ったことぐらいだ。幼い私は、何の疑いもなく、言われたままに雑巾を洗って、二階まで届けた。

それが末っ子の運命だと思っていた。

また、木琴《もっきん》の練習をさせられて、あまりにもできないので、こんなこともできないのかと怒られた。しかし、次の日、すらすら弾《ひ》けたときはさすがにびっくりしたようだ。何度も地道《じみち》に練習すると、ある瞬間から急にできるようになることを、身をもって経験した。

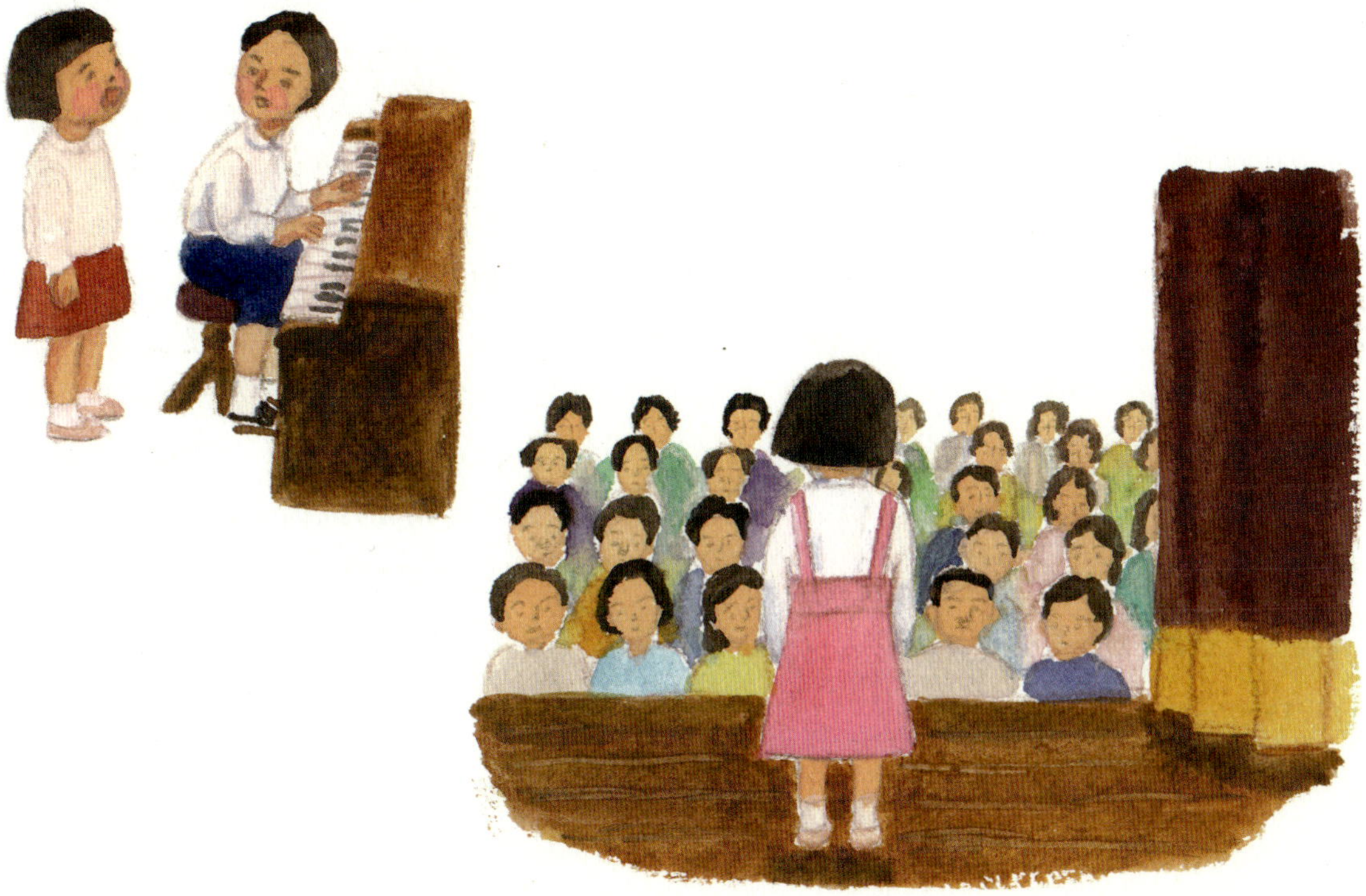

24
唄のコンクール

私は歌がうまかったそうだ（学校の先生がそう言った）。歌うのは好きだった。

あるとき、ラジオのコンクール番組がこの田舎にも来たことがある。

先生は早速申し込んだらしい。あなたはコンクールに出るのよと言われ、それから毎日練習があった。母は喜んで、ピンク色の服を新調してくれた。それが一番嬉《うれ》しかった。

当日、いきなり、全部歌わないで、一番から二番を飛ばして三番に行くように言われ、わけの分からない私は、戸惑って間違えてしまった。「カラス何故なくの？」だった。

一番の子は「まきばの朝」を上手に歌った。世の中には私よりうまい人がいることを初めて知った。

結局二番だった。

あれから私の人生は、いつも二番手である。

あとがき

「あんたは風景画より漫画が上手!」と褒《ほ》めてくれた長姉の洋子の言葉から始まった本づくりであった。

コピーしたものを渡すと、周りの方々も「わあ懐かしい!」と自分の記憶を蘇《よみがえ》らせながら話に花が咲いた。平成の世も終わりに向かい、昭和が遠くなっていくこの時に、失われようとしている生活の一コマ一コマを次の世代に伝えて行くことも大事なのかなと思ったりした。

私の家族は、戦後の農地改革で田畑を奪われ、やむなく片田舎に暮らすことになったという経緯《けいい》がある。4人姉兄妹《きょうだい》の末っ子で、戦後生まれの私は、東京で生まれ育った姉や兄とは違い、生まれも育ちも生粋《きっすい》の田舎育ちである。父母は、不慣れな農村の暮らしに言うに言われぬ苦労をしただろうが、私はこの素晴らしい体験ができたことをとても感謝している。

今は、その田舎も例にもれず、人口減少で閑散とした風景になってしまった。久しぶりに歩いたその村は、とても小さくてよそよそしく感じられた。子どもの頃は、世界が広大に見えていたのに。

今では町を歩くと、みな無言で下を見て通信機器を触っている光景が当たり前になってきた。そんな不思議な世の中になった。みんなで便利な生活を追求してきた結果、一人で黙っていても暮らせるようになってしまった。この七十年間、得たものと失ったものはなにかとつくづく考えさせられている。

私と共に暮らした家族、支えてくれた友人、知人に感謝します。幸せな子ども時代にも感謝します。私の原稿を本にして下さった編集者の小平さんにも感謝します。父のことがいたく気に入ったと言って下さいました。この父にして、この子ありです。

本をご覧いただいた皆様にお礼を申し上げます。

神戸《かんべ》るみこ

本書の楽しみ方　回想することの効果

回想は効果が実証されている

昔を思い出して懐かしむことは心を安定させ、脳のリハビリになります。「回想法」といい、米国の精神科医ロバート・バトラーによって提唱され、最初はうつ病の治療に用いられました。その後、回想法によって、精神状態が安定し、認知機能に改善が見られることがわかり、認知症の予防、改善法として世界中に広まります。

子どものころの思い出は消えてしまうのではなく、脳の海の底に眠り、砂をかぶり、そのままではいのちとともに消えてしまいますが、何かの拍子に海底に光が届くと、記憶の宝石箱が開かれ、輝き出します。

それには、ちょっとしたきっかけが必要です。きっかけは何でもいいのです。言葉でも、絵でも、写真でも、映画でも、ブリキのおもちゃでも、さまざまなものが記憶の糸口になります。

自信を持つことができる

一つの記憶から、次々に周囲の記憶がよみがえることがあります。人は、数千数億の記憶が寄せ集まってその人になります。記憶の中には、嬉しいものもあれば悲しいものもあります。楽しいものもあれば、思い出したくないものもあります。それらが、その人の、いってみれば心の「部品」です。

楽しいコミュニケーションをすることで、さまざまに脳は刺激され、腕のいい漁師のように獲物を集めて記憶の網をいっぱいにします。

暖かい秋の午後、友だちと屋根に上って柿を食べた日の思い出が、八十年をへて、ふと記憶の底からよみがえることがあります。積み重ねられた記憶のよみがえりは、生きてきたあかしであり、かけがえのない宝物です。

回想することで、「来し方」を振り返り、自分というものを見直し、自信を持つことができます。高齢になり役割を失うと、人は何かと自信を失うものです。その回想を他者と分け合うことで、脳の神経細胞は強く活性化されます。コミュニケーションをとりながら、自分の役割（たとえば自分の過去の思い出を尊んでくれる人に伝えること）を果たすことができれば、心の安定はより確かなものになります。

東京も「田舎」だった

本書は、昭和30年前後の田舎の風景が中心ですが、たとえば、東京の池袋で、お年寄りが上半身裸で、玄関先に水を打っている風景を覚えている人がいます。まだ、そのころ東京も「田舎」だったのです。

本書の絵と文から、子ども時代の回想にふけることはもちろん、同世代や若い世代と回想を通じたコミュニケーションを楽しんでください。

本書には、記憶をたぐり寄せるヒントがたくさんあります。若い世代のかたは、書いてあることで意味がわからないことがあったら、お年寄りにどんどん聞いてください。たくさん話してもらってください。回想のヒント集を「ことばの宝箱」（90ページ）に掲載します。

回想することも大切ですが、何より他者とコミュニケーションをとることは、心に豊かな栄養を送ることになります。

注意すること

回想法では、集団で行う場合もありますが、はじめは一対一で行うことをおすすめします。集団で行う場合は認知機能のレベルの高い人を中心に行います。話者の言葉に矛盾や思い違いがあっても、時間をかけて修正し、幻想の中にどんどんはまることがないように注意します。多少の間違いは問題ではありません。また被害妄想や悲しい思い出に浸ることは避け、話題を変えます。困難なケースは専門家にまかせ、そうではない人とのコミュニケーションを多く心がけてください。

医療ジャーナリスト　小平慎一

ことばの宝箱

本文中に註のないもの

第一章

馬場さん（17ページ）

ジャイアント馬場（昭和13年~平成11年）のこと。馬場は、巨人軍から自動車事故でプロレスに転向し、一時代を画した。力道山の弟子。

第三章

五右衛門風呂《ごえもんぶろ》（39ページ）

昭和初期までふつうに使われていた風呂。底で火を炊き、底部分が高熱になるので、体を入れるときは底板を敷く。出るときは底板が浮力で浮くので、入浴のたびに底板を敷く。子どもの場合、体重が軽いので、底板が沈みきるまで、体のバランスをとりながら下りる。下駄を履いて入浴する場合もあった。熱いのは底だけで、周囲はそれほどでもない。

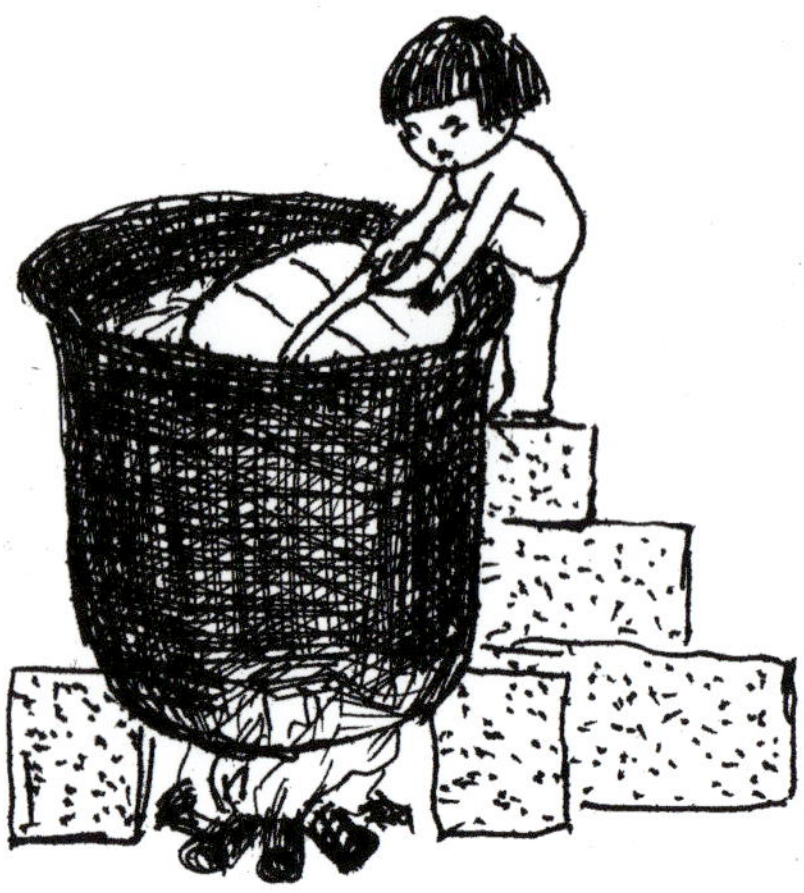

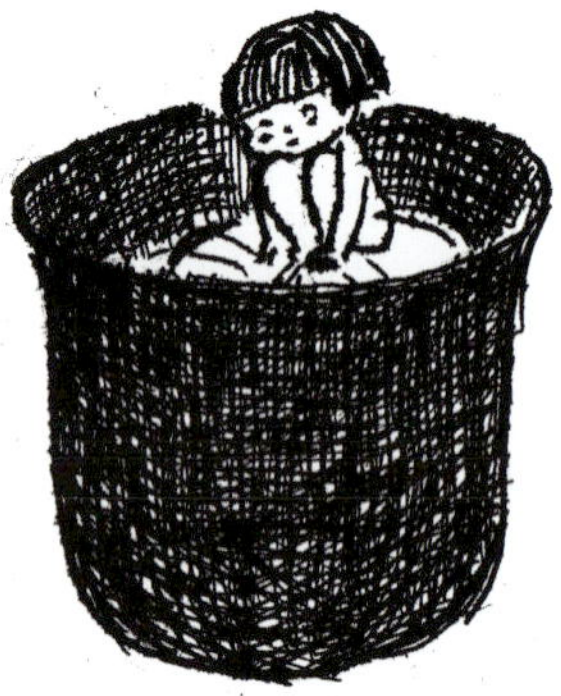

お山の杉の子（40ページ）

太平洋戦争末期に子どもの戦意を高める歌が募集され、最優秀に選ばれたものを、戦後、歌詞を変え、小学校などで歌われた。

昔々の　その昔／椎《しい》の木林の　すぐそばに／小さなお山が　あったとさ　あったとさ／丸々坊主の　禿山《はげやま》は／いつでもみんなの　笑いもの／「これこれ杉の子　起きなさい」／お日さま　にこにこ　声かけた　声かけた

一二三四五六七《ひいふうみいよういつむうなあ》／八日九日十日たち／にょっきり芽が出る　山の上　山の上／小さな杉の子顔出して／「はいはいお陽《ひ》さま　今日は」／これを眺めた椎の木は／あっははのあっははと　大笑い　大笑い／「こんなチビ助　何になる」／びっくり仰天《ぎょうてん》　杉の子は／思わずお首を　ひっこめた　ひっこめた／ひっこめながらも　考えた／「何の負けるか　いまにみろ」／大きくなって　皆のため／お役に立って　みせまする　みせまする

ラジオ体操　ほがらかに／子供は元気に　伸びてゆく／昔々の　禿山は　禿山は／今では立派な　杉山だ／誰でも感心するような／強く　大きく　逞《たくま》しく／椎の木見下ろす　大杉だ　大杉だ

大きな杉は　何になる／お舟の帆柱《ほばしら》　梯子段《はじごだん》／とんとん大工さん　たてる家《うち》　たてる家／本箱　お机　下駄　足駄《あしだ》／おいしいお弁当　食べる箸／鉛筆　筆入《ふでいれ》　そのほかに／たのしや　まだまだ　役に立つ　役に立つ

さあさ　負けるな　杉の木に／すくすく伸びろよ　みな伸びろ／スポーツ忘れず　頑張って　頑張って／すべてに立派な　人となり／正しい生活　ひとすじに／明るい楽しい　このお国／わが日本を　作りましょう　作りましょう

第四章

お手玉（59ページ）

お手玉の数え歌にはさまざまなものがあったようである。以下のようなものもある。

一番はじめは一の宮／二は日光東照宮（中禅寺）／三は佐倉の惣五郎（讃岐の金比羅さん）／四は信濃の善光寺／五つ出雲の大社／六つ村々鎮守様／七つは成田の不動様／八つ八幡の八幡宮（大和の東大寺・法隆寺）／九つ高野の弘法さん（高野の高野山）／十で東京二重橋（所の氏神さん・東京泉岳寺・東京本

願寺・東京招魂社）

第五章

少女漫画雑誌（66ページ）

『少女の友』は明治41年（１９０８年）に創刊され、昭和30年（１９５５年）休刊。川端康成、吉屋信子などの小説、中原淳一の挿絵、松本かつぢの漫画「くるくるクルミちゃん」などで少女たちの熱いファンが多かった。

大正12年（１９２３年）に創刊された『少女倶楽部』（太平洋戦争後『少女クラブ』に改名、昭和40年『少女フレンド』で漫画に特化）は、小学校高学年から思春期前の少女を読者対象として、小説、詩、漫画などを掲載。漫画では「どりちゃん　バンザイ」が人気連載だった。昭和10年代は（日中戦争中）一時期、発行部数50万部を売り上げた。手塚治虫の「りぼんの騎士」は、昭和28年に同誌に連載が開始された。

『少女』は、昭和24年に創刊され、連載漫画「あんみつ姫」が人気で、松島トモ子が長く表紙をかざった。

人魂《ひとだま》（68ページ）

古来、多くの目撃談があり、死後、肉体から遊離した人の魂と信じられてきた。科学的には世界中に諸説があり、人骨から出るリン説は否定されたが、発光バクテリアをまとった虫の群れ説、メタンガス説、空中プラズマ説などさまざまな推論がある。

土葬《どそう》（68ページ）

遺体を火葬しないでふたのある縦長の桶にひざをかかえて座る姿勢で納棺し、そのまま埋葬するのが一般的だが、寝た姿勢で埋葬する寝棺もあった。昭和初年まで各地で行われていた。

ロカビリー（68ページ）

１９５０年代、ブルース、カントリーなどをミックスして、米国南部で生まれた音楽。ビル・ベイリー、エルビス・プレスリーなどに代表され、語尾をしゃくりあげるようにして歌うヒーカップ唱法が有名。日本では、平尾昌晃、佐々木功、かまやつひろしなどがロカビリーでデビューした。その人気は１９６０年代に入ると衰退し、代わってビートルズ全盛となる。

新諸国物語（74ページ）

子ども向けに１９５２年にラジオで放送されたＮＨＫの時代劇。戦国時代を舞台にした冒険活劇。

笛吹き童子《ふえふきどうじ》（74ページ）

新諸国物語に続いて１９５３年に放送された時代劇。武芸に秀でた兄、笛を吹き、笛の音で人の心を清める弟などが活躍する。

若乃花（74ページ）

初代・若乃花幹士（昭和3年～平成22年、１９２８～２０１０年）、45代横綱。兄弟で平成の「若貴時代」を築いた若乃花は66代横綱で孫にあたり3代目。弟・貴乃花は65代横綱。

栃錦《とちにしき》（74ページ）

栃錦清隆（大正14年～平成2年、１９２５～１９８０年）。１９５０年代の初代・若乃花との激しい取り組みは、テレビの普及とともに日本中に相撲熱をうながし、「栃若《とちわか》時代」を築いた。テレビの普及に一役買ったともいわれる。

ＤＤＴ（77ページ）

第二次世界大戦末期にスイスで開発された塩素系の殺虫剤、農薬。米国占領軍は、日本の子どもや外地からの帰還者のシラミなど害虫対策に大量に使った。後に発がん物質、環境ホルモンなどの有害性が判明した。

瓜子姫《うりこひめ》（85ページ）

日本の民話の一つ。おじいさん、おばあさんの家で、瓜から生まれた女の子の物語。地方によって、いろいろなストーリーが伝わっている。共通点は、美しい娘に育ち、きれいな声で機織りをしたが、「あまのじゃく」にだまされて連れ去られる。その後、殺されるというもの、逃げ出したり、助けられて嫁入りするものなどさまざま。

著者プロフィール
　昭和23年宮崎県串間市生まれ。宮崎県立大宮高校卒業。昭和46年、東京学芸大学特別課程美術科卒業。平成17年まで千葉市、奈良市で美術・図工の教師として勤務。水彩画の個展（主に風景画）開催、本の挿絵などを描く。千葉県在住。

超世代コミュニケーション絵本
わたしがこどもだったころ
昭和30年前後の村の暮らし

2018年8月28日　第1版第1刷発行

著　者（絵と文）　神戸《かんべ》るみこ

発行者　小平慎一
発行所　ヒポ・サイエンス出版株式会社
〒116-0011 東京都荒川区西尾久2-23-1
電話 03-5855-8505　ファックス 045-401-4366
http://hippo-science.com
ブックデザイン　徳升澄夫（デザインオフィス ホワイトポイント）
印刷・製本　アイユー印刷株式会社

ISBN9784904912096